Richard J. Johnson

Hüftgold und Winterspeck

Richard J. Johnson

Hüftgold und Winterspeck

Vom Evolutionsvorteil zur Fettfalle

Wie wir unsere Gene überlisten,
um schlank zu werden und es auch zu bleiben

Übersetzt aus dem Amerikanischen
von Rotraud Oechsler

VAK Verlags GmbH
Kirchzarten bei Freiburg

Titel der amerikanischen Originalausgabe:
Nature Wants Us to Be Fat, ISBN 978-1-63774034-7

Hinweise des Verlags
Verlag und Übersetzerin haben sich um eine geschlechtergerechte Sprache bemüht. Die englische Sprache kennt keine weiblichen und männlichen Formen von Substantiven, für den deutschen Text mussten daher Anpassungen vorgenommen werden. Alle Angaben beziehen sich selbstverständlich auf Angehörige aller Geschlechter. Außerdem wurde darauf verzichtet, bei Nennung von Marken und Produkten mit eingetragenem Markenzeichen dies gesondert aufzuführen. Dieses Buch dient der Information über Möglichkeiten der Gesundheitsvorsorge. Wer sie anwendet, tut dies in eigener Verantwortung. Autor und Verlag beabsichtigen nicht, Diagnosen zu stellen oder Therapieempfehlungen zu geben. Die hier vorgestellten Vorgehensweisen sind nicht als Ersatz für professionelle Behandlung bei ernsthaften Beschwerden zu verstehen. Die Erwähnung von Produkten ist nicht gleichzusetzen mit einer Empfehlung durch Autor oder Verlag.

Offenlegung
Dr. Johnson hat Fördergelder von den National Institutes of Health (NIH, Nationale Gesundheitsinstitute), vom Verteidigungsministerium, der Veterans Health Administration, einer der Hauptabteilungen des US-Kriegsveteranenministeriums, sowie vom Bundesstaat Colorado erhalten. Seine Forschungen und die seiner Gruppe haben zu Patenten mit Bezug zum Fruktose- und Harnstoffwechsel geführt. Er hat Aktienbeteiligungen an XORTX Therapeutics und Colorado Research Partners LLC, Firmen, die Medikamente zur Senkung des Harnsäurespiegels beziehungsweise zur Blockierung des Fruktosestoffwechsels herstellen. Dr. Johnson war auch als Berater für Horizon Pharmaceuticals tätig und erhielt Honorare von Danone.

Bibliografische Information der Deutschen Nationalbibliothek
Die Deutsche Nationalbibliothek verzeichnet diese Publikation in der Deutschen Nationalbibliografie; detaillierte bibliografische Daten sind im Internet über http://dnb.d-nb.de abrufbar.

VAK Verlags GmbH
Eschbachstraße 5
79199 Kirchzarten
Deutschland
www.vakverlag.de

Übersetzung: Rotraud Oechsler
Lektorat: Sibylle Duelli
Layout: Richard Kiefer
Umschlag: Kathrin Steigerwald, unter Verwendung einer Abbildung von © Adobe Stock/doublebubble_rus
Satz & Druck: Friedrich Pustet GmbH & Co. KG, Regensburg
Printed in Germany
ISBN 978-3-86731-262-2

Widmung

Für alle, die mir mit ihrem Wissen und ihrer Erfahrung beratend
zur Seite standen und mir Vorbild waren, zu denen auch
mein Vater J. Richard Johnson gehört: für William Couser,
Seymour Klebanoff, Craig Tisher, Tomas Berl und Steven Benner.
Für meine Familie, Olga, Tracy und Ricky, und für meine Patientinnen
und Patienten, denen ich dankbar für die Chance bin,
sie betreuen zu dürfen

INHALTSVERZEICHNIS

VORWORT VON DAVID PERLMUTTER

Die natürliche Selektion – oder besser gesagt, die genetische Selektion – ist der Prozess, durch den die Umwelt, in der ein bestimmter Organismus lebt, spezifische Abweichungen von der genetischen Konstitution, die für das Überleben am vorteilhaftesten sind, „selektiert", und diese werden dann von Generation zu Generation weitergegeben. Somit kommt es nicht besonders darauf an, ob die genetische Ausstattung eines Organismus sich als gesund erweist oder nicht, denn er steht im Zusammenhang mit der Umwelt, in der er zu überleben versucht.

Die meisten umweltbedingten Veränderungen, die das Leben auf unserem Planeten beeinflussten, gingen immer relativ langsam vonstatten. Dieser naturgemäß stufenweise Wandel von Variablen wie Temperatur und Verfügbarkeit von Nahrung harmonierte daher gut mit der Auswahl zufälliger genetischer Variationen, die für das Überleben angesichts der neuen, durch die Umwelt geschaffenen Herausforderungen programmiert waren – ein dynamischer Prozess, der für die ständige Fortentwicklung des Genoms eines jeden lebenden Organismus von zentraler Bedeutung ist.

Wie Dr. Johnson so wortgewandt aufzeigt, waren unsere Urahnen unter den Primaten vor vielen Millionen Jahren einer derartigen ökologischen Herausforderung ausgesetzt. Ein sich ebenfalls über Millionen von Jahren abkühlender Planet und die daraus folgende Verschlechterung des Nahrungsangebots erzeugte einen ökologischen Druck, der solche Gene begünstigte, die das bestmögliche Überleben sichern konnten. Diese neue genetische Ausstattung bot einen Überlebensvorteil, denn sie ermöglichte unseren fernen Vorfahren, Fett schneller zu bilden und zu speichern, ein hochwirksamer physiologischer Vorteil in Zeiten von Nahrungsknappheit.

Zweifelsohne profitierten sogar unsere jüngeren menschlichen Vorfahren von diesen genetischen Veränderungen, deren Erfolg beim Jagen und Sammeln nicht immer garantiert war. Tatsächlich war während nahezu der gesamten Menschheitsgeschichte die Nahrungssicherheit prekär.

Doch mit der Entwicklung der Landwirtschaft vor etwa fünfzehn- bis siebzehntausend Jahren änderte sich diese Situation ziemlich plötzlich und einschneidend. Der Ackerbau, ein Ereignis, das als neolithische oder Erste Agrarrevolution bezeichnet wird, konfrontierte die Physiologie des Menschen mit enormem Stress ganz anderer Art. Innerhalb weniger Jahrtausende waren Kalorien, die hauptsächlich von kohlenhydratreichen Nutzpflanzen stammten, im Überfluss vorhanden und bestimmten schließlich die menschliche Ernährung. Die Veränderung ging so schnell vor sich, dass die Genetik nicht mithalten konnte. Somit kam es zu einer bedrohlichen ökologischen/evolutionären Fehlanpassung, die bis heute immer noch unsere Gesundheit gefährdet. Unsere genetische Ausstattung bereitet den Körper nach wie vor auf eine Nahrungsknappheit vor und bildet und speichert Fett, wann immer wir übermäßig viele Kohlenhydrate, insbesondere Fruktose, zu uns nehmen. (Alle herkömmlichen natürlichen Zuckerarten gelten als Kohlenhydrate; Anm. d. Übers.) Im Grunde genommen bereiten wir uns ständig auf einen Winter vor, der nie kommt.

Die neolithische Agrarrevolution wird als eine der größten Segnungen für die Menschen betrachtet – und zwar zu Recht. Infolge der verbesserten Nahrungssicherheit hat die Menschheit unglaubliche Entwicklungssprünge gemacht. Doch mit Blick auf die Herausforderung, die es für die Fähigkeit unseres Erbguts bedeutet, uns gesund zu erhalten, wie durch mehr als zwei Milliarden übergewichtige oder fettleibige Menschen auf unserem Planeten belegt wird, besteht Grund dazu, infrage zu stellen, ob diese verhängnisvolle Veränderung in der Ernährung des Menschen noch immer allgemeingültig zu befürworten ist. In seinem Bestseller *Eine kurze Geschichte der Menschheit* schreibt Yuval Noah Harari dazu:

Das ist für Menschen in den heutigen wohlhabenden Gesellschaften schwer nachzuvollziehen. Da wir Wohlstand und Sicherheit genießen und da Wohlstand und Sicherheit auf Grundlagen beruhen, die von der (Ersten) Agrarrevolution gelegt wurden, gehen wir davon aus, dass die (Erste) Agrarrevolution eine wunderbare Verbesserung war.

Wir haben ein „sparsames" Erbgut, eines, das darauf ausgerichtet ist, unsere Physiologie so zu steuern, dass unsere Überlebenschancen angesichts einer Nahrungsknappheit maximiert werden – eine Situation, die die meisten Menschen in den Industrieländern gar nicht kennen. Und wie Dr. Johnson erklärt, können die Folgen dieser ökologischen/evolutionären Fehlanpassung sehr gut nicht nur der Grund für die Gewichtszunahme, sondern auch für eine ganze Menge anderer Stoffwechselerkrankungen, darunter Diabetes und Bluthochdruck sein.

In einem Kommentar, der vor einem halben Jahrhundert in der Tageszeitung *Miami Herald* veröffentlicht wurde, ging ich den gesundheitlichen Auswirkungen unserer ökologischen/evolutionären Fehlanpassung nach und schloss mit der Frage: „Doch was ist mit den Menschen von heute, die mit der veralteten Maschinerie nicht zurechtkommen?" Unsere „Maschinerie", gemeint ist unsere Physiologie, ist eine Manifestation der durch unsere Gene bereitgestellten und von allen unseren Vorfahren an uns weitergegebenen Informationen. Und tatsächlich eignet sich die Physiologie des Menschen, die so gut an die Umgebung unserer Ahnen angepasst ist, weniger für unsere moderne Welt, insbesondere was die Nahrung betrifft.

Wenn wir eine bessere Gesundheit erreichen wollen, besteht unsere Mission darin, Umwelt und Genetik besser miteinander in Einklang zu bringen. Wir können zwar den evolutionären Prozess bisher nicht beschleunigen oder spezifische Veränderungen in unserem Erbgut auslösen, um es besser an die Welt anzupassen, in der wir leben, doch wir können auf die umweltbedingte Seite dieser Beziehung absolut Einfluss nehmen.

In diesem Buch setzt Dr. Johnson mehr als zwei Jahrzehnte engagierter und ausführlicher Forschung sowohl am Tiermodell als auch in Studien mit Menschen wirksam ein, um ein Programm zu kreieren, das optimale Voraussetzungen für eine harmonische Beziehung zu Ihrer

DNA schafft. Er legt offen, inwiefern der Fruchtzucker Fruktose in einzigartiger Weise als entscheidendes Signalmolekül dient, um den Körper darauf aufmerksam zu machen, dass er sich auf eine Nahrungsknappheit vorbereiten soll, indem er Fett als kalorische Reserve verstärkt bildet und speichert sowie die Insulinresistenz erhöht, den Vorboten des Typ-2-Diabetes.

Und schließlich gewährt Dr. Johnson einen tiefen Einblick in die faszinierende, fast vollständig von ihm selbst entwickelte Wissenschaft, die die zentrale Rolle der Harnsäure, das dem Fruktosestoffwechsel nachgelagerte Endprodukt, bei den ständig zunehmenden globalen, mit allen Arten von Stoffwechselkrankheiten verbundenen Problemen hervorhebt.

Wenn wir verstehen, inwiefern unsere heutigen alltäglichen Entscheidungen auf der Genetik unserer Vorfahren beruhen, öffnen wir das Tor, um Veränderungen in der Lebensweise umzusetzen und dadurch langersehnte gesundheitliche Ziele zu erreichen. Und das ist ein Geschenk, das die Selbstverantwortung wahrhaft stärkt.

Dr. med. David Perlmutter, FACN (Mitglied des American College of Nutrition), Huntsville, Ontario, Canada, Juli 2021

VORWORT VON KAI HAHN

Als ich Rick Johnson 2014 erstmals auf einem Kongress der Deutschen Gesellschaft für Nephrologie über Fruktose und Harnsäure habe sprechen hören, war ich sofort fasziniert über die Art seines Vortrags. Er vermochte es in einzigartiger Weise, die Effekte dieser beiden Substanzen im menschlichen Körper mit wissenschaftlichen Studienergebnissen derart verständlich und anschaulich darzustellen, sodass man als Zuhörer gefesselt war.

Übergewicht und Fettleibigkeit sind bereits seit vielen Jahrzehnten die Treiber von zunehmenden Volkskrankheiten wie Diabetes mellitus, Fettstoffwechselstörungen und Bluthochdruck.

Dabei wurden immer wieder das Cholesterin und eine fettreiche Ernährung als Hauptverdächtige bei dieser Entwicklung beschuldigt. Erst in den letzten Jahren rückt mit dem Zucker und insbesondere dem Fruchtzucker ein anderer Täter in den Mittelpunkt des krank machenden Geschehens. Denn es sind offensichtlich die besonderen Eigenschaften des Fruchtzuckers (Fruktose), die Stoffwechselvorgänge und Mechanismen in unserem Körper aktivieren, die heutzutage zu Erkrankungen wie Fettleber, Gewichtszunahme, Zucker- und Fettstoffwechselstörung sowie Gicht und Bluthochdruck führen können. Doch gerade die Besonderheiten des Zucker- bzw. Fruchtzuckerstoffwechsels ermöglichten uns in unserer Entwicklungsgeschichte einen Überlebensvorteil. Diese Zusammenhänge hat Rick Johnson mit seinen Kollegen seit vielen Jahren erforscht und beschrieben und neben vielen wissenschaftlichen Artikeln auch in bislang zwei populärwissenschaftlichen

Büchern veröffentlicht. Nun kommt mit *Hüftgold und Winterspeck – vom Evolutionsvorteil zur Fettfalle* sein drittes Buch. Und wieder gelingt es Rick in unnachahmlicher Weise, Wissen aus Biochemie, Biologie und Zoologie mit Ereignissen in unserer Entwicklungsgeschichte erzählerisch so verständlich und unterhaltsam, miteinander zu verknüpfen, dass man die Zusammenhänge auch als medizinischer Laie versteht. Dem Leser erschließt sich anschaulich, wie ein in der Vorzeit überlebenswichtiger Nährstoff und sein besonderer Stoffwechsel sich bei unserer heutigen Ernährung in ein krank machendes Übel verwandelt. Rick Johnson führt den Leser durch die Entwicklungsgeschichte unserer Spezies und zeigt, dass die Anpassungen unseres Organismus, die uns in der Vorzeit halfen zu überleben, heute zu massiven gesundheitlichen Nachteilen führen. Er zeigt aber auch, wie man sich aus der krank machendes „Fruchtzucker-Fettfalle" mit der richtigen Ernährung und der passenden Bewegung befreien kann.

Hüftgold und Winterspeck – vom Evolutionsvorteil zur Fettfalle fasziniert durch eine sehr verständliche und unterhaltsame Darstellung eines komplexen naturwissenschaftlichen Themas, das für unsere Gesundheit immer bedeutsamer wird.

Dr. med. Kai Hahn, Facharzt für Innere Medizin

EINFÜHRUNG: DER BEGINN EINER EPIDEMIE

An einem regnerischen Morgen, es war der 1. Mai 1893, eröffnete US-Präsident Grover Cleveland die Weltausstellung in Chicago vor mehr als 129 000 Menschen und beendete seine Ansprache mit der Betätigung eines gold- und elfenbeinfarbenen Knopfes, wodurch das gesamte, mehr als 240 Hektar große Messegelände in elektrisches Licht getaucht und die bisherige Beleuchtung mit Gaslaternen ersetzt wurde. Während der sechsmonatigen Dauer der Messe waren insgesamt 27 Millionen Menschen durch die Tore geströmt und hatten sie zur größten Ausstellung des 19. Jahrhunderts und zu einem der größten Ereignisse der bisherigen Menschheitsgeschichte gemacht.

Mit der Messe wurde der 400. Jahrestag der ersten Reise von Christoph Columbus nach Amerika begangen, daher lautete ihr offizieller Name „Columbus-Ausstellung". Und tatsächlich wurde die Vergangenheit in vielerlei Hinsicht gefeiert. Nachbildungen seiner Schiffe Niña, Pinta und Santa María in Originalgröße lagen am Lake Michigan, dem See in der Nähe des Jackson Parks und ganz neugierige Gäste, die wissen wollten, wie ihre Reise nach Amerika wohl gewesen wäre, konnten sogar an Bord gehen. Ebenfalls in der Nähe der Ausstellung fand Buffalo Bills berühmte Wild West-Show statt, in der an die Abenteuer des Westens mit Pferdevorführungen, „indianischen" Tanzgruppen, Scharfschützen-Darbietungen von Annie Oakley und Erzählungen von Calamity Jane erinnert wurde.

Die meisten Menschen interessierten sich jedoch nicht so sehr für die Vergangenheit, denn bei der Chicagoer Weltausstellung ging es auch um die Zukunft und diese war in der Geschichte der Menschheit noch nie so strahlend gewesen. Zusätzlich zur elektrischen Beleuchtung gab es nun auch das Telefon; ein paar Monate zuvor war die erste Telefonverbindung zwischen New York City und Chicago eingerichtet worden. Das erste amerikanische Automobilunternehmen war gerade eröffnet und verkaufte Autos mit dem neuen gasbetriebenen Motor. Kurz zuvor war das Grammophon erfunden worden, und man konnte entsprechende Salons besuchen, um Aufnahmen von Konzerten und Musik zu hören.

Die Messe selbst quoll über von den Wundern des modernen Zeitalters, wozu auch das erste Riesenrad und das erste elektrische Laufband gehörten sowie elektrisch betriebene Gondeln, die die Menschen über Kanäle und Wasserwege transportierten sowie die erste Küche, die mit einem Elektroherd, einem elektrischen Wasserkocher und einer Geschirrspülmaschine prahlen konnte. Die Messe bot auch neue süße Leckereien, etwa Karamell-Popcorn und saftige Fruchtgummis sowie die neu eingeführten Limonaden, die aus Getränkespendern gezapft wurden.

Ähnlich wie Industrie und Technik erlebte auch die Medizin ein goldenes Zeitalter. Jahrhundertelang waren Infektionskrankheiten die große Bedrohung gewesen, wobei Diphtherie, Lungenentzündung, Typhus und Cholera die Zahl der Todesopfer in die Höhe trieben. Die Tuberkulose war besonders gefürchtet, denn sie konnte hohes Fieber und chronischen Bluthusten verursachen; oft war das Opfer nur noch ein Schatten seiner selbst, bevor es der Krankheit erlag. Die Tuberkulose streckte viele Berühmtheiten nieder, darunter den 7. Präsidenten der USA Andrew Jackson, den Komponisten Frédéric Chopin, den britischen Dichter John Keats und die britische Schriftstellerin Jane Austen. Niemand war vor ihr sicher.

Die Medizin machte große Fortschritte. Infektionskrankheiten wurden schließlich durch einfache Hygienemaßnahmen wie Händewaschen sowie durch die ersten Impfstoffe gegen Cholera und Tollwut bekämpft. Emil von Behring ging noch einen Schritt weiter und entwickelte die erste Behandlung für häufige bakterielle Infektionen. Durch die Immunisierung von Pferden konnte er Antitoxine zur Behandlung von Diphtherie herstellen, die, wie er bald zeigte, Kinder mit dieser schrecklichen Krankheit heilen konnten. Außerdem hatte erst zehn Jahre zuvor Robert Koch die wissenschaftliche Welt in sprachloses Erstaunen versetzt, als er die als Ursache der Tuberkulose verantwortlichen Bakterien identifizierte. Nun würde es also sicher bald wirksame Behandlungen geben. Es war eine Zeit der Freude: Das Übel der Infektionskrankheiten konnte bekämpft werden und es gab die große Hoffnung, dass uns eine Zeit des großen Glücks bevorstand, mit sonnigen Tagen, Regennächten und dem Versprechen eines langen, sicheren und gesunden Lebens. Passend zum Zeitgeist hatte ein Arzt namens Arthur Conan Doyle gerade *The Adventures of Sherlock Holmes* (zu Deutsch: *Die Abenteuer des Sherlock Holmes*) veröffentlicht, wo es darum ging, wie die Kräfte der Erkenntnis und Beobachtung selbst das schwierigste Problem oder Rätsel lösen können.

Ohne dass die Menschen damals davon wussten, war die Welt jedoch im Begriff, eine Epidemie gewaltigen Ausmaßes zu erleben. Nicht, dass die Krankheit in den 1890er Jahren ihren Ursprung hatte; wie wir noch sehen werden, lässt sie sich viel weiter zurückverfolgen. Ein Wendepunkt war allerdings am Ende des 19. Jahrhunderts erreicht, als Krankheiten, die einmal als selten galten, in der Allgemeinbevölkerung deutlich zuzunehmen begannen. Bei dieser Epidemie handelte es sich nicht nur um eine Krankheit, sondern um ein Gemisch aus mehreren Krankheiten. Und sie tobt noch heute durch Amerika und die ganze Welt.

Diese neue Epidemie hat Millionen von Menschen auf dem Gewissen und befindet sich damit auf Augenhöhe mit historischen Epidemien wie der Pest (die zwischen 1347 und 1350 circa 40 Millionen Menschen das Leben kostete) oder der Spanischen Grippe (mit 45 Millionen Toten, was zwischen 1918 und 1920 fünf Prozent der Weltbevölkerung entsprach). Ein Unterschied zu diesen früheren Epidemien besteht darin, dass sie nicht im herkömmlichen Sinn ansteckend ist, da sie nicht von Mensch zu Mensch übertragen wird; ferner ist kein Virus, Bakterium oder Parasit daran beteiligt. Sie verursacht kein Fieber oder eine andere Art von akuter Krankheit, zumindest nicht in ihren frühen Stadien. Sie tötet auch nicht in Tagen, Wochen oder Monaten, sondern über Jahrzehnte.

Die Epidemie ist auch so weit verbreitet, dass den heutigen Ärztinnen und Ärzten beigebracht wird, dies seien die normalen Krankheiten unserer Bevölkerung. Ich spreche hier nicht nur von der Adipositas, sondern auch von den Erkrankungen, die heute unsere Krankenhäuser

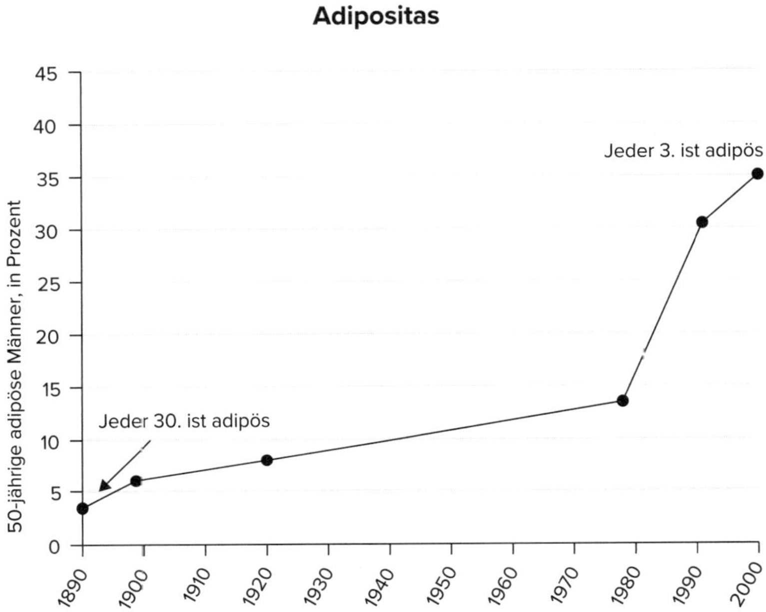

Adipositas hat in den Vereinigten Staaten (und nicht nur dort) im Laufe des 20. Jahrhunderts dramatisch zugenommen. Dargestellt ist ihre Prävalenz (definiert als ***Body-Mass-Index*** *oder kurz BMI von mehr als 30) bei Männern im Alter von 53 Jahren. (Adaptiert aus: Ann Hum Biol 2004; 31174-182)*

füllen, insbesondere Diabetes, Bluthochdruck, Schlaganfälle und Herzkrankheiten. Manche haben sie auch schon als die heute weltweit auftretenden nichtübertragbaren Krankheiten bezeichnet, und auch wenn sie nicht durch Übertragung verbreitet werden können, hinterlassen sie dennoch eine Schneise von Krankheit und Tod.

Im Jahre 1890 waren nur drei Prozent der amerikanischen Erwachsenen von der Adipositas – gemäß unserer heutigen Definition – betroffen und an Diabetes litten lediglich zwei oder drei Menschen pro Hunderttausend. Bluthochdruck hatten weniger als fünf Prozent der amerikanischen Bevölkerung unter 65 Jahren, und es wurde nur vermutet, dass eine koronare Herzkrankheit die Ursache eines seltenen, beklemmenden, als Angina bekannten Schmerzes in der Brust ist. Im Laufe des vergangenen Jahrhunderts hat sich all das verändert.

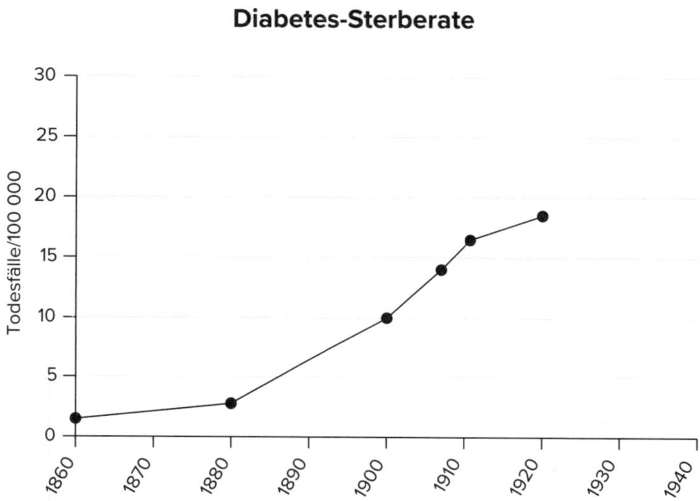

Der Anstieg von Diabetes in den Vereinigten Staaten seit 1860. Die Grafik zeigt die Diabetes-Prävalenz als Diabetes-Sterberate pro 100 000 Menschen bis zur Einführung von Insulin in den 1920er Jahren, als die Sterberate zu sinken begann. (Adaptiert aus: Ann Hum Biol 2004; 31174-182)

Heutzutage sind 30 bis 40 Prozent der US-Bevölkerung adipös und 10 bis 12 Prozent haben Diabetes. In manchen Teilen der Welt, etwa in Samoa, haben 40 bis 50 Prozent der erwachsenen Bevölkerung Diabetes. Zugleich leidet ein Drittel der Erwachsenen an Bluthochdruck, und Herzkrankheiten sind die Haupttodesursache. Es gibt fast niemanden, bei dem nicht ein Familienmitglied oder ein ihm nahestehender Mensch von einer dieser Krankheiten betroffen ist.

Die Beobachtung, dass Adipositas, Diabetes, Bluthochdruck und die koronare Herzkrankheit alle in den 1890er-Jahren stark anzusteigen begannen, wirft die Frage nach einem Faktor als möglicher treibender Kraft auf. Was war an der Zeit so besonders, dass es zur Entstehung von Adipositas und diesen damit zusammenhängenden Krankheiten kam? War es die gewaltige Verbesserung der Technik, die unsere Lebensweise veränderte? Hing es mit den wirtschaftlichen Veränderungen oder einer konkreten Veränderung in unserer Ernährung zusammen? Wir kommen später auf diese Zeit zurück, um die Hauptursache herauszufinden.

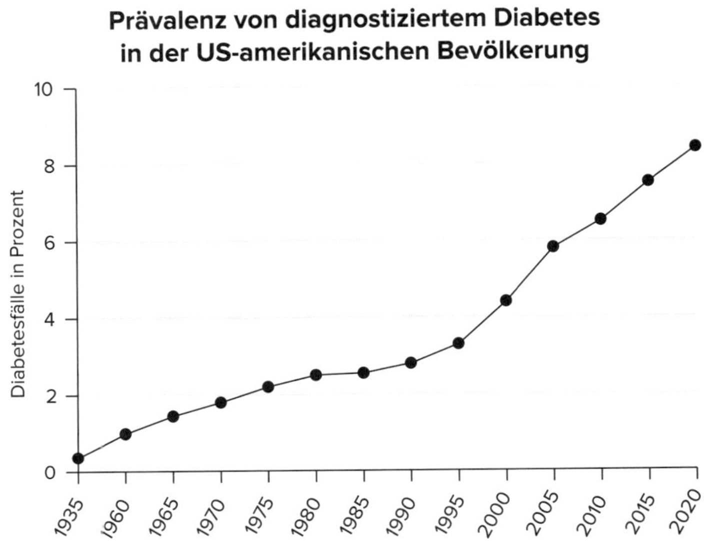

Diese Grafik zeigt die Prävalenz (Häufigkeit einer Krankheit in einer Bevölkerung zu einem bestimmten Zeitpunkt, Anm. d. Verl.) von diagnostiziertem Diabetes in der erwachsenen Bevölkerung in Prozent. Nimmt man die nicht diagnostizierten Diabetesfälle dazu, ist der Prozentsatz höher. Zum Beispiel wurde 2020 die Gesamtheit der diagnostizierten und nicht diagnostizierten Diabetesfälle in den Vereinigten Staaten auf 10,5 Prozent der Gesamtbevölkerung oder 13 Prozent der Menschen ab 18 Jahren geschätzt. (Adaptiert aus: http:www.cdc-gov/diabetes/data; Am J Pub Health 1946; 36: 26-33)

Was zunächst am meisten hervorsticht, ist, dass weder die Öffentlichkeit noch die Ärzteschaft wusste, was bevorstand.

Seit der Zeit jener ersten Weltausstellung werden große Anstrengungen zur Bekämpfung von Adipositas, Diabetes sowie Herzkrankheiten unternommen und es wurden schon enorme Fortschritte erzielt, zumindest in Bezug auf die Behandlung der beiden Letzteren.

Wir haben eine ganze Sammlung von neuen Behandlungsmethoden für Diabetes, einschließlich zahlreicher Insulin-Typen und anderer Medikamente, die den Blutzuckerspiegel unter Kontrolle bringen. Wir haben auch ein Arsenal von Medikamenten zur Behandlung von Bluthochdruck. Und für Herzkrankheiten haben wir sogar noch mehr Alternativen. Die Kampagnen gegen das Rauchen haben zum Rückgang von Herzinfarkten geführt, und wir können Ihren Cholesterinspiegel medikamentös senken, wir haben Thrombozytenhemmer, die die Wahrscheinlichkeit von Blutgerinnungsstörungen verringern und wir können sogar Katheder in Ihr Herz einführen, um die Koronararterien wieder durchgängig zu machen. Wir können sogar Ihr Herz auswechseln. Die Auswirkungen dieser Maßnahmen waren großartig, und die Sterblichkeitsraten, insbesondere infolge einer koronaren Herzkrankheit, sind im Laufe der letzten Jahrzehnte deutlich gesunken. Doch trotz dieser Fortschritte bleibt die Herzerkrankung die Haupttodesursache. Und diese anderen Epidemien wüten weiter.

Das Problem ist, dass wir trotz der bahnbrechenden Entwicklungen in der Behandlung und Handhabung die Ursache oder die Ursachen, die diesen Epidemien zugrunde liegen und sie antreiben, noch immer nicht richtig verstehen. Wirksame Behandlungen sind großartig, aber wäre es nicht besser, wenn wir wüssten, wodurch das Problem überhaupt verursacht wurde? Mir gefällt der Gedanke nicht besonders, dass ich mir einen Katheder in mein Herz schieben lassen soll. Selbst angesichts der großen Fortschritte in der Medizin beeinträchtigt uns ein Diabetes und eine Herzkrankheit schwebt wie ein Damoklesschwert über uns. Wir müssen wissen, warum wir von diesen Krankheiten betroffen werden. Wir müssen verstehen, wie wir der Adipositas und den damit in Zusammenhang stehenden Krankheiten vorbeugen und wie wir sie heilen können. Das ist umso wichtiger, da die Prävalenz von Adipositas und Diabetes seit den 1970er Jahren Fahrt aufgenommen hat.

Wir müssen über den Tellerrand hinausschauen und einen anderen Typ von „Doktor" zu Rate ziehen.

Im Laufe der Jahrhunderte gab es viele weise Menschen, doch mein Favorit ist ein „Doktor", dessen Arbeiten ich als Kind verschlungen habe und auf dessen guten Rat ich mich auch heute noch verlassen kann. Der angesehene Dr. Seuss (amerikanischer Kinderbuchautor, der unter anderem dieses Pseudonym benutzte; in Europa vor allem bekannt als Erfinder des weihnachtshassenden Grinch; Anm. d. Übers.) schrieb: „Denke links und denke rechts und denke niedrig und denke hoch. Oh, alle die Gedanken, die du dir ausdenken kannst, versuche es doch!"

Als Student an der University of Wisconsin hatte ich einen bemerkenswerten Mathematiklehrer, der uns am ersten Tag unseres Kurses des Mathe-Kurses fragte, wie wir einen Löwen in der Wüste mithilfe der Mathematik fangen können. (Natürlich antwortete jemand von uns, dass das nicht möglich sei, da Löwen nicht in der Wüste leben, worauf mein Lehrer erwiderte, in diesem speziellen Fall schon und das mache ihn nur noch hungriger.) Ich dachte kurz darüber nach, hatte aber keine Ahnung, was ich sagen sollte. Als niemand diese Frage beantworten konnte, erklärte er, die Antwort sei ganz einfach. Zuerst baut man einen Zaun mit vier gleichlangen Seiten durch die Wüste. Dann stellt man mithilfe eines Fernglases fest, auf welcher Seite sich der Löwe befindet und zäunt diesen Abschnitt gleichermaßen ein. Das macht man so lange, bis sich der Löwe schließlich in einem eng umzäunten Raum befindet. Die Lösung nutzt das mathematische Konzept, einen Raum mehrfach um jeweils die Hälfte zu reduzieren, eine Gleichung, bei der die Lösung niemals Null sein kann, doch letztlich jedes Tier von endlicher Größe einfangen wird. Das war für mich eine großartige Lektion: Man muss nicht immer einen Standardansatz wählen. Die „weniger befahrene Straße" zu nehmen kann sich lohnen.

Dieses Buch stellt eine unkonventionelle Vorgehensweise vor, an die viele Mitglieder meines Teams und ich uns gehalten haben, als wir versuchten, die fundamentale Frage zu beantworten, warum wir Adipositas und damit zusammenhängende Krankheiten wie Diabetes, Herzkrankheiten, Bluthochdruck und viele andere mehr bekommen. (Unsere Arbeit hat ergeben, dass andere Krankheiten, die nicht zur typischen Gruppe von Adipositas und Diabetes gehören, offenbar ebenfalls in Zusammenhang damit stehen, unter anderem Krebs, Demenz und verschiedene Verhaltensstörungen.) Unsere Methode besteht darin, die Frage aus vielen Blickwinkeln zu untersuchen und auch die klinischen Studien und Laborversuche sowie das, was die Natur, die Geschichte und die Evolution uns lehren, zu nutzen. Als Kind bewunderte ich Sherlock Holmes, der die unmöglichsten Fälle durch die Kräfte der Beobachtung und Ableitung knacken konnte. Ich nehme ganz sicher nicht für mich in Anspruch, ein ähnliches Talent zu besitzen. Trotzdem hat mich meine berufliche Laufbahn, ganz ähnlich wie die des fiktionalen Detektivs, zu vielen Ermittlungen geführt, bei denen ich Fragen stellen, nach Anhaltspunkten suchen, falsche Spuren verwerfen und solide Fakten aufdecken musste, in der Hoffnung, der

Wahrheit immer näher zu kommen. Mein Ziel war dem meines kreativen Mathe-Lehrers nicht unähnlich, doch in diesem Fall war der Löwe, den ich einzäunen wollte, die tiefere Ursache, die diese Krankheiten vorantreibt.

Ich bin zwar Nephrologe, der weiterhin Patienten mit Nierenproblemen behandelt, doch ich verbringe viel Zeit mit Forschung. Wie bei den meisten wissenschaftlich tätigen Menschen beruht meine Forschungsarbeit ursprünglich auf der Thematik meines Fachgebiets. Jede Erkenntnis hat mir jedoch ihren eigenen Weg gewiesen, der in vielen Fällen in andere Bereiche führte. Meine Arbeit und die Arbeit meines Teams dehnten sich von den Nierenkrankheiten auf die Gebiete Bluthochdruck, Diabetes und sogar Krankheiten wie Alzheimer und Krebs aus. Ich habe gelernt, wenn dies geschieht – wenn ich aus meiner Komfortzone heraustrete –, mich nicht zu scheuen, entsprechende Fachleute zu suchen, mit denen ich zusammenarbeiten kann.

Als mich meine Forschung in den Bereich von Adipositas führte, wurde mir klar, dass es hier hinsichtlich der zugrundeliegenden Ursache noch immer so viel gab, was man nicht verstand. Wenn es so einfach wäre, dass man nur zu viel isst und sich zu wenig bewegt, wie jahrzehntelang propagiert worden war, dann hätte es ein Leichtes sein sollen, Adipositas dauerhaft zu heilen. Doch dann stünden nicht so viele Diätpläne und Trainingsprogramme zur Wahl; es gäbe auch nicht so viele Debatten über die beste Methode. Wie sich herausstellt, besteht das Problem nicht in der Gewichtsabnahme an sich, denn diese wird mit den meisten Programmen erreicht. Es geht vielmehr darum, dass wir unser neues niedrigeres Gewicht kaum halten können, als gebe es einen unterschwelligen Prozess, der dafür verantwortlich ist, dass wir das Fett wieder zunehmen, um dessen Verlust wir so mühsam gekämpft haben. Sind wir erst einmal übergewichtig, werden die überschüssigen Pfunde für die folgenden Jahre zu einem unerwünschten Begleiter.

Ich fragte mich, ob irgendetwas fehlte, eine treibende Kraft, die noch im Verborgenen lag, eine schwer fassbare Geschichte, die entdeckt werden wollte. Anscheinend musste man einfallsreich sein, um die Ursache zu finden. Obwohl Laborversuche und klinische Studien wichtige Erkenntnisse liefern, bieten sie für sich genommen immer nur einen Teil jeder Geschichte. Wenn wir alle relevanten Gebiete nutzen – von der klassischen Physiologie, der Genetik, der Sportmedizin sowie der Ernährung bis zu Gebieten außerhalb der Medizin, unter anderem Geschichte, Evolution und Naturforschung –, bekommen wir ein größeres Bild. Daher erstreckte sich unsere Arbeit auch auf das Studium von Tieren in der Natur (wie Eichhörnchen und Bären im Winterschlaf) und auf die Geschichte (von der Geschichte Europas im 19. Jahrhundert bis zurück zu den Menschen in der Eiszeit). Ich bin dankbar, dass wir nach links, nach rechts, nach oben oder nach unten gehen konnten, wohin die Hinweise uns führten.

Im Zuge unserer Forschung erkannten wir einen biologischen Prozess, den Tiere nutzen, um zu überleben. Dieser wird meist durch das Futter ausgelöst, das sie zu sich nehmen, wobei sich **Fruktose*** – eine häufige, in unseren Nahrungsmitteln enthaltene Zuckerart – als besonders wichtig erweist, obwohl andere Nahrungsmittel ihn auch stimulieren. Wir nennen ihn den **Überlebensaktivator**, da er eine ganze Reihe von Veränderungen in der Physiologie und im Stoffwechsel sowie Verhaltensweisen aktiviert, die Tiere in der freien Natur schützen, wenn es nichts zu fressen gibt. Zu den Merkmalen des Aktivators gehört, dass er dem Tier hilft, Fett zu speichern, das zur Energiebereitstellung abgebaut werden kann, wenn es kein Futter gibt.

Bei vielen Menschen heutzutage ist dieser Aktivator auch eingeschaltet und bleibt dauerhaft aktiv, und die Folge ist, dass sie Fett ansetzen. Daher ist ein ehemaliger Überlebensaktivator, der zu unserem Schutz gedacht war, jetzt ein **Fettaktivator**, der Adipositas fördert. Noch besorgniserregender ist vielleicht, was neuere Studien nahelegen, nämlich, dass dieser Aktivator nicht nur Adipositas und Krankheiten verursacht, die wir schon lange damit in Zusammenhang bringen, wie etwa Diabetes, sondern möglicherweise eine wichtige Rolle bei anderen Erkrankungen spielt, zum Beispiel bei Herzkrankheiten, Krebs und Alzheimer. Eine der zentralen Erkenntnisse ist, dass Adipositas *nicht die Ursache* dieser anderen Erkrankungen ist, sondern vielmehr, dass sie alle durch denselben zugrundeliegenden biologischen Prozess, den Überlebensaktivator, angetrieben werden.

---

* Begriffe in Fettdruck werden im Glossar erklärt.

Ursprünglich schrieb ich 2012 über diesen Aktivator in meinem Buch *The Fat Switch* (zu Deutsch etwa: *Der Fettaktivator*, zurzeit nur in englischer Sprache erhältlich), doch seither haben wir viele neue Erkenntnisse darüber gewonnen, wie er funktioniert, was ihn aktiviert und, was am spannendsten ist, wie man ihn deaktiviert. Auch wenn Fruktose, die in Zuckern unseren Nahrungsmitteln und Getränken zugesetzt wird, dieses Programm als Hauptschuldige fördert, haben wir noch andere Nahrungsmittel und andere Faktoren gefunden, die den Überlebensaktivator anschalten. Diese Forschung hat zu neuen Erkenntnissen für die Vorbeugung und Behandlung dieser Krankheiten geführt. Manche Maßnahmen werden bereits häufig eingesetzt, zum Beispiel kohlenhydratarme Ernährungsweisen und das Intervallfasten. Doch wir haben auch andere Lösungen gefunden, die nicht so bekannt sind und normalerweise nicht empfohlen werden. Ich freue mich darauf, diese neuen Ansätze in diesem Buch zur Diskussion zu stellen.

Unsere Arbeit wird zwar noch nicht von der gesamten Fachwelt voll und ganz akzeptiert, doch das ist nicht ungewöhnlich, wenn wissenschaftliche Erkenntnisse zum ersten Mal vorgelegt werden.

Wichtig ist, dass unsere Arbeit auf streng wissenschaftlicher Basis beruht und in angesehenen wissenschaftlichen Zeitschriften veröffentlicht wurde; vieles davon wird von klinischen Studien gestützt.

Lassen Sie uns also bei dem Versuch, das Rätsel der größten Epidemie aller Zeiten zu lösen, über den Tellerrand hinausschauen. Doch wo sollten wir anfangen? Hier könnten wir uns an den guten Rat von Sherlock Holmes halten: „Bevor wir zu ermitteln beginnen, lassen Sie uns versuchen festzustellen, was wir schon wissen, um das Beste daraus zu machen und um das Wesentliche vom Nebensächlichen zu trennen.“ Lassen Sie uns damit anfangen zu verstehen, inwiefern Adipositas gut sein kann. Dazu sollten wir von der Natur lernen – denn hier können wir vielleicht einige der frühesten Hinweise darauf finden, warum Tiere, uns eingeschlossen, Fett ansetzen.

TEIL I

WARUM DIE NATUR MÖCHTE, DASS WIR FETT ANSETZEN

Kapitel 1

Die Kraft des Fettes

Adipositas, allgemeinsprachlich als Fettleibigkeit bezeichnet – der Zustand, wenn man übermäßig viel Fett auf den Rippen hat –, gilt gemeinhin als schlecht und ungesund. Ein Grund dafür ist, dass damit oft ein erhöhter Blutdruck, hohe **Triglycerid**werte (ein Fetttyp, der im Blut und in der Leber vorkommt) und ein hoher Blutzuckerspiegel einhergeht. Diese klinischen Merkmale entsprechen einer sogenannten prädiabetischen Stoffwechsellage, und tatsächlich entwickeln viele adipöse Menschen im Laufe der Zeit einen Diabetes. Diese Gesamtsituation wird als **metabolisches Syndrom** bezeichnet und als anormal, als Krankheit betrachtet.

In der Natur ist die Fettleibigkeit nicht unerwünscht, sie ist sogar oft geplant. Ein ordentliches Fettpolster ist die Rettung, die den Tieren in strengen Wintern oder bei Dürreperioden und Naturkatastrophen das Überleben sichert. Somit haben wir also ein Paradoxon: Fett ist schlecht, außer Fett ist gut. Wie ist es dann zu verstehen, warum es so aussieht, dass Fett für uns ein Problem ist?

Eine Lösung könnte sein, dass wir damit beginnen, Adipositas nicht gleich mit Diabetes und Herzkrankheit in Zusammenhang zu bringen, sondern mit ihren Vorteilen und damit, warum die Natur das ganz anders sieht als wir. Wenn wir verstehen, inwiefern Fett segensreich ist, können wir vielleicht herausfinden, warum und wie Tiere dafür sorgen, dass sie zunehmen. Diese Informationen könnten uns dann die ersten

Hinweise zur Lösung des Rätsels geben, was bei uns zur Gewichtszunahme führt, warum das mit einer schlechten Gesundheit einhergeht und warum dieses zugenommene Gewicht so schwer wieder loszuwerden ist.

Lassen Sie uns mit einem der Meister der Fettleibigkeit beginnen, dem Kaiserpinguin, der in meinen Augen der König der Dicken ist.

Von der Natur lernen

Es gab vor langer Zeit zwar einen Pinguin, den Riesenpinguin, mit einer Größe von mehr als 1,80 m, doch heute sind die Kaiserpinguine weltweit die größten und gehören zu einer in der Antarktis beheimateten Art. Es sind majestätische Vögel, die bis zu 1,20 m groß werden können, normalerweise 18 bis etwa 22 Kilo wiegen und an der Küste leben, wo sie mit Fisch, Krill und Kalmaren richtig schlemmen können. Sie sind schnelle Schwimmer und großartige Taucher, die 20 Minuten lang unter Wasser bleiben und eine Tiefe von gut 450 m erreichen können, wodurch sie die am tiefsten tauchenden Vögel sind.

Während des antarktischen Winters nisten sie. Einen oder zwei Monate zuvor beginnen die Kaiserpinguine zuzunehmen und verdoppeln bis zum Nahen des frühen Winters fast ihr Gewicht. Sie sammeln Fett im ganzen Körper an und sehen dadurch auf komische Weise stattlich aus. Dann watscheln die Vögel mit einer Geschwindigkeit von bis zu drei Stundenkilometern etwa 40 bis 60 Kilometer ins Landesinnere, um sich vor ihren Fressfeinden an der Küste, etwa den Seeleoparden und den Killerwalen, in Sicherheit zu bringen und paaren sich dort. Das Weibchen legt ein einziges Ei und kehrt dann zum Meer zurück, um mehr Futter zu besorgen. Inzwischen harrt das Männchen aus und wiegt das Ei zwischen seinen Beinen und dem Gesäß, um es warm zu halten, da die Temperaturen bis auf -40° Celsius sinken können. Bei heftigem Wind kann sich der Pinguin mit Artgenossen zusammenkuscheln, um sich vor der Kälte zu schützen.

Zwei Monate lang sitzt er ruhig über dem Ei, um es zu schützen und nimmt die ganze Zeit keine Nahrung zu sich. Die große Fettmenge, die er angesammelt hat, ist einerseits eine Isolierschicht gegen die frostigen Temperaturen und liefert andererseits die Kalorien, die er während des Brütens zum Leben braucht. Das Pinguinmännchen ist größer als das

Weibchen und kann länger ohne Nahrung überleben, da es mehr Fett angesammelt hat. Doch sollten die Fettspeicher zur Neige gehen, bevor das Junge schlüpft, gibt es das Ei auf und versucht zurück zum Meer zu kommen, um Nahrung zu suchen und zu überleben. Meist verfügt das Pinguinmännchen jedoch über genügend Fettreserven, und bis das Junge geschlüpft ist, ist das Weibchen wieder zurück, oft mit Futter, das es für das Kleine hervorwürgen kann. Dann kann sich das Männchen auf den Weg machen, um zu fressen und wieder zuzunehmen.

Andere Tiere legen zu bestimmten Zeiten im Jahr Fettvorräte an, um Perioden von Nahrungsknappheit zu überstehen. Zugvögel zum Beispiel, die weite Strecken zurücklegen, fressen im Allgemeinen mehr vor ihrer langen Reise. Diese Vögel setzen ziemlich viel Fett an und haben dadurch die Energie, die sie für ihren Weg brauchen. Die europäische Gartengrasmücke riskiert die Überquerung der Sahara in ihr Winterquartier im südlichen Afrika, sobald sie genügend Fett gespeichert hat. Den Entfernungsrekord bricht jedoch die Pfuhlschnepfe, ein Küstenvogel, der mit seinem langen Schnabel Sand oder Schlamm nach Insekten und Krustentieren durchsucht und im Spätherbst vor dem Zug in den Süden Fettspeicher am Körper und in der Leber anlegt. Der achttägige Nonstop-Flug einer Pfuhlschnepfe über eine Entfernung von mehr als 11 000 Kilometer von Alaska nach Neuseeland ist dokumentiert.

Tiere, die **Winterschlaf** halten, erhöhen ebenfalls ihre Futteraufnahme im Herbst, um zur Vorbereitung auf den bevorstehenden kalten Winter Fettspeicher anzulegen. Um ihren Energieverbrauch zu senken, drosseln sie den Stoffwechsel, die lebensnotwendigen chemischen Reaktionen im Körper. Durch mehr Futteraufnahme bei weniger Energieverbrauch wird mehr Nahrung in Fett umgewandelt. Während des Winterschlafs senken diese Tiere ihre Körpertemperatur bis nahe an den Gefrierpunkt ab, um die Herzfrequenz und den Stoffwechsel noch weiter zu verlangsamen, sodass es beinahe scheint, als seien sie tot.

An der Universität, wo ich arbeite, haben wir ein sogenanntes Hibernaculum, einen Raum, dessen Temperatur und Helligkeit gemäß den Bedingungen während des Winterschlafs gesteuert werden, was uns ermöglicht, das Verhalten von Tieren im Winter zu beobachten, darunter das des Dreizehnstreifen-Erdhörnchens. Während des Winterschlafs senken diese Tiere ihre Körpertemperatur auf 4 Grad Celsius ab. Auch wenn sie fast bretthart zu sein scheinen, wenn man sie hochhebt, sind sie nicht leblos; ihr Herz schlägt, ihr Atem geht ganz langsam, und sie verbrennen auch das überschüssige Fett langsam, das sie mit der für das Überleben während der langen Wintermonate nötigen Energie versorgt.

Im Amazonas lebt der Schwarze Pacu, ein Fisch, der wie ein großer Piranha ohne dessen scharfen Zähne aussieht. Er ist Vegetarier, sein Lieblingsfutter ist Obst. Jedes Jahr wartet er darauf, dass die schweren Regenfälle den Amazonas überfluten; der Fluss steigt 9 bis 12 Meter an, breitet sich meilenweit über den Dschungel aus und überschwemmt sage und schreibe 70 000 Quadratkilometer Wald. Viele Früchte reifen während der Flut und fallen ins Wasser. Der Schwarze Pacu liebt sie und frisst so viele davon, dass sich sein Fettanteil verdreifacht. Wenn die Flut zurückgeht, wird der Amazonas wieder zum Fluss, und die Früchte stehen nicht mehr zur Verfügung. Der Schwarze Pacu lebt bis zu sechs Monaten ohne Nahrung und sichert sein Überleben durch das angesammelte Fett, bis der Amazonas erneut überflutet wird und es wieder Früchte gibt.

Wie Sie sehen können, ist Fett gar keine so schlechte Sache, wenn man in der Wildnis lebt. Natürlich sollten Sie nicht so viel Fett haben, dass es Sie bei der schnellen Flucht vor einer Gefahr behindert, doch es ist der wichtigste Schutz, wenn es nichts zu essen gibt. In diesem Fall könnte es sich lohnen, noch einmal neu über ein Naturgesetz nachzudenken: Es ist nämlich vielleicht nicht immer der Fitteste, der überlebt. In manchen Situationen ist es vielleicht der Fetteste.

Fett ist gar keine schlechte Sache, wenn man in der Wildnis lebt.

Wir halten Fettleibigkeit beim Menschen im Allgemeinen für einen Nachteil. Doch vielleicht haben wir sie bisher nicht aus dem Blickwinkel der Natur betrachtet. Befassen wir uns angesichts dieses Paradoxons noch einmal mit ihr und beginnen mit zwei Beispielen zu fasten.

Zwei Beispiele zu fasten

Mehr als 20 Jahre lang führte ein bescheidener Anwalt mit Namen Mahatma Gandhi eine Kampagne für die Unabhängigkeit Indiens vom britischen Empire an. Er trug ein Lendentuch, das traditionelle Kleidungsstück der Armen und aß nur Gemüse, denn er glaubte nicht, dass man Tiere töten müsse, um sich zu ernähren. Er drückte seinen Protest dadurch aus, dass er lange Fußmärsche machte; man hat ausgerechnet, dass er während dieses Zeitraums von zwanzig Jahren im Durchschnitt 16 Kilometer täglich ging, was etwa einer zweimaligen Umrundung der Erde entsprach. Eine seiner wirksamsten Protestmöglichkeiten war, dass er drohte, sich zu Tode zu hungern. Insgesamt siebzehn Mal hat er das gemacht; seine längste Fastendauer betrug 21 Tage. In einer Welt, in der Protest so häufig gewalttätig abläuft, hatte die Überzeugung eines bescheidenen Mannes, als ein Akt des gewaltlosen Widerstands sich zu Tode zu hungern, eine enorme Wirkung. Zum Teil aufgrund seiner Führungsstärke und seines Einsatzes wurde Indien am 15. August 1947 von England in die Unabhängigkeit entlassen.

Gandhis Arbeit endete jedoch nicht mit der Unabhängigkeit. Indien war die Heimat mehrerer unterschiedlicher religiöser Gruppen, darunter der Hindus, Muslime und Sikhs, zwischen denen es Dissonanzen gab. Im Rahmen der indischen Unabhängigkeitserklärung teilte England das Land in Indien und Pakistan, was bedeutete, dass in Indien die Hindus und in Pakistan die Muslime leben sollten.

Leider brachte die Gründung von Ländern auf der Basis ihrer Religion die jeweils dort lebenden religiösen Minderheiten in eine schwierige Lage, und kurz nach der Unabhängigkeit gab es örtliche Aufstände und Ausschreitungen. Hindus und Sikhs wurden in Pakistan niedergemetzelt, Muslime in Kalkutta und Delhi. Gandhi rief zur moralischen Verantwortung auf und forderte von der Regierung sowie von den religiösen Gruppen die Einstellung der Kämpfe und den Schutz der religiösen Minderheiten in beiden Ländern. Leider stiegen die Opferzahlen weiter.

Schließlich kündigte Gandhi im Januar 1948 an, dass er bis zu seinem Tod oder bis „der Friede in Delhi wiederhergestellt ist und ein Muslim sich allein in der Stadt frei bewegen kann“ fasten würde. Nach einer Mahlzeit aus Ziegenmilch, Gemüse und Obstsaft begann er in Neu-Delhi zu fasten. Er war damals 77 Jahre alt und wog bei einer Größe von 1,65 m nur etwa 45 Kilo. Abgemagert und entschlossen, einen Schal um seinen schwächlichen Körper geschlungen, trat er jeden Abend aus seinem Zimmer heraus, um zu beten und mit leiser, fast unhörbarer Stimme zu den Menschenmengen zu sprechen. Am dritten Tag war er deutlich viel schwächer. Ein amerikanischer Reporter, der ihn aufsuchte, während er auf seiner Pritsche schlief, vermerkte, dass sein Gesicht von Leiden gezeichnet war. Am fünften Tag waren die Ärzte ernsthaft um seine Gesundheit besorgt, doch Gandhis Willenskraft blieb stark. Die Menschen in Delhi sowie auf der ganzen Welt waren aufgewühlt von diesem Mann, der für seine Überzeugungen verhungern wollte. Am sechsten Tag trafen sich die Anführer der Hindus, Muslime und Sikhs mit Verantwortlichen der Regierung und unterschrieben ein Versprechen, Gandhis Forderung nachzukommen, und dieser beendete sein Fasten, schwach aber siegreich.

Siebzehn Jahre später und tausende von Kilometern entfernt, meldete sich ein 27 Jahre alter Mann namens Angus Barbieri in einem Krankenhaus im schottischen Dundee an, weil er abnehmen wollte. Er hatte mehrere Jahre im Fisch- und Chips-Laden seines Vaters gearbeitet, ständig zugenommen und am Tag seiner Aufnahme die 2-Zentner-Marke gerade überschritten. Er war an einer relativ neuen Behandlungsmethode für Adipositas interessiert, die in einem mehrwöchigen Fasten bestand. Laut einer Arbeit, die ein Jahr zuvor im *Journal of the American Medical Association* veröffentlicht wurde, hatten Menschen sogar sage und schreibe 100 Tage gefastet.

Angus durfte Tee, Kaffee und Wasser trinken sowie Vitamine nehmen, aber nichts essen oder trinken, was Kalorien enthielt. Obwohl der ursprüngliche Plan ein Fasten über „nur“ ein paar Wochen vorsah, klappte es bei ihm so gut, dass er es Monat für Monat fortsetzte, bis schließlich mehr als ein Jahr vergangen war, ohne dass er irgendetwas gegessen hatte. Erstaunlicherweise zeigten sich bei ihm keinerlei Symptome. Während dieser Zeit verlor er fast 125 Kilo – so viel, dass nun drei Leute mit seinem neuen Gewicht in seine ursprünglichen Hosen gepasst hätten. Triumphierend brach er das Fasten mit einem einzigen gekochten Ei und etwas Brot und Butter. Im Laufe der folgenden Jahre konnte er sein Gewicht unter 90 Kilo halten, noch 25 Jahre leben und eine Familie gründen.

Beide Geschichten zusammen erzählen etwas Wichtiges über das Überleben und die Kraft des Fettes. Wenn wir nicht essen, müssen wir uns auf die Nahrung verlassen, die wir in unserem Gewebe speichern: in erster Linie unser Fett, obwohl etwas Energie aus den in der Leber, den

Muskeln und anderen Geweben gespeicherten Kohlenhydraten, dem sogenannten **Glykogen**, stammt. Gandhi hatte fast kein Fett, daher brachte ihn das fünftägige Fasten beinahe um, wohingegen Angus problemlos 382 Tage ambulant fasten konnte. Paradoxerweise ist einer der Gründe, warum Gandhi politisch so überzeugend sein konnte, der, dass er minimale Fettspeicher hatte – wäre er dick gewesen, wäre die Wirkung seines Fastens verpufft.

Die Quintessenz ist, dass Fett den Brennstoff liefert, den wir zum Überleben brauchen, wenn es nichts zu essen gibt. Je mehr Fett wir haben, desto länger können wir fasten. Natürlich fasteten Gandhi und Angus aus freien Stücken.* Doch was ist, wenn man keine Wahl hat?

Der Vorteil, ein wenig Übergewicht zu haben

Als ich am Krankenhaus der University of Washington in Seattle arbeitete, ging ich zwei- bis dreimal in der Woche über die Straße in die Sporthalle der Universität. Obwohl ich nie ein großer Sportler war, verbrachte ich dort eine halbe bis dreiviertel Stunde mit Gewichtheben. Ich traf auch oft einen Freund, der Bodybuilder war. Er war unglaublich muskulös und fit, und an ihm war absolut kein Gramm Fett zu sehen. Er war zehn oder sogar fünfzehn Jahre älter als ich, sah aber zehn Jahre jünger aus. Er war mein Vorbild dafür, wie ich aussehen wollte und sein Anblick inspirierte mich, noch öfter in die Sporthalle zu gehen.

Dann war er eines Tages nicht da, und ich erfuhr, dass er mit einer Lungenentzündung im Krankenhaus lag. Ich machte ihn dort ausfindig und war entsetzt, als ich sah, dass viele seiner Muskeln im Laufe von wenigen Tagen verschwunden waren. Er sah älter aus und sogar etwas schwach, doch sein Lächeln war noch das gleiche, und ich ging mit einem Gefühl der Hoffnung. Im Laufe der nächsten paar Tage erholte er sich ganz und schließlich konnte er seine Kraft zurückgewinnen, allerdings dauerte das viele Wochen.

Sein Problem war, dass er nur Muskeln hatte und kein Fett. Das ließ ihn in der Sporthalle natürlich fantastisch aussehen, doch als er krank

---

* Wenn Sie fasten möchten, um abzunehmen, lesen Sie bitte zuerst das Für und Wider des Intervallfastens im Vergleich zum längeren Fasten in Kapitel 10.

wurde, war es nicht ideal. Als er die Lungenentzündung bekam, verlor er den Appetit und aß nur ganz wenig, obwohl er Energie brauchte, um das Fieber durchzustehen und gegen die Infektion zu kämpfen. Ohne Nahrungszufuhr und ohne Fettreserven, die er verbrennen konnte, baute sein Körper Muskelmasse ab, um ihn mit der benötigten Energie zu versorgen. Als die Muskeln dahinschwanden, sah er plötzlich aus, als würde er sterben – denn wenn die Muskeln abgebaut werden, beginnen andere Systeme zu versagen, auch die Leber und die Nieren. Dann ist die Hölle los. Wäre mein Freund nicht ausgerechnet so fit gewesen – hätte er stattdessen ein bisschen Fett zu verbrennen gehabt –, wären seine Muskeln verschont geblieben, und er wäre nicht so krank geworden.

Viele Studien haben sich mit dem Idealgewicht oder der Fettmenge beschäftigt, die ein Mensch braucht, um länger zu leben. Angesichts dessen, was wir besprochen haben, sollte es Sie nicht überraschen, dass Menschen mit einem Risiko für schwere Erkrankungen wie Krebs, Herzkrankheiten und Nierenversagen sowie solche über 70 Jahre eine bessere Überlebensperspektive haben, wenn sie ein wenig übergewichtig sind (BMI* von 27). Manche Studien legen sogar nahe, dass ein leichtes Übergewicht ganz allgemein mit einem höheren Durchschnittsalter einhergehen kann.

Menschen mit einem Risiko für schwere Erkrankungen und solche in einem Alter über 70 Jahre haben eine bessere Überlebensperspektive, wenn sie ein wenig Übergewicht haben.

Doch wie erklären wir dann alle jene Studien, die zu dem Schluss kommen, dass Kalorienbeschränkung mit einem längeren Leben einhergeht? In den meisten Laborstudien, die die Auswirkungen der Kalorienbeschränkung untersucht haben, bekommen die Mäuse etwa 70 Prozent der normalerweise aufgenommenen Kalorien; sie haben letztendlich sehr wenig Körperfett, leben jedoch länger als die normal gefütterten und die dicken Mäuse. Einige Studien legen sogar nahe, dass sie langsamer altern als normal gefütterte Mäuse.

* Ein BMI zwischen 20 bis 25 gilt als normalgewichtig, ein BMI über 25 bis 30 als übergewichtig und über 30 als fettleibig bzw. adipös.

Es gibt auch einige Hinweise darauf, dass sich das vielleicht auf Menschen übertragen lässt. Die Insel Okinawa ist dafür berühmt, dass dort die weltweit meisten hundert- und überhundertjährigen Menschen leben, und eine Studie über die Nahrungsaufnahme von dortigen Schulkindern hatte nahegelegt, dass die Bewohner Okinawas vielleicht etwa ein Drittel weniger Nahrung zu sich nehmen als die Japaner, die in anderen Landesteilen leben. Weiter unterstützt wird die These, dass die lokalen Essgewohnheiten für ihre erhöhte Lebensdauer verantwortlich sein können, durch die Feststellung, dass Einwohner, die in andere Gebiete Japans abwandern, letztendlich eine ähnliche Lebenserwartung haben wie ihre neuen Nachbarn.

Ich glaube, dass niedrigkalorisch ernährte Tiere länger leben, liegt daran, dass das Ansetzen von Fett auch seinen Preis hat. Die Nahrung, die wir zu uns nehmen, wird entweder sofort zur Energieversorgung den Zellen bereitgestellt (wir nennen diese Hauptenergiespeicher der Zellen das **Adenosintriphosphat** oder **ATP**) oder in Speicherenergie (wie Fett) umgewandelt. Normalerweise werden die **Kalorien**, die wir zu uns nehmen, in sofort verfügbares ATP umgewandelt. Um diese Kalorien stattdessen für später zu speichern, müssen unsere Zellen die ATP-Bildung absenken und die überschüssigen Kalorien zur Fettbildung abzweigen. Nach Erkenntnissen unserer Forschungsgruppe geschieht dies dadurch, dass die „Energiefabriken" der Zellen (die **Mitochondrien**), in denen das meiste ATP gebildet wird, einem Phänomen, dem sogenannten **oxidativen Stress** ausgesetzt werden. Somit ist der Preis der Fettspeicherung ein gewisser oxidativer Stress für unsere Energiefabriken. Bleibt es jahrzehntelang so, kann das zu einer verringerten Funktion in diesen – und sogar zu einem Verlust dieser – Fabriken führen, die dafür verantwortlich sind, die benötigte Energie für die volle Einsatzfähigkeit des Körpers bereitzustellen.

Was ist also oxidativer Stress? Wann immer unser Körper Sauerstoff nutzt, kann etwas davon in giftige sauerstoffhaltige chemische Substanzen umgewandelt werden, die zu Gewebeschädigungen führen können.* Es wird angenommen, dass die eigentliche Ursache des Alterns

* Oxidativer Stress kann auch die Folge von beispielsweise ultraviolettem Licht, das Sonnenbrand verursacht und des Rauchens sein, das eine Rolle bei der Faltenbildung spielen kann.

geringgradiger oxidativer Stress über die Zeit hinweg ist (etwa durch das langfristige Speichern von großen Fettmengen), zum Teil aufgrund wiederholter Schädigungen unserer Energiefabriken, die uns schneller altern lassen. Daher kann eine Reduzierung der Kalorienzufuhr dafür sorgen, dass Sie sowohl jünger aussehen, als auch länger leben.

Da gibt es jedoch einen Haken. Ja, Tiere, die auf eine niedrigkalorische Ernährung gesetzt werden, leben länger. Das gilt insbesondere für Labortiere, denn ihre tägliche Nahrungszufuhr ist gesichert. Wenn diese Tiere jedoch in die Wildnis entlassen würden, wäre ihr Überleben einem Risiko ausgesetzt: Sie hätten keine Fettspeicher und daher keinen Schutz, sollte es zu einem unvorhergesehenen Nahrungsmangel kommen, etwa durch eine Flut oder eine Dürre, einen Schneesturm oder durch Feuer. Es würde gar nicht viel dazugehören, sie in Bedrängnis zu bringen.

Aber was ist mit uns? Ist es sinnvoll, dass wir unsere Nahrungsspeicher verkleinern, damit uns unsere Energiefabriken erhalten bleiben? Für viele von uns ist das vielleicht sinnvoll, da es eine Menge Schutzmaßnahmen gibt, die uns vor dem Verhungern bewahren. In einem durchschnittlichen (amerikanischen) Supermarkt gibt es mehr als vierzigtausend verschiedene Nahrungsmittel. Krankenhäuser haben viele Möglichkeiten, um kranke Menschen mit Nahrung zu versorgen. Dennoch kann eine Krankheit so schnell zuschlagen, dass Sie keine Möglichkeit haben zu reagieren, wie es bei meinem Bodybuilder-Freund der Fall war.

Außerdem haben heute zahlreiche Menschen keinen konstanten Zugang zu Nahrungsmitteln, ob aus wirtschaftlichen oder anderen Gründen. Einer Schätzung zufolge leidet jeder neunte Mensch auf der Welt dauerhaft an Hunger. Hungersnöte sind insbesondere in afrikanischen Ländern wie Äthiopien und dem Sudan häufig. Die meisten davon werden durch Dürren verursacht, doch einige sind auch einem Krieg geschuldet (während dessen Verlauf die Nahrungsmittelversorgung gekappt wird) sowie Ernteausfällen durch Krankheit oder Überschwemmung und anderen Gründen. Im Jahre 1950 kam es in Kanada zu einer Hungersnot, als sich das Zugverhalten der Rentiere änderte und zu Hunger unter den Inuit führte, für die das Rentierfleisch Hauptnahrungsquelle war. Hungersnöte können zu hohen Todeszahlen führen.

Die Hungersnot im indischen Bengalen 1943 forderte mehr als 2 Millionen Todesopfer.

Angesichts dieser Überlegungen gibt es keinen idealen Prozentsatz an **Körperfett**, den ein Mensch haben sollte, da die optimale Menge davon abhängt, in welcher Situation Sie sind. Wenn Sie sehr schlank sind und in einer Gesellschaft, in der Nahrung reichlich vorhanden ist, Ihre Kalorienzufuhr niedrig halten, wird es Ihnen wahrscheinlich gut gehen und Sie werden lange leben. Wenn Sie jedoch chronisch krank sind oder ein höheres Alter haben, wenn Ihnen Nahrungsmittel nicht immer problemlos zugänglich sind oder wenn Sie in einer Region leben, in der das Risiko einer Hungersnot besteht, dann sollten Sie sich lieber ein wenig Extrafett zulegen.

Bisher haben wir nur davon gesprochen, inwiefern Fett das Überleben eines Einzelnen unterstützen kann. Fett spielt jedoch auch eine Rolle beim Überleben einer Art. Dazu ist es von entscheidender Bedeutung, dass sie sich fortpflanzen kann, und es gibt vielleicht keine andere Situation, in der genügend Fettspeicher noch wichtiger sind.

Schwangerschaft und die Bedeutung ausreichender Fettreserven

In der Schwangerschaft ist es wichtig, dass die Mutter über ausreichend Nährstoffe verfügt, um ihr sich entwickelndes Kind versorgen und nach der Geburt stillen zu können. Das ist einer der Gründe, weshalb der Fettanteil bei normalgewichtigen Frauen im Allgemeinen entwicklungsbedingt höher ist (durchschnittlich 25 Prozent des Körpergewichts) als bei Männern (mit durchschnittlich 15 Prozent). Rose Frisch, eine namhafte Biologin, ermittelte, dass Frauen mindestens 22 Prozent Körperfett brauchen, um ein Kind auszutragen. Laut Frisch brauchen sie gut 15 Kilo zusätzliches Fett, um genügend Kalorien während der Schwangerschaft bereitzustellen und das Kind in den ersten drei Monaten zu stillen.

In unserer Gesellschaft können sich die meisten Frauen reichlich mit Nahrungsmitteln versorgen, sodass ein Verhungern des Babys im Mutterleib kein Thema ist. Wir haben jedoch medizinische Aufzeichnungen von Hungersnöten in der modernen Zeit, die es uns ermöglichen, ihren Einfluss auf schwangere Frauen und ihre Babys zu beurteilen. Ein

Beispiel ist die holländische Hungersnot von 1944-45 während des Zweiten Weltkriegs. Die Niederlande waren 1940 an Deutschland gefallen, doch bis zum Sommer 1944 war ein großer Bereich ihres südlichen Landesteils von den Alliierten befreit worden. Im September jenes Jahres, als Deutschland allmählich schwächer wurde, riefen die in London lebenden geflüchteten holländischen führenden Politiker zu einem Bahnstreik auf, um die Nazis zu bremsen. Die Nazis rächten sich, indem sie die Nahrungs- und Treibstofflieferungen in die westlichen Niederlande, einschließlich von Städten wie Amsterdam, blockierten. Dies setzte zusammen mit einem harten Winter 4,5 Millionen Menschen der Gefahr aus zu verhungern. Sechs oder sieben Monate lang standen Nahrungsmittel nur begrenzt zur Verfügung und mussten rationiert werden. Anfänglich gab es pro Person 1000 Kalorien täglich (etwa die Hälfte der normalen Menge), doch als sich die Hungersnot verschlimmerte, wurde die Kalorienzahl auf 500 reduziert. In einer seltenen freundlichen Geste gestattete Deutschland der englischen Königlichen Luftwaffe, der kanadischen Luftwaffe und der Luftwaffe der Vereinigten Staaten, die hungernden Menschen im April und Mai 1945 zu versorgen. Es wurden mindestens 11.000 Tonnen an Versorgungsgütern abgeworfen, vor allem Nahrungsmittel in Dosen, Trockennahrung und Schokolade. Doch trotz dieser Maßnahmen starben etwa zwanzigtausend Menschen.

Die Hungersnot wirkte sich erheblich auf erfolgreiche Schwangerschaften aus. Auf ihrem Höhepunkt war die Geburtenrate um zwei Drittel gesunken. Diejenigen Frauen, die entbunden hatten, hatten während der Schwangerschaft im Vergleich zu Frauen in den vorherigen Jahren weniger zugenommen und diejenigen, die am wenigsten zunahmen oder sogar abnahmen, bekamen Babys unter der normalen Größe. Bei sehr kleinen Säuglingen können sich viele gesundheitliche Probleme unmittelbar und auch mit Verzögerung einstellen, die ihre Entwicklung beeinträchtigen und ihr Risiko, als Erwachsene Adipositas und Bluthochdruck zu bekommen, kann sogar erhöht sein. Während der Hungersnot fiel auch die Empfängnisrate stark ab, was sich in der Geburtenrate neun Monate später widerspiegelte. Fällt der Fettanteil des weiblichen Körpers erst einmal unter 15 Prozent, sinkt die Fähigkeit der Eierstöcke zum Eisprung und der Körper kann die Menstruation sogar einstellen. Diese Phänomene – das Ausbleiben von Menstruation und Ovulation – wurden auch bei Frauen mit Anorexie, bei Balletttänzerinnen und Marathonläuferinnen beobachtet. Hungern verringert auch die Spermienbildung bei Männern.

Zusätzliches Körperfett mag in der modernen Gesellschaft zwar nicht so ausschlaggebend für das Überleben sein, doch in unserer Vergangenheit war es sehr wichtig. Ganz sicher war es während Hungersnöten wichtig. Sie dauern meist ein paar Monate oder Jahre. Im Jahre 2200 v. Chr. (also vor etwa 4200 Jahren) gab es eine Dürrezeit, die ein ganzes Jahrhundert anhielt und so extrem war, dass man annimmt, sie habe eine bedeutende Rolle für den Zusammenbruch des ägyptischen Pharaonenreichs und des Akkadischen Großreichs von Mesopotamien gespielt.

Zusätzliches Körperfett mag in der modernen Gesellschaft zwar nicht so ausschlaggebend für das Überleben sein, doch in unserer Vergangenheit war es sehr wichtig.

Es gab noch eine weitere Zeit der Nahrungsmittelknappheit in den Anfängen der Menschheitsgeschichte, die nicht so drastisch gewesen sein mag, aber dennoch einen Rekord aufstellte, da sie mehr als zehntausend Jahre dauerte. Die frühe Kunst der damaligen Zeit brachte oft Figürchen hervor, die wie übergewichtige und/oder schwangere Frauen anmuten. Welche Geheimnisse offenbart uns diese prähistorische Zeit?

Geheimnisvolle Figurinen übergewichtiger Frauen aus der Eiszeit

Der erste *Homo sapiens* verließ Afrika vor etwa 75 000 Jahren und war vor 45 000 Jahren in Europa angekommen. Das war in der letzten Eiszeit, und die Menschen kamen während einer kurzen warmen Periode an. Diese frühen Menschen jagten in kleinen Gruppen und erlegten große Wildtiere wie Mammuts und Pferde sowie Rentiere, die das offene Grasland und die entlang der Gletscherfront verlaufende Tundra durchstreiften. Sie waren kluge Jäger mit Speeren aus Knochen und Feuerstein, doch ihr Erfolg wurde bald durch ein sich veränderndes Klima infrage gestellt. Vor etwa 38 000 Jahren rückten die Gletscher wieder vor und brachten kälteres Wetter mit sich, das im Winter Temperaturen von -10 bis -15 Grad Celsius erreichen konnte. Die Menge des Großwilds ging zurück, möglicherweise durch Überjagung. Schon bald begannen diese frühen Menschen zu hungern; manche Gruppen starben aus, andere dagegen machten sich auf den Weg in geschützte bewaldete Täler, wo es noch Niederwild gab. Schätzungen zufolge dezimierte sich die Bevölkerung im Laufe eines Zeitraums von vier- bis achttausend Jahren um zwei Drittel, und die Größe der Überlebenden schrumpfte um etwa sieben bis zehn Zentimeter.

Um diese Zeit entstand auch die erste Kunst von Menschenhand, wunderschöne Höhlenmalereien von großen Wildtieren. Während Menschen in den Höhlenmalereien selten zu finden sind, zeigten die ersten Skulpturen häufig kleine menschliche Figuren, die aus dem Elfenbein von Mammuts, Stein oder (selten) Lehm hergestellt wurden und oft so klein waren, dass sie in der Hand gehalten oder an einer Schnur um den Hals getragen werden konnten. Viele hatten eine blanke Oberfläche, was darauf hindeutet, dass man sie anfasste und sie wahrscheinlich von Generation zu Generation weitergab.

Die meisten dieser bildhauerisch gestalteten Figurinen stellen nackte, übergewichtige Frauen dar – oberflächlich betrachtet ein merkwürdiges Sujet, wenn man bedenkt, dass sie in einer Zeit entstanden, als die Menschen hungerten. Manche wirken auch schwanger. Das brachte einige Archäologen dazu, die Figürchen als Zeichen von Schönheit oder Fruchtbarkeit zu interpretieren, weshalb sie den Namen „Venusfigurinen“ erhielten. Heute gilt der Begriff „Venus“ jedoch überwiegend als abwertend, und daher bezeichne ich sie einfach als weibliche Figurinen.

Ich fragte mich, ob diese Figurinen als Überlebenssymbol des Stammes oder als Idealbild für Frauen gegolten haben könnten, die während dieser brutalen Zeit, in der es vielleicht über Monate nichts zu essen gab, ein Kind austragen mussten. Bei der Untersuchung dieser Möglichkeit hatte ich das große Glück, mit John W. Fox, einem emeritierten Professor für Anthropologie und Archäologie von der American University of Sharjah in den Vereinigten Arabischen Emiraten und meinem langjährigen Mitarbeiter, dem Molekularbiologen Miguel Lanaspa, zusammenarbeiten zu können. Wir entschieden uns dafür, dass diese Figurinen, falls die Hypothese stimmte, tendenziell dicker sein würden, wenn sie während des Vordringens der Gletscher und der Abkühlung des Klimas geschaffen wurden und schlanker, wenn sie später entstanden waren, als die Gletscher sich infolge des wärmeren Klimas zurückzogen. Wir folgerten auch, dass diejenigen Figurinen, deren Fundorte dem Gletscher am nächsten lagen, dicker sein würden als diejenigen, die man weiter weg fand.

Zur Überprüfung dieses Konzepts ermittelten wir das Taille-Schulter- sowie das Taille-Hüfte-Verhältnis von mehr als 40 weiblichen Figurinen. Die Daten unterstützten unsere Hypothese: Die Figurinen, die während des Vordringens der Gletscher entstanden, waren dicker als diejenigen aus der Zeit ihres Rückzugs. Zudem waren die Ersteren umso dicker, je näher an der Gletscherfront sie gefunden wurden.

Zwar sind die meisten Figurinen, die wir haben und die aus dieser Zeit stammen, weiblich, doch es wurden auch einige männliche gefunden. Diese sind größtenteils schlank und manche haben katzenartige Züge. Großkatzen waren die größten Räuber der Eiszeit. Es scheint möglich, dass die männlichen Figurinen Symbole der Jagd darstellten – was nahelegt, dass die weiblichen Figurinen das Überleben des Stammes durch eine erfolgreiche Mutterschaft entsprechend symbolisieren könnten.

Die Vorstellung, Adipositas als Vorteil zu betrachten, da sie die Wahrscheinlichkeit einer erfolgreichen Schwangerschaft während einer weniger günstigen Ernährungslage erhöht, ist vielleicht bis in die Neuzeit weitergegeben worden. Der britische Abenteurer John Speke vermerkte bei seinen Reisen den Nil hinauf in den 1850er Jahren, dass die königlichen Gemahlinnen des Herrschers von Karague in der Nähe des Victoriasees dazu angehalten wurden, Fettpolster anzusetzen, indem man sie in Zimmer sperrte, wo sie ständig Zugang zu Milch und Kochbananen hatten. William Wadd notierte ähnliche Praktiken für frischvermählte Frauen im Tunesien des 18. Jahrhunderts.

Ein leichtes Übergewicht könnte auch zu einem Merkmal von Attraktivität geworden sein, da man es mit Fruchtbarkeit und einer erfolgreichen Schwangerschaft assoziierte; ebenso wie rosige Wangen als attraktiv gelten, weil sie für eine gute Gesundheit stehen Die durch die Figurinen abgebildeten Frauen könnten einfach als schön gegolten haben Der flämische Maler Peter Paul Rubens ist insbesondere für seine Darstellungen üppiger Frauengestalten berühmt, die eine unwiderstehliche Aura von Schönheit und Charme besitzen. Rubens lebte in der ersten Hälfte des 17. Jahrhunderts in Antwerpen und sah während dieser Zeit Hungersnöte, den Hungertod und die Pest – an der seine erste Frau 1626 starb. Doch er war während dieser Zeit auch Zeuge einer immer häufiger auftretenden Fettleibigkeit unter den Mitgliedern des Königshauses und den Reichen in Antwerpen. Ich frage mich, ob der Kontrast zwischen Hunger und Fettleibigkeit zu einer stärkeren Aufwertung des Gewichts führte als der Unterschied zwischen Krankheit und Gesundheit und so seinen Zugang beeinflusste, wie was als schön angesehen werden sollte.

Insgesamt ist Körperfett nicht nur für Tiere in der Wildnis wichtig. Die frühen Menschen haben erkannt, dass genügend Fett nicht nur für das Überleben des Einzelnen, sondern unserer Spezies wichtig ist. In diesem Sinne könnte es auch bei der Entstehung der Kunst und unserer Wahrnehmung von Attraktivität eine Rolle gespielt haben.

Die Natur möchte, dass wir über genügend Fett verfügen, um in rauen Zeiten zu überleben. Für sie ist Fettleibigkeit nicht unnatürlich; sie ist keine Krankheit. Fett ist wirkmächtig, segensreich und schön – zumindest im richtigen Rahmen.

Kapitel 2

Geheime Gründe: Warum Dicksein hilfreich ist

Wir haben nun unseren ersten Hinweis auf den Grund von Adipositas: Fett erfüllt einen Zweck. Fett versorgt Tiere mit Kalorien, wenn sie kein Futter finden können. Es ist eine Absicherung in schwierigen Zeiten und kann für das Überleben entscheidend sein. Fett ist in der Natur etwas Positives und, wenn vorhanden, grundsätzlich erwünscht. In der Vergangenheit haben wir die Kraft von Fett zu schätzen gewusst. Heutzutage haben wir seine Bedeutung vergessen. Wir müssen in Bezug auf Fett umdenken – weg von der Vorstellung einer wertlosen Gewebeschicht, die den Körper belastet, hin zu einem Medium, das dazu gedacht ist, uns zu helfen, wenn es nichts zu essen gibt.

Bevor wir diese Information nutzen können, um herauszufinden, wodurch Adipositas verursacht wird, müssen wir jedoch – wie Sherlock uns erklären würde – zunächst den „Tatort" besser verstehen. Wenn die Fettbildung das Überleben unterstützen soll, dann gilt als „Tatort", wenn ein Tier sich auf eine bevorstehende Krise vorbereitet. Fett bietet eine Möglichkeit Kalorien zu speichern, um einen Nahrungsmangel zu überstehen, doch es gibt natürlich noch andere Dinge, die ein Tier braucht, um zu überleben. Zu den wichtigsten gehört Wasser.

Wasser, eine oft unterschätzte Ressource

Wenn es um das Überleben geht, ist eine ausreichende Menge Fett, die die benötigten Kalorien bereitstellt, nur ein Teil der Geschichte. Tiere brauchen auch genügend Wasser. Wie also kommen Tiere an Wasser, wenn es keines gibt? Woher nimmt der Lungenfisch Wasser, während er ein Jahr lang unter einem ausgetrockneten See eingegraben ist? Wie bekommt der Bär Wasser, während er in der Winterkälte monatelang in seiner Höhle Winterschlaf hält? Wie kommt die Pfuhlschnepfe an Wasser, während sie Tausende von Kilometern ohne Unterbrechung über den Ozean fliegt? Könnte es zwischen der Art und Weise, wie Tiere eine Wasserknappheit überleben und der, wie sie einen Nahrungsmangel überstehen, irgendeinen Zusammenhang geben?

Wir halten Wasser oft für selbstverständlich. Wie sehr wir Wasser unterschätzen, wird am besten durch eine Geschichte deutlich, die ich zum ersten Mal am College über einen Stammeshäuptling aus dem Urwald des Amazonas hörte, der in den 1930er Jahren nach New York City gebracht wurde. Als jemand, der die westliche Zivilisation zum ersten Mal erlebte, müssen ihn die Autos und U-Bahnen, die Radioapparate und Telefone, die Elektrizität und das Lichtermeer, die hohen Brücken und die aufragenden Wolkenkratzer in Erstaunen versetzt haben. Nachdem er sich ein paar Tage lang all die großartigen Erfindungen angesehen hatte, fragte ihn ein Reporter, was von all dem für ihn das Bemerkenswerteste war. Seine Antwort überraschte alle. Für ihn war die bedeutendste Erfindung der einfache Wasserhahn.

Autos, Fahrstühle, Telefone und Lichter sorgen für Komfort und Annehmlichkeiten, die das Leben leichter machen. Jedoch für diejenigen, die Tag für Tag im Urwald leben, ohne Gewissheit, was vor ihnen liegt, ist nichts wertvoller als Wasser. Kein Wunder, dass es dem Stammeshäuptling am wunderbarsten schien, sofort Wasser bekommen zu können, indem man einfach am Griff eines Wasserhahns drehte. Wasser bedeutet Überleben und das stellt alle anderen Wünsche in den Schatten.

Wasserknappheit ist heute weitverbreitet und betrifft etwa ein Drittel bis die Hälfte der Weltbevölkerung, insbesondere in Südasien, Nordafrika und im Nahen Osten. In manchen Gebieten gibt es so wenig

Wasser, dass sie fast unbewohnbar sind. Wassermangel ist für Menschen ein Migrationsgrund und Ursache von Konflikten, die in Kriege münden. Es wird erwartet, dass sich die Wasserknappheit im Laufe der nächsten Jahrzehnte aufgrund des Bevölkerungswachstums, der Umweltverschmutzung und des Klimawandels verschlimmert, also gilt Wasser erneut als eine der wertvollsten Ressourcen.

Überleben in der Wildnis ohne Wasser

Wenn sich selbst die Menschen mit all ihrer Technologie nicht darauf verlassen können, dass sie genügend Wasser haben, wie ist es dann bei den Tieren in der Wildnis? Wie überleben sie in der Wüste, wo es nur selten Wasser gibt? Was geschieht, wenn es Dürreperioden gibt und wochenlang nicht regnet? Sie können ja nicht gut Wasser bevorraten und in Flaschen bei sich tragen, so wie wir Menschen das können. Im Zuge des Klimawandels heizt sich die Erde auf und es gibt mehr Hitzewellen. Obwohl die durchschnittliche Temperatur in den letzten 50 Jahren nur um 1 Grad Celsius angestiegen ist, hat sich die Anzahl der extrem heißen Tage deutlich erhöht. Einige Studien weisen darauf hin, dass drei von jeweils vier Hitzewellen in jüngster Zeit durch den Klimawandel verursacht werden. Und wenn die Temperaturen in die Höhe schnellen, dehydriert der Körper rasch. Wie also überleben Tiere?

Viele Tiere haben geniale Überlebensstrategien entwickelt, wenn die Wasservorräte austrocknen. Natürlich verlassen sich einige darauf, seltene Wasserlöcher und Quellen zu finden, doch andere haben sich clevere Möglichkeiten angeeignet, um Wasser zu speichern. Es gibt zum Beispiel einen Frosch, der in der Wüste von Australien lebt und bis zu fünf Jahren ohne Wasser leben kann! Da überrascht es vielleicht nicht, dass er Wasserreservoirfrosch heißt und Wasser in seiner Blase speichert – er hat also so eine Art „eingebaute Feldflasche". Wird die Große Sandwüste von einer Hitzewelle getroffen, die dafür sorgt, dass die wenigen Wasserlöcher, die es dort gibt, austrocknen, dann schützt sich der Frosch, indem er sich in den Uferschlamm eingräbt. Dort liegt er in einem Ruhestadium, das dem eines Tieres im Winterschlaf ähnlich ist und überlebt monate- oder sogar jahrelang, bis es wieder regnet. Während dieser Zeit zehrt er von seinem zuvor in den Beinen gespeicherten Fett (wo es auch als Isolation gegen den heißen Sand diente) und resorbiert das benötigte Wasser langsam aus seiner Blase. Diese Frösche können so gut Wasser speichern, dass die Bewohner der australischen Tiwi-Inseln sie als Wasserquelle nutzen, wenn die Wasserlöcher ausgetrocknet sind. Sie graben die Frösche aus und trinken dann das Wasser, das diese freigeben, wenn sie diese leicht drücken.*

Wasser- und Landschildkröten speichern auch Wasser in ihrer Blase, was besonders für die Landschildkröten hilfreich ist, die auf den Galapagosinseln abseits der Küste von Ecuador leben. Diese Vulkaninseln verfügen über sehr wenig Süßwasser, da es dort keine entsprechenden Quellen gibt. Die einzige Wasserquelle ist der Regen, der jährlich nur in einer Menge von 25 cm pro qm fällt. Die Landschildkröten bekommen ihr Wasser von Kakteen und anderen Pflanzen, von denen sie sich ernähren und von den Tautropfen, die sie am Morgen von den Felsen lecken. Wenn der Regen kommt, versammeln sie sich in alten Wasser- und Schlammlöchern, wo sie so viel Wasser trinken, wie sie aufnehmen können. Anstatt Urin auszuscheiden, halten sie dann das Wasser monatelang in der Blase. Wenn sie nicht genug Wasser mit ihrer Nahrung aufnehmen und welches brauchen, wird ihre Blase durchlässig und das Wasser kann resorbiert werden.

Viele Galapagos-Schildkröten sind groß; sie können 1,80 Meter lang werden, mehr als 360 Kilo wiegen und viele Gallonen Wasser speichern (1 Gallone entspricht rund 4 Litern; Anm. d. Übers.). Für die frühen Seefahrer, die auf die Galapagosinseln kamen – sowie für Charles Darwin und die Besatzung seines Schiffes *Beagle* – waren die Schildkröten die Hauptwasserquelle. (Sie wurden wegen ihres hohen Fettgehalts auch zu einer ihrer Leibspeisen.)

* Die Bedeutung dieser Frösche als Wasserquelle geht aus dem Tiwi-Mythos hervor. Die Sage handelt von Tiddalik, einem Frosch, der das gesamte Wasser aus den Tümpeln und Wasserlöchern trank und nichts für die anderen übrigließ, bis eine weise alte Eule und eine Schlange ihn so sehr zum Lachen brachten, dass ihm das Wasser aus dem Mund strömte und alle davon trinken konnten.

Die Möglichkeiten für Tiere, die kein Wasser speichern können

Die meisten Tiere können ihre Blase nicht als „Wasserbehälter" nutzen, daher brauchen sie andere Möglichkeiten, um Wasser zu speichern. Eine davon ist, die Wassermenge zu reduzieren, die durch den Urin verlorengeht. Um das Volumen zu verringern, konzentrieren sie ihren Urin, er bekommt eine sattgelbe Farbe und einen penetranten Geruch. Wüstenmäuse haben diese Methode perfektioniert, sie können ihren Urin im Vergleich zum Meerwasser auf einen sechsmal so starken Salzgehalt konzentrieren.

Eine weitere Möglichkeit ist, Wasserverluste über die Haut, etwa durch Schwitzen, zu vermeiden. Das bedeutet jedoch, auf den Hauptnutzen des Schwitzens, das Kühlen des Körpers, zu verzichten. Wüstenkamele haben weniger Schweißdrüsen als die meisten anderen Säugetiere; sie schwitzen also weniger und verlieren daher weniger Wasser, doch infolgedessen steigt ihre Körpertemperatur während des Tages an. (Kamele tolerieren diese höheren Körpertemperaturen, die bei uns Menschen ein Krankheitsgefühl mit Fieber erzeugen würden.) Andere Wüstentiere verringern die Schweißbildung dadurch auf ein Minimum, dass sie sich während der heißesten Zeit des Tages in ihren Erdhöhlen verstecken und sich nur nachts herauswagen, wenn es kühler ist.

Alle diese Methoden tragen dazu bei, den Wasserverlust des Körpers zu reduzieren. Trotzdem geht immer noch etwas Wasser verloren, das die Tiere letztendlich ersetzen müssen. Die Versorgung mit etwas Wasser ist überlebensnotwendig. Wie also lebt zum Beispiel das Kamel in der Wüste tage- und wochenlang ohne Wasser?

Als Kind dachte ich, dass der Höcker des Kamels Wasser enthält. Ich erinnere mich, dass man mir erzählte, es sei Fett und ich mich wunderte, warum ein Kamel ein Fettpolster haben sollte. Die Antwort könnte Sie überraschen, denn eigentlich hatte ich in gewisser Weise Recht. Das Fett im Kamelhöcker dient dazu, Wasser zu bilden. Wenn Fett abgebaut wird, liefert es nicht nur die überlebenswichtige Energie, sondern auch Wasser. Das kommt nicht daher, dass im Fett Wasser enthalten ist, sondern daher, dass bei der Fettverbrennung Wasser als eines der Nebenprodukte entsteht.

Demzufolge sagt der Zustand eines Kamelhöckers nicht nur etwas darüber aus, wie viel Fett er enthält, sondern er liefert auch einen Hinweis auf seine Wasserreserven. Ist er schlaff, wird es Zeit, das Kamel zu einem natürlichen oder künstlichen Brunnen zu bringen! Das gilt auch für die Beurteilung des Körperfetts von anderen Tieren: Wenn ein Tier schlank erscheint und hungert, könnte das ein Zeichen dafür sein, dass es nicht nur Futter braucht, sondern auch, dass es nicht genügend Wasser finden konnte und zum Ausgleich sein eigenes Fett verbrennen musste.

Die Beobachtung, dass Fett eine Quelle von **Stoffwechselwasser** ist, wird in der medizinischen Literatur kaum diskutiert und wurde von den meisten Adipositas-Forschern sehr wahrscheinlich ignoriert. Das ist jedoch wichtig für uns, denn es ist ein zusätzlicher Nachweis dafür, dass Fett eine wichtige Rolle für das Überleben spielt.

Fett als Wasserlieferant für dehydrierte Tiere

Naturforscher wissen seit langem, dass Wüstentiere auf ihre Fettspeicher angewiesen sind, die sie bei Bedarf mit Stoffwechselwasser versorgen. Das ist eine etwas verzwickte Pflicht, da Fett eine Isolierschicht bildet, die die Körpertemperatur erhöhen könnte. Um das zu verhindern, befindet sich bei vielen Wüstensäugetieren, inklusive der Beutelratte und der Springmaus, das meiste Fett im Schwanz. Das ist auch der Grund, warum das Fett des Kamels im Höcker gespeichert wird, wo es die Basistemperatur nicht erhöht, wie es der Fall wäre, wenn es sich über den ganzen Körper verteilen würde.

Der Bedarf an Stoffwechselwasser ist auch ein Grund dafür, dass Meeressäugetiere im Allgemeinen dick sind. Der Wal ist das dickste Säugetier der Welt. Etwas Fett dient zwar als Isolation gegen das kalte Wasser des Ozeans, doch es ist auch ein Hauptlieferant von Wasser. Das liegt daran, dass Wale, Delfine und Robben kein salziges Meerwasser trinken. Sie bekommen etwas Süßwasser von dem Fisch und den Wirbeltieren (wie Krill), von denen sie sich ernähren, und manche Wale bekommen ein wenig Wasser durch das Eis, das sie fressen, doch bis zu einem Drittel ihres Wasserbedarfs kommt aus der Fettverbrennung.

Es scheint, als würden Tiere, die in einer Umgebung beheimatet sind, in der Wasser nicht leicht verfügbar ist, darauf mit zusätzlichen Fettpolstern reagieren. Das ist ähnlich wie bei Tieren, die Fett ansetzen, wenn sie wissen, dass sie Perioden überstehen müssen, in denen es nichts zu fressen gibt. Tiere, die in Wassermangelgebieten leben, müssen ständig ein paar zusätzliche Fettspeicher haben. Dieses Fett schützt sie, falls Wasserlöcher und Quellen austrocknen. Deshalb sind die Galapagos-Schildkröten so dick; Süßwasser ist dort immer rar, somit ist das Fett ein lebenswichtiger Wasserlieferant für den Fall, dass der Regen ausbleibt. Selbst Wüstenameisen haben viel größere Fettspeicher (die sich in „Fettkörpern“ befinden) als Ameisen, die in gemäßigten oder tropischen Regionen beheimatet sind, um sich im Bedarfsfall mit Wasser zu versorgen.

Fett ist nicht nur ein Kalorien-, sondern auch ein Wasserlieferant.

Die Natur birgt viele Geheimnisse. Und wenn sie einen Prozess wie das Ansetzen von Fett für unser Überleben vorgesehen hat, könnte der dann nicht mit anderen biologischen Veränderungen koordiniert sein, die auch das Überleben unterstützen? Ist es möglich, dass das Ansetzen von Fett nur ein Teil einer abgestimmten Überlebensreaktion ist? Könnte es uns helfen, die Ursache von Adipositas zu erkennen, wenn wir besser bestimmen können, was diese Überlebensreaktion ausmacht? Welche zusätzlichen Geheimnisse verbirgt die Natur noch?

Man kann sich vorstellen, dass eine solche Überlebensreaktion nicht nur erfordern würde, dass man eine Nahrungs- und Wasserknappheit überleben kann, sondern uns auch befähigt, effektiv Nahrung zu suchen, sich gegen Angreifer zu verteidigen und unter Stress klar zu denken und rasche Entscheidungen zu treffen. Man sollte auch so viel Energie sparen wie möglich, um seine Fettreserven nicht zu verbrennen, bevor man wieder Zugang zu Nahrung hat. Doch wie bewerkstelligt Ihr Körper das, wenn Sie gleichzeitig für diese Nahrung sorgen und sicherstellen müssen, dass Ihr Gehirn mit genügend Nährstoffen versorgt wird, um aus jeder gefährlichen Situation herauszukommen?

Eine Überlebensreaktion des Stoffwechsels

Das Speichern von Fett ist eine Methode bei einer vorhersehbaren Nahrungsknappheit; eine andere ist die Senkung des Energieverbrauchs. Tiere im Hungerzustand, zum Beispiel, reduzieren die Energiemenge, die sie im Ruhezustand benötigen, um damit die Energie auszugleichen, die sie während der Nahrungssuche verbrauchen, sodass sie insgesamt weniger Energie verbrennen als ein Tier, das nicht im Hungerzustand ist.

Hungernde Tiere sind nicht die Einzigen, die ihren Energieverbrauch im Ruhezustand einschränken: Tiere, die Winterschlaf halten, senken ihren Energieverbrauch sogar schon vorher. Mit anderen Worten, um zu überleben, setzen Tiere nicht einfach Fett an; sie verlangsamen auch ihren Stoffwechsel, sodass sie länger mit ihrem gespeicherten Fett auskommen. Infolgedessen brauchen sie weniger Energie, um die Funktionstüchtigkeit des Körpers und aller Organe zu erhalten. Es ist, als gehen diese Tiere in einen Energiesparmodus.

Ein Organ jedoch, von dem niemand möchte, dass es zu kurz kommt, ist das Gehirn. Überleben erfordert Denkfähigkeit und Denkfähigkeit erfordert „Brennstoff". Menschen zum Beispiel nutzen ein Sechstel der aufgenommenen Kalorien nur für das Gehirn. Wenn Nahrungsmittel knapp werden, sollte man sicherstellen, dass das Gehirn vergleichsweise mehr von den verfügbaren Kalorien bekommt, sodass ihm genügend Energie zur Verfügung steht, um voll funktionsfähig zu bleiben. Der Körper löst diesen Mangel, indem er in einen prädiabetischen Zustand geht. Das mag sich erst einmal unlogisch anhören, da daraus ein Diabetes werden kann, der für andere Säuger nicht „gesünder" ist als für uns. Doch in Situationen, in denen es um das reine Überleben geht, erweist sich ein prädiabetischer Zustand als lebensrettend.

Der vom Gehirn bevorzugte Energielieferant ist **Glukose**. Normalerweise befindet sich die Glukose im Blut (weshalb sie oft als „Blutzucker" bezeichnet wird) und von dort wird sie in Muskeln, die Leber und in das Gehirn als Brennstoff aufgenommen. Um in die Muskeln und in die Leber zu gelangen, wird das Hormon **Insulin** benötigt, wohingegen Glukose auch ohne Insulin in die meisten Hirnregionen gelangen kann. Tiere reagieren auf eine Nahrungsknappheit klug, indem sie die Wirkung des Insulins auf das Verschieben der Glukose in die Muskeln und die Leber abschwächen. Gelangt weniger Glukose in diese Gewebe, steigt der Spiegel im Blut und stellt dabei genügend Glukose für das Gehirn sicher. Dieses Phänomen wird **Insulinresistenz** genannt.

Die Insulinresistenz ist eine wichtige Überlebensreaktion bei Tieren, wenn Nahrungs- oder Wassermangel herrscht. Der Grizzlybär im Winterschlaf hat zum Beispiel während dieser Zeit eine Insulinresistenz, die für eine gute Gehirnfunktion sorgt, während der Rest des Körpers mit sehr wenig Energie auskommt. Daher sollte man einen Bären nicht wecken, indem man seine Höhle betritt. Die meisten Tiere, die in der Wildnis eine Menge Fett ansetzen, werden ebenfalls vorübergehend insulinresistent, einschließlich der Vögel, die weite Flugstrecken zurücklegen müssen.

Teil dieser Überlebensreaktion ist auch, wo Tiere das zusätzliche Fett speichern. Das geschieht normalerweise im sogenannten **Depotfett** (dem Körperfett, wo überschüssige Nahrungsenergie gespeichert wird, die zunächst nicht benötigt wird, Anm. d. Übers.), das sich an verschiedenen Stellen des tierischen Körpers befindet, auch am Bauch, am Rücken oder im Schwanz, je nachdem, um welche Tierart es sich handelt. Tiere speichern Fett auch in der Leber und im Blut (als Triglyceride und Cholesterin).

Wir sehen also, dass Tiere, die in der Natur fettleibig werden, eine Reihe von Überlebensreaktionen aktivieren, zu denen die Futtersuche, das Herunterfahren des Stoffwechsels, die Insulinresistenz und die vermehrte Fettspeicherung nicht nur im Fettgewebe, sondern auch in der Leber und im Blut gehören. Diese Befundkonstellation wurde immer wieder bei Tieren im Winterschlaf, einschließlich der Bären, Eichhörnchen und Murmeltiere sowie der Vögel bei der Vorbereitung auf ihre Flüge über weite Strecken beobachtet und trägt ganz klar dazu bei, dass sie in Zeiten von Futtermangel überleben.

Eine ähnliche Vorzeichenkonstellation wird auch bei übergewichtigen oder adipösen *Menschen* beobachtet und als **metabolisches Syndrom** bezeichnet. Der Begriff bezieht sich normalerweise ganz besonders auf eine Adipositas, die sich am markantesten um den Bauch herum zeigt (und als „Stammfettsucht“ bezeichnet wird) sowie zusammen mit einer Insulinresistenz auftritt. Das metabolische Syndrom geht oft mit erhöhten Triglycerid-Werten im Blut sowie einer Verminderung des „guten" Cholesterins (HDL)* und einem leicht erhöhten Blutdruck einher. Auch eine Fettleber kommt häufig vor. Heutzutage leidet ein Viertel der Erwachsenen (in den USA) an einem metabolischen Syndrom.

Bei Wildtieren ist das metabolische Syndrom mit dem Ende des Winterschlafs oder dem Zug der Zugvögel vorbei; das zusätzliche Fett ist verbrannt und das Tier kehrt wieder zu seinem Normalzustand zurück. Bei den Menschen schreitet dieses Syndrom mit der Zeit jedoch tendenziell fort. Die Insulinresistenz verschlimmert sich, bis der Glukosespiegel dauerhaft hohe Werte erreicht und den Beginn eines Diabetes ankündigt. Der Blutdruck steigt auf Hochdruckwerte, dem Hauptrisikofaktor für Schlaganfall und Herzinsuffizienz. In der Leber sammelt sich weiter Fett an, während sich ein Entzündungsgeschehen entwickelt, das schließlich zu einer Zirrhose führt und das Organgewebe zerstört. Selbst bei den Nieren beginnt sich im Laufe der Zeit ein Funktionsverlust einzustellen.

In der Natur ist das metabolische Syndrom wie ein Versicherungsschutz. Für die heutigen Menschen ist es eine Störung, ein Vorbote, der die Entwicklung von Diabetes, Bluthochdruck und einer Herzkrankheit ankündigt. Was zur Unterstützung des Überlebens gedacht war, ist heute eine Krankheitsursache. Das metabolische Syndrom steht sowohl für den Erfolg der Natur als auch für ihr Scheitern.

Das metabolische Syndrom steht sowohl für den Erfolg der Natur als auch für ihr Scheitern.

Diese Dualität ist jedoch eine gute Nachricht. Denn wenn wir verstehen können, wodurch die Überlebensreaktion in der Natur ausgelöst wird, könnten wir die Hinweise bekommen, die wir brauchen, um das Rätsel der Adipositas zu lösen.

* Es gibt zwei Hauptarten von Cholesterin in unserem Blut, die von klinischer Bedeutung sind: LDL, das Lipoprotein von niedriger Dichte und HDL, das Lipoprotein von hoher Dichte. Studien deuten darauf hin, dass LDL schlecht ist, da es mit Plaques in den Arterien einhergeht, die das Risiko von Herzerkrankungen erhöhen. Im Gegensatz dazu gilt HDL als gut, denn es kann das Herzerkrankungsrisiko senken. Menschen mit einem metabolischen Syndrom verfügen typischerweise über einen niedrigen HDL-Wert, während ihr LDL-Wert erhöht sein kann oder auch nicht.

Für die Tiere in der freien Natur gehört die Fettbildung dazu

Schauen wir zuerst, wie Tiere ihr Gewicht regulieren. Sie denken vielleicht, Fett bietet einen derartigen Vorteil, dass es dem natürlichen Instinkt eines Tieres entspräche, alles zu fressen, was an Futter zur Verfügung steht, um seine Fettspeicher aufzubauen. Das stimmt jedoch nicht.

Wildtiere behalten tendenziell ein bestimmtes Gewicht bei. Sie haben *etwas* zusätzliches Fett für unerwartete Notfälle, aber sie werden nicht fettleibig. Wenn sie an einem Tag besonders viel fressen, fressen sie wahrscheinlich am nächsten Tag weniger, und so bleibt ihr Gewicht im Rahmen eines erwünschten Bereichs. Laborstudien zeigen, dass Tiere, die gezwungen sind zu fasten, damit sie Gewicht verlieren, nach Beendigung des Fastens mehr Nahrung zu sich nehmen, um das wieder zuzunehmen, was sie an Gewicht verloren haben. Ebenso ist es, wenn sie gemästet werden, damit sie zunehmen, dann fressen sie (nach Beendigung der Mast) tendenziell weniger, bis sie ihr ursprüngliches Gewicht wieder erreicht haben. Zu den interessanteren Erkenntnissen gehört, dass die Tiere in beiden Situationen tendenziell nicht zu dem Gewicht zurückkehren, das sie nach der veränderten Fütterung hatten, sondern vielmehr zu dem, das sie zur entsprechenden Jahreszeit normalerweise haben. Ihre Körper scheinen zu wissen, welches Gewicht er haben sollte.

Die Tiere regulieren normalerweise ihr Gewicht zwar streng, doch das ändert sich, wenn sie spüren, dass Nahrung und Wasser vielleicht bald nur noch eingeschränkt zur Verfügung stehen, etwa, wenn der Winter naht oder wenn sie lange nisten oder eine lange Strecke zurücklegen müssen. Ein oder zwei Monate vor der voraussichtlichen Nahrungsknappheit verändert das Tier sein Verhalten. Es verstärkt die Futtersuche und frisst viel mehr als üblich, manchmal mehr als das Doppelte. Auch seine Physiologie verändert sich, wie wir bereits besprochen haben. Es verringert seinen Energieverbrauch, wird insulinresistent und beginnt Fett anzusetzen, nicht nur im Fettgewebe, sondern auch im Blut und in der Leber. Es entwickelt ein metabolisches Syndrom.

Im Winterschlaf geschieht genau das Gegenteil. Das Tier hört auf zu fressen, lebt vom gespeicherten Fett und ist darauf angewiesen, dass dieses ihm liefert, was es an Energie und Wasser benötigt. Anfänglich bleibt es insulinresistent, damit das Gehirn genügend Glukose bekommt. Und wenn die Glukosespeicher schließlich knapp werden und daher der Blutzuckerspiegel sinkt, nutzt es Abbauprodukte von Fett, die sogenannten **Ketone**, um das Gehirn mit Energie zu versorgen.

Während der Phase der Fettverbrennung erscheinen die Tiere ruhig und verhalten sich so, als seien sie nicht hungrig. Wenn das Kammhuhn, eine Art Wildhuhn (und der Vorfahre des Haushuhns), nistet, frisst es nicht, selbst wenn ihm Futter gebracht wird, sodass es das Nest nicht verlassen muss. Säugetiere, die während ihres Winterschlafs geweckt werden und Futter angeboten bekommen, nehmen vielleicht einen Bissen oder zwei, zeigen aber im Allgemeinen wenig Interesse. Eichhörnchen, die während des Winterschlafs geweckt werden, trinken kein Wasser. Es ist, als haben diese Tiere eine Art inneren Schalter: Wenn er in einer bestimmten Position steht, fressen sie enorme Mengen und setzen Fett an, steht er in einer anderen, haben sie keinen Hunger mehr und zehren von ihrem Fett.

Diese Zeit der Ruhe dauert jedoch nur so lange, wie sie Fett haben, das sie verbrennen können. Wird es knapp, beginnt das Tier Muskelprotein für die Energieversorgung abzubauen. Das löst einen Alarm aus. Das Tier erwacht aus seinem Winterschlaf oder verlässt das Ei, das es bebrütet und versucht, sich wieder mit Energie zu versorgen; ein Zugvogel bricht auf seinem Flug eventuell zusammen und stürzt ins Meer.

Diesen Prozess – bei dem Tiere ihr Gewicht in einem engen Rahmen beibehalten, bis ihr Überleben durch verschiedene biologische Prozesse herausgefordert wird, die dafür sorgen, dass sie zusätzliches Fett ansetzen – bezeichne ich als **Überlebensaktivator**. Der Prozess wird zwar wie ein Schalter ein- und ausgeschaltet, doch er kann auch wie ein Dimmer nach oben oder unten angepasst werden. Dieser Aktivator ist kein Alleinstellungsmerkmal von Tieren. Ebenso wie wir Menschen die Anzeichen des metabolischen Syndroms mit den Tieren teilen, ist auch die Ursache des Syndroms bei uns die gleiche. Wir machen den gleichen biologischen Prozess durch, wobei er wie bei den Tieren zum gleichen Ergebnis führt: Wir setzen Fett an.

Der Überlebensaktivator: Warum Menschen dick werden

Historisch betrachtet, neigen Menschen ebenso wie die Tiere in der Wildnis dazu, ihr Gewicht zu halten. Für viele von uns war es in den frühen Lebensphasen einfach, das Gewicht in einem engen Rahmen zu halten, ungeachtet dessen, was wir gegessen haben. Ich weiß jedoch, dass es mit zunehmendem Alter einfach geworden ist zuzunehmen, aber relativ schwer wieder abzunehmen. Es ist, als wäre meinem Körper das Übergewicht lieber. Ich glaube nicht, dass es nur mir so geht. Weltweit ist die Mehrheit der Erwachsenen heute übergewichtig oder adipös.

Warum nehmen wir zu? Die *klassische* Lehrmeinung, die bis zu den 1920ern zurückreicht, besagt, dass wir übergewichtig werden und Diabetes bekommen, weil die Nahrungsmittel nun billiger und leicht verfügbar sind und die Fortschritte im Beförderungswesen und bei anderen Technologien dazu führten, dass wir uns weniger bewegen und mehr sitzen. Durch die Einführung von Fertiggerichten, industriell verarbeiteten Nahrungsmitteln und ungesunder Fertigkost, des sogenannten Junkfoods, ist es für uns leichter, uns zu überessen, wobei Fahrstühle, Rolltreppen, Züge und Autos die Notwenigkeit zu laufen oder mit dem Rad zu fahren, ersetzt haben. Internet, Fernsehen und Smartphones haben es uns auch angenehmer gemacht, zu Hause zu bleiben. Die Gleichung ist simple Physik: Wir essen zu viel und bewegen uns zu wenig. Wenn zu viel Energie (durch Nahrungsmittel) entsteht und zu wenig (durch Sport und andere Stoffwechselaktivitäten) verbraucht wird, wird die Energie, die übrigbleibt, als Fett gespeichert.

Zur sogenannten Hypothese der „Überernährung" passt der Nachweis, dass die Essensportionen größer geworden sind. Im Laufe des letzten Jahrhunderts ist die durchschnittliche Mengeneinheit der meisten Limonaden von 200 ml auf 300 bis 350 ml oder mehr angestiegen. Auch die Portionsgrößen in den Restaurants werden immer größer und Büfett-Angebote, für die man einen festen Preis bezahlt und so viel essen kann, wie man will („all you can eat"), sind üblich geworden. Studien zeigen auch, dass die durchschnittliche tägliche Kalorienmenge, die die Menschen zu sich nehmen, im Laufe der letzten Jahrzehnte gestiegen ist. Eine Analyse der Food and Agricultural Organisation, der Ernährungs-

und Landwirtschaftsorganisation der Vereinten Nationen, ergab, dass sich die Gesamtkalorienzufuhr zwischen 1961 und 2013 um mehr als 24 Prozent erhöht hat (von etwa 2900 Kalorien auf 3600 Kalorien täglich). Außerdem sind die Menschen weniger aktiv. Adipositas korreliert mit der Menge der Zeit, die sie mit Fernsehen oder im Internet verbringen. Heutzutage liegt die Beschäftigung mit dem Handy oder dem Computer durchschnittlich bei 10 oder 11 Stunden täglich, doch für Bewegung bringen wir durchschnittlich nur etwa 17 Minuten auf. Kein Wunder, dass wir dick werden.

Es gibt jedoch ein großes Problem bei der Überernährungshypothese. Es besteht nicht im Rückschluss, dass wir alle an Gewicht zunehmen, weil wir mehr essen und gleichzeitig weniger Energie verbrauchen, sondern eher darin, dass dieses Phänomen nur auf schlechte Angewohnheiten geschoben wird. Unsere Kultur unterstützt uns darin, mehr zu essen und nicht aktiv zu sein, und das ist ein Grund, der zu dieser Epidemie beiträgt. Wie wir jedoch durch den Überlebensaktivator gelernt haben, ist die Wurzel des Problems *biologischer* Natur.

Der Hauptgrund, warum Menschen heute mehr essen, ist, dass viele von uns und ganz besonders diejenigen, die übergewichtig oder adipös sind, tendenziell mehr Hunger haben als allgemein üblich, weil nach dem Essen das Sättigungsgefühl ausbleibt. Normalerweise bekommen wir nach einer Mahlzeit ein Gefühl der **Sättigung**, da ein Hormon, das **Leptin,** einer Region im Gehirn, dem Hypothalamus, mitteilt, er möge uns signalisieren, dass wir aufhören sollen zu essen. Leptin wird von den Fettzellen ausgeschüttet und sein Spiegel variiert in Relation zum Insulinspiegel und dem Body-Mass-Index (BMI). Übergewichtige Menschen reagieren jedoch schlecht auf das Leptinsignal – was als **Leptinresistenz** bezeichnet wird – und bleiben länger hungrig. (Das erklärt auch, warum wir jetzt in Restaurants größere Portionen als vor ein paar Jahrzehnten bekommen, nicht, weil man uns das Gefühl geben möchte, dass wir etwas für unser Geld bekommen, sondern weil man weiß, dass wir hungrig aufstehen, wenn es nicht so gemacht wird.)

Übergewichtige Menschen verbrennen Fett auch nicht so gut wie diejenigen, die kein überschüssiges Fett haben. (Mehr über die Ursache erfahren Sie später.) Da die Fettverbrennung geringer ist, sammelt sich tendenziell Fettgewebe an. Wenn man weniger Fett verbrennt, wird

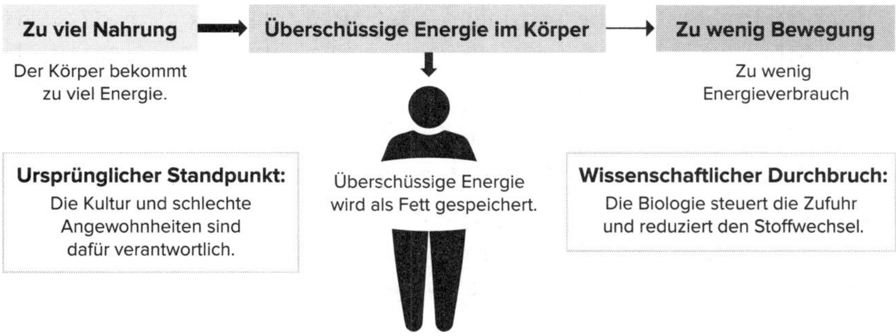
Zu viel Nahrung
Überschüssige Energie im Körper
Zu wenig Bewegung
Der Körper bekommt zu viel Energie.
Zu wenig Energieverbrauch
Ursprünglicher Standpunkt:
Die Kultur und schlechte Angewohnheiten sind dafür verantwortlich.
Überschüssige Energie wird als Fett gespeichert.
Wissenschaftlicher Durchbruch:
Die Biologie steuert die Zufuhr und reduziert den Stoffwechsel.

Die Menschen essen mehr und bewegen sich weniger, das verursacht Adipositas – aber nicht nur aufgrund schlechter Angewohnheiten. Die meisten adipösen Menschen sind leptinresistent; dadurch können sie ihren Hunger nicht steuern und viele haben einen reduzierten Stoffwechsel, insbesondere im Ruhezustand.

währenddessen auch weniger gespeicherte Energie in leicht verfügbare Energie oder ATP umgewandelt. Ihre Zellen nehmen einen niedrigen ATP-Spiegel wahr und interpretieren das als niedrigen Energiestatus, obwohl der Gesamtenergiespiegel in den Zellen, auch der aus dem Fett, normal oder hoch ist. Es gibt Hinweise, dass dies zu Müdigkeit und auch Hunger führen kann. Dies verstärkt die Wirkungen der Leptinresistenz, die dazu führen, dass man noch mehr isst, bis der ATP-Spiegel schließlich hoch genug steigt, sodass der Hunger gestillt ist. Der Preis dafür ist jedoch die vermehrte Nahrungsaufnahme und Fettbildung.

Das sind die gleichen biologischen Vorgänge, die bei Tieren beobachtet werden, wenn sie sich auf den Winterschlaf vorbereiten. Bei Tieren, die Fett ansetzen, ist es tatsächlich erstaunlich ähnlich wie bei den meisten Menschen, die mit ihrem Gewicht kämpfen, was nahelegt, dass die der Adipositas des Menschen zugrundeliegende Ursache der gleiche eingeschaltete Überlebensaktivator ist, den Tiere in der freien Natur nutzen. Und wenn wir verstehen könnten, wie wir ihn eingeschaltet haben, könnten wir die Ursache von Adipositas herausfinden – und vielleicht, wie man sie heilen kann.

Es ist nicht unsere Kultur, die uns dick macht. Es ist unsere Biologie.

Dieser Hinweis ist überwältigend. Der Hauptgrund dafür, dass wir dick werden, ist nicht unsere Kultur. Es ist unsere Biologie. Unsere Kultur *reagiert* auf unsere Biologie. Irgendwie haben wir unwissentlich den Überlebensaktivator der Natur betätigt. Daher können wir zeitweilig durch Diätmaßnahmen und Bewegung abnehmen, aber wir haben ein Problem damit, das neue Gewicht zu halten.

Bei eingeschaltetem Überlebensaktivator ist es so, als würden wir uns ständig auf den Winterschlaf vorbereiten, ohne dass ein Ende in Sicht ist. Im Gegensatz zu den Tieren in der Wildnis, die ihn ausschalten können, wenn sie fasten oder Winterschlaf halten, mutet es an, als stehe unser Schalter dauerhaft auf „Ein". Und solange das der Fall ist, setzen wir eine verlorene Schlacht gegen die Adipositas und die mit ihr zusammenhängenden Krankheiten fort. Der Überlebensaktivator ist zu einem **Fettaktivator** geworden.

Und dennoch zahlt sich unsere Detektivarbeit aus; wir bekommen bereits bedeutsame Einblicke in den biologischen Prozess, der uns dick macht. Als Nächstes müssen wir herausfinden, was genau diesen Aktivator auslöst und wie er funktioniert.

Kapitel 3

Der Überlebensaktivator

Was wir bisher wissen, ist dies: Tiere in der Wildnis regulieren ihr Gewicht ganz genau, sodass sie nur einen mäßigen Fettanteil haben. Wenn sie sich allerdings auf Situationen vorbereiten, in denen es vielleicht nichts zu fressen gibt, vollzieht sich bei vielen von ihnen eine biologische Veränderung, sie werden außergewöhnlich hungrig und suchen intensiv nach Futter, während sie gleichzeitig ihren Ruheenergieverbrauch reduzieren. Sie erhöhen die Fetteinlagerung auf ein Maximum, indem sie die Fettproduktion steigern und den Fettverbrauch senken und sie werden insulinresistent, um sicherzustellen, dass genügend Glukose für das Gehirn zur Verfügung steht. Im Wesentlichen setzen sie eine umfassende Überwinterungsreaktion in Gang, um möglichst viel Fett zu speichern, um den Winter überleben oder sich auf den Weg in eine gastlichere Umgebung zu machen.

Eine wichtige Frage ist, wodurch diese biologische Reaktion ausgelöst wird. Die Antwort darauf konnte die Forschung weltweit bisher nicht geben. Es ist relativ wenig darüber bekannt, was den Zyklus der vermehrten Nahrungsaufnahme auslöst und noch weniger darüber, was das Tier dazu bringt, damit aufzuhören und in den Winterschlaf zu gehen. Manche Fachleute haben erwogen, der Winterschlaf könne durch einen Abfall der Umgebungstemperatur oder durch die Veränderungen in der Tag- und Nachtlänge ausgelöst werden. Andere haben vorgeschlagen, er werde vielleicht ausgelöst, sobald ein Tier eine gewisse

Menge Fett eingelagert hat. Die meisten Studien deuten jedoch darauf hin, dass der wichtigste Anreiz für Tiere, in den Winterschlaf zu gehen, darin besteht, dass es kein Futter mehr gibt oder manchmal kein Wasser, insbesondere, wenn auch die Temperaturen gesunken sind. Interessanterweise gibt es außerdem Hinweise, dass Tiere ihren Stoffwechsel weiter drosseln, kurz *bevor* sie die Körpertemperatur absenken und in einen tiefen Schlaf fallen.

Es fehlt zwar noch eine ganze Menge Wissen darüber, was den Überlebensaktivator bei Tieren in der Wildnis ein- und ausschaltet, doch ich habe eine begründete forschungsbasierte Vermutung, was ihn auslöst. Ich glaube nämlich, dass zumindest bei einigen Tieren das Überlebensprogramm durch den Verzehr von speziellem Futter mit ganz besonderen, über den Kaloriengehalt hinausgehenden Eigenschaften angestoßen wird. Dieses besondere Futter ist die Fruktose.

Ein kurzer, aber notwendiger Ausflug in die komplexe Terminologie der Zucker

Die **Fruktose**, der wichtigste Zucker, der hier zur Diskussion steht, gehört zu den Kohlenhydraten. Chemisch ähnelt sie einem anderen häufig diskutierten Zucker, der **Glukose**; beide sind „Einfachzucker“, da sie als Einzelmoleküle vorliegen. Fruktose wird im Allgemeinen als Fruchtzucker bezeichnet, denn sie ist der vorwiegende Zucker in Früchten und Honig und der Grund für deren süßen Geschmack. Glukose wird, obwohl sie auch in Getreide, Bohnen und Gemüse enthalten ist, manchmal als Blutzucker bezeichnet, denn sie ist der wichtigste im Blut vorkommende Zucker. Sie ist auch die Hauptenergiequelle des Körpers.

Rohrzucker (auch Tafel- bzw. Haushaltszucker genannt) oder **Saccharose** ist ein „Zweifachzucker“, der aus der Verbindung von einem Fruktose- und einem Glukosemolekül besteht. Das heißt, wenn Sie Rohrzucker essen, müssen die Bindungen, die Fruktose und Glukose zusammenhalten, zuerst durch ein Enzym im Dünndarm getrennt werden, damit die beiden Einzelmoleküle separat resorbiert werden können. Fruktose und Glukose können auch ungebunden miteinander gemischt werden und bilden dann den sogenannten **Maissirup mit hohem Fruktosegehalt** (HFCS – high fructose corn sirup). Das Verhältnis von Fruktose zu Glukose im HFCS kann variieren, doch im HFCS unterscheidet es sich tendenziell von dem im Rohrzucker, insbesondere in Getränken, wo in manchen Erfrischungsgetränken das Verhältnis von Fruktose zu Glukose von 55:45 bis zu sage und schreibe 65:35 schwankt. Die meiste Fruktose, die wir aufnehmen, stammt nicht aus Obst und Honig, sondern aus dem den Nahrungsmitteln zugesetzten Tafelzucker und HFCS; sie sind die beiden häufigsten Zuckerzusätze.

Es gibt auch einige Zucker, die keine Fruktose enthalten: Laktose zum Beispiel (eine Verbindung von Glukose und einem weiteren Einfachzucker, der Galaktose), die in der Milch vorkommt. Bemerkenswert sind auch **komplexe Kohlenhydrate**, die aus Mehrfachzuckerketten gebildet werden. Während einige von ihnen unverdaulich sind (wir sprechen hier von Ballaststoffen), können andere verdaut werden und machen einen beträchtlichen Teil unserer Ernährung aus. In Pflanzen bilden diese Kohlenhydrate verschiedene **Stärken**, während ihr Pendant bei Tieren **Glykogen** heißt. Sowohl Stärke als auch Glykogen bestehen aus Glukoseketten und enthalten beide keine Fruktose.

Das Wort Zucker kann verwirrend sein, da es oft für Haushaltszucker, also Saccharose, verwendet wird, doch es kann auch auf die Zuckerarten als Gruppe hinweisen. In diesem Buch werde ich daher versuchen, die Art von Zucker konkret zu benennen, die ich bespreche, insbesondere, was experimentelle Studien anbelangt. Wenn wir jedoch die Rolle von Zucker in der Geschichte und in der Epidemiologie besprechen, verwende ich das Wort Zucker schon mal für Saccharose und den Begriff Zuckerzusatz, wenn sowohl Saccharose als auch HFCS zusammen betrachtet werden.

Fruktose löst die Gewichtszunahme bei Tieren in der Wildnis aus

Manchmal kann ein einfaches Beispiel Erkenntnisse liefern, die zur Lösung eines Problems beitragen, und für mich ist der Kolibri diese Art von Beispiel, denn seine Geschichte liefert wichtige Hinweise auf den Auslöser des Überlebensaktivators. Der Kolibri gehört zu den Tieren mit der höchsten Stoffwechselgeschwindigkeit aller heute lebenden Tiere. Er atmet mit der unglaublichen Geschwindigkeit von 250-mal und seine Herzfrequenz beträgt 1200 Schläge – jeweils pro Minute. Sein Stoffwechsel ist so schnell, dass seine normale Körpertemperatur bei uns Fieber wäre, nämlich fast 39° Celsius. Dass dieser Vogel dick werden könnte, scheint bei derartig hohen Werten unmöglich zu sein. Es sei denn, es gibt tatsächlich einen so kraftvollen Mechanismus, der sogar das vom Stoffwechsel her fitteste Tier der Welt bezwingen kann.

Jeden Morgen macht sich der Kolibri auf den Weg und sucht Blumen, die den süßen Nektar besitzen, auf den der Vogel aus ist. Kolibris fressen zwar ab und zu mal ein Insekt, doch der größte Teil ihrer Nahrung besteht aus Nektar. Ihr Appetit darauf ist unersättlich, sie nehmen täglich nicht weniger als die vierfache Menge ihres Gewichts davon zu sich. Das führt zu einer beachtlichen Zunahme an Körperfett, sodass am frühen Abend zirka 40 Prozent des Gesamtgewichts aus Fett bestehen kann. Ihre Leber ist so fett, dass sie perlweiß glänzt. Der Kolibri wird nicht einfach nur fett, er wird diabetisch. Die Glukosekonzentration in seinem Blut kann auf 700 Milligramm pro Deziliter (mg/dl) und mehr ansteigen, Werte, mit denen wir als Notfall ins Krankenhaus kämen. Am Ende des Tages ist dieser Vogel, den wir uns als leichtgewichtig und voller Energie vorstellen, dick und diabetisch.

Doch der Kolibri bekommt nie einschlägige Probleme durch den hohen Blutzuckerspiegel. Warum ist das so? Weil er das Fett und den Blutzucker über Nacht verbrennt; bis zum Morgen ist beides verschwunden. Der Stoffwechsel des Kolibris ist so hoch, dass er dieses Fett braucht, um während des Schlafens zu überleben. Und wenn die Fettspeicher während der Nacht leer werden, reagiert er mit einer Senkung der Herz- und Atemfrequenz, ganz so, wie ein Tier im Winterschlaf das macht. So kann der Kolibri die

Zeit bis zum Sonnenaufgang überdauern und sich dann erneut mit Nektar versorgen.

Mit dem Nektar muss es etwas ganz Besonderes auf sich haben, dass er einen Vogel mit einem großartigen Stoffwechsel im Laufe eines einzigen Tages dick und diabetisch machen kann. Nektar besteht fast ausschließlich aus Zuckerwasser und enthält Saccharose (die, wie bereits erwähnt, im Darm zu Glukose und Fruktose abgebaut wird) sowie „freie" (nicht gebundene) Glukose und Fruktose – was nahelegt, dass einer oder alle diese Zucker die Gewichtszunahme und die anderen Merkmale des Überlebensaktivators auslösen.

Am Ende jedes Tages ist der Kolibri – ein Vogel, den wir uns als leichtgewichtig und voller Energie vorstellen – dick und diabetisch.

Nektar gehört zu den wenigen Nahrungsmitteln in der Natur, die einen hohen Saccharosegehalt haben. Der Zucker, der hauptsächlich für die Süße von Nahrung in der Wildnis verantwortlich ist, ist die Fruktose, die in Früchten und Honig vorherrschende Zuckerart. Und es gibt einige Hinweise, dass Tiere fruktosehaltige Früchte und Honig bevorzugen, um Fett anzusetzen.

Eines der besten Beispiele sind Bären. Während der Herbstzeit erhöhen der Amerikanische Schwarzbär und der Grizzly ihre Futteraufnahme drastisch, wobei sie oft 20 000 Kalorien erreichen und dadurch täglich 3,5 bis 4,5 Kilo oder mehr zunehmen. Zu ihrem Lieblingsfutter gehören Früchte. Bären fressen jedoch oft bis den Spätherbst hinein keine, sondern erst dann, wenn sie reif werden und ihr Zuckergehalt steigt. Manche Studien zeigen, dass der Zuckergehalt von Früchten sich nach einem morgendlichen Frost, wie er häufiger auftritt je näher der Winter rückt, weiter erhöht. Ein Bär kann in sehr kurzer Zeit eine enorme Menge Früchte vertilgen. Im Zuge einer Studie wurden mehr als sechzigtausend Kerne von Mahonienbeeren in einer Probe von Bärenkot gefunden, was bedeutet, dass der Bär während der vorangegangenen 24 bis 48 Stunden ungefähr 10 000 davon gefressen hat. Schwarzbären und Grizzlybären – sowie andere Bären einschließlich des indonesischen Lippenbären und des Malaienbären von Borneo – suchen auch nach Honig.

Sie erinnern sich vielleicht an die Figur Pu der Bär aus dem gleichnamigen Kinderbuch, einen dicken, kuscheligen Teddybären, der im Hundert-Morgen-Wald wohnt und Honig liebt. Bären lieben Honig wirklich und nutzen ihn als Nahrungsquelle, um zuzunehmen, bevor sie in den Winterschlaf gehen.

Andere Tiere fressen ebenfalls Früchte, um vor dem Winterschlaf Fett anzusetzen. In Madagaskar gibt es einen Fettschwanzmaki, der seinen „Winterschlaf" bei warmem Wetter hält (der Fachbegriff ist **Ästivation**, zu Deutsch **Sommerruhe**). Während der Trockenzeit in Madagaskar kann es zu schweren Dürreperioden kommen. Um sich darauf vorzubereiten, frisst der Maki während der Regenzeit riesige Mengen von Früchten, setzt Fett an und speichert es in seinem Schwanz. Zu Beginn der Trockenzeit verkriecht er sich in einer Baumhöhle, senkt seine Körpertemperatur ab, geht bis zu sechs Monaten in einen tiefen Schlaf und lebt während dieser Zeit von den gespeicherten Kalorien und dem Wasser, das sich durch die langsame Fettverbrennung bildet. Durch die Verbrennung des Fetts werden Kalorien freigesetzt und Wasser.

Viele Zugvögel gehen im Herbst, bevor sie in ihr Winterquartier fliegen, von der Insektennahrung auf den Verzehr von Früchten über. Experimentelle Studien haben ergeben, dass dieser Wechsel mit einer drastischen Erhöhung der Gesamtkalorienzufuhr, einem Absinken des Ruheenergieumsatzes und einer bemerkenswerten Gewichtszunahme, vorwiegend durch Fett, einhergeht. Vom Schwarzen Paku-Fisch war ja bereits die Rede, der, wie andere Fische, die sich ebenso ernähren, reife Früchte frisst, die während der jährlichen Flut in den Amazonas fallen.

All das legt nahe, dass es in den Früchten etwas geben könnte, was die Gewichtszunahme und die Fettansammlung auslösen. Zusammen damit, was wir über Kolibris wissen, scheint Fruktose der mit hoher Wahrscheinlichkeit Schuldige zu sein. Doch gibt es spezifischere Hinweise?

Die frühe Fruktoseforschung

Naturbeobachtungen sind wichtig, doch es gibt viele Variablen, über die man keine Kontrolle hat. Die Fruktose ist zwar der Hauptnährstoff im Obst und in den vielen Früchten, doch diese enthalten auch zahlreiche andere Substanzen, die biologische Wirkungen haben könnten. Um herauszufinden, ob Fruktose wirklich den Überlebensaktivator auslöst, ist es wichtig, dass man sich Versuche ansieht und sie unter kontrollierten Laborbedingungen durchführt.

Bereits Studien aus den 1950er Jahren zeigten, dass Fruktose im Vergleich zur Glukose bei Labortieren viel zielsicherer zu einem Prädiabetes führte (den wir heute als Insulinresistenz bezeichnen). Weitere Studien in den 1970er und 1980er Jahren befeuerten diesen Ansatz weiter und veranschaulichten, dass Fruktose auch in der Lage zu sein schien, den Triglyceridspiegel im Blut zu erhöhen und so die Gewichtszunahme zu fördern. Abgesehen von diesen Studien wurden jedoch sehr wenige Studien zur Fruktose gemacht, und bis zur Jahrtausendwende verschwand Fruktose als potenzielle Ursache von Adipositas ganz vom Radar.

Bis zum Ende der 1990er Jahre bestand tatsächlich in der medizinischen Welt wenig Interesse an Saccharose oder Fruktose. Die vorherrschende Überzeugung war, dass diese Zucker „leere Kalorien" seien und besagte, dass sie sehr wenig Nährwert haben und ansonsten ungefährlich seien. Zucker sind Kohlenhydrate, die nur vier Kalorien pro Gramm haben, und so galt es als unwahrscheinlich, dass sie eine Gewichtszunahme wie Fett verursachen können, das mit neun Kalorien pro Gramm mehr als doppelt so viele Kalorien hat.*

Trotzdem gab es in wissenschaftlichen Kreisen eine kleine Gruppe, die sich weiterhin Sorgen machte, dass Zucker als Ursache von Adipositas wichtiger sein könnte als gemeinhin angenommen. Die Forschung zu dieser Sichtweise wurde 2004 durch eine kontroverse Arbeit von mehreren führenden Fachleuten im Bereich Adipositas zusätzlich angeregt, in der ein weiterer Anstieg der Adipositashäufigkeit infolge der Markteinführung von HFCS, dem Maissirup mit hohem Fruktosegehalt, festgestellt wurde. Um dieselbe Zeit wurde eine von Robert Atkins eingeführte kohlenhydratarme Diät als Möglichkeit zum Abnehmen immer beliebter. Da alle Zucker Kohlenhydrate sind, wurde bei der

* Kalorien sind Energieeinheiten, definiert als die Wärmemenge, die benötigt wird, um die Wassertemperatur um ein Grad Celsius zu erhöhen. Üblicherweise wird die Energiemenge in Nahrungsmitteln so bestimmt. Wenn wir das Wort „Kalorie" verwenden, sind eigentlich Kilokalorien gemeint, das heißt tausend dieser Wärmeeinheiten. Kalorie ist jedoch der gebräuchliche Begriff.

Atkins-Diät auch die Zufuhr von HFCS und Fruktose generell eingeschränkt.

Das Interesse an HFCS als potenzielle Ursache von Adipositas entfachte das Interesse an Fruktose wieder, und schon bald gab es Berichte, dass dieser Zucker nicht nur eine Insulinresistenz und eine Erhöhung der Triglyceride im Blut von Labortieren verursache, sondern auch andere Merkmale des metabolischen Syndroms, einschließlich der Adipositas (insbesondere vermehrtes Bauchfett), des erhöhten Blutdrucks sowie einer Fettleber.

Um diese Zeit herum, im Jahre 2004, begann meine Forschungsgruppe, damals an der University of Florida beheimatet, sich mit Fruktose zu beschäftigen. Wir stiegen tatsächlich „zufällig" in dieses Thema ein, denn unser Hauptinteresse galt einer Substanz namens **Harnsäure**. Weitgehend als Abfallprodukt betrachtet, entsteht Harnsäure während des normalen Stoffwechsels und unser Körper scheidet sie hauptsächlich über den Urin aus, aber eine gewisse Menge davon wird auch im Darm von Bakterien abgebaut. Ein Harnsäurespiegel kann sich jedoch auch im Blut anreichern; wir sehen das insbesondere bei übergewichtigen Menschen mit einem Prädiabetes. Wird der Spiegel zu hoch, wird die Harnsäure instabil und kann kristallisieren, insbesondere in den Gelenken. Das führt zu lokalen Entzündungsherden, die eine schmerzhafte Gelenkentzündung, die **Gicht**, verursachen.

Unsere Gruppe fand heraus, dass Harnsäure nicht einfach nur ein Abfallprodukt war, sondern biologische Aktivität besaß. Zu unseren Erkenntnissen gehörte, dass ein steigender Harnsäurespiegel auch zu einem steigenden Blutdruck führen konnte. Daher fragte ich mich, ob Harnsäure eventuell eine Rolle beim Bluthochdruck spielt und umgekehrt, was den hohen Harnsäurespiegel verursacht hat, insbesondere angesichts des Nachweises, dass unser Harnsäurespiegel im Laufe des gesamten 20. Jahrhunderts parallel zum Ansteigen des Blutdrucks und der Adipositas immer höher geklettert war. Eine logische Möglichkeit war ein Zusammenhang mit der Ernährung; es war allgemein bekannt, dass sowohl Alkohol als auch rotes Fleisch den Harnsäurespiegel anheben können. Jedoch war der Verzehr von rotem Fleisch während dieser Zeit nicht sehr gestiegen, was die Wahrscheinlichkeit erhöhte, dass ein anderes Nahrungsmittel dafür verantwortlich sein könnte.

Ein mögliches Nahrungsmittel war Zucker. Die Ärzte hatten seit den 1800er Jahren gewusst, dass Haushaltszucker und Obst auch zu Gichtanfällen führen konnten und bis zu den 1970ern waren Studien gemacht worden, die zeigten, dass die Fruktose in Bezug auf die Erhöhung des Harnsäurespiegels unter den Zuckern herausragte. Dies führte mich zu der Frage, ob der Fruktosekonsum aufgrund dessen auch zu einer Blutdruckerhöhung führen könnte.

Um das zu untersuchen, gab Takahiko Nakagawa aus unserer Forschungsgruppe einer Hälfte von Laborraten Fruktose und **Allopurinol**, ein Medikament, das die Harnsäurebildung blockiert; die andere Hälfte bekam nur Fruktose. Die Tiere, die nur Fruktose erhielten, nahmen zu, entwickelten eine Insulinresistenz, einen erhöhten Triglyceridspiegel im Blut und einen hohen Harnsäurespiegel sowie einen hohen Blutdruck. Bei den Ratten, die auch Allopurinol bekamen, stieg der Harnsäurespiegel nicht an, sie bekamen auch keinen hohen Blutdruck, genauso wie wir es vorhergesagt hatten. Doch es gab eine zusätzliche, unerwartete Wendung: Das Allopurinol blockierte nicht nur die Entwicklung eines Bluthochdrucks, sondern teilweise auch die Gewichtszunahme, die Insulinresistenz und die Erhöhung der Triglyceride im Blut.

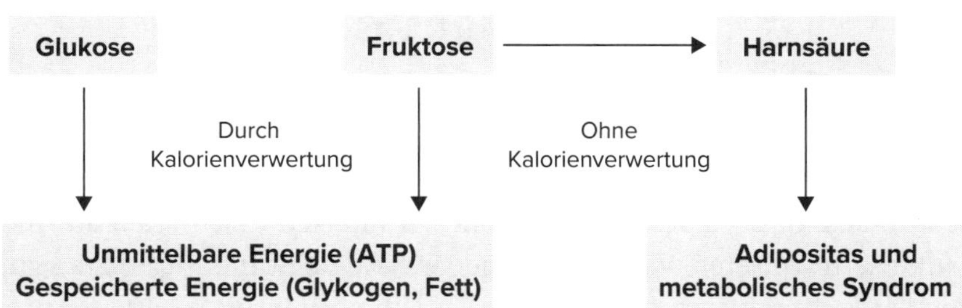

Ein Geheimnis: Wie könnte Harnsäure eine Rolle bei der Adipositas spielen, wenn sie an der Energieerzeugung aus Fruktose gar nicht beteiligt ist?

Die Beobachtung, dass Harnsäure eine Rolle dabei spielte, inwiefern Fruktose Adipositas verursachte, war überraschend, denn Harnsäure wurde für eine in keinem Zusammenhang stehende Nebenwirkung des Fruktosestoffwechsels gehalten. Tatsächlich war es nach allgemeiner

Überzeugung so, dass Fruktose wie Glukose verstoffwechselt wird: War sie erst einmal abgebaut, wurden ihre Nebenprodukte zur Erzeugung von Energie verwendet, die entweder unmittelbar genutzt oder als Fett (oder Glykogen, wie erwähnt, eine kurzfristige Speicherform der Kohlenhydrate) gespeichert wird. Mit anderen Worten, viele mit dem Thema wissenschaftlich Befasste glaubten, dass Fruktose durch seinen Kaloriengehalt den Fettanteil erhöhte – doch diese Theorie konnte nicht erklären, warum das Blockieren der Harnsäureproduktion ein Tier vor Adipositas und Insulinresistenz schützen würde.

Mir wurde klar, dass die Rolle der Fruktose beim metabolischen Syndrom noch nicht ganz verstanden wurde. Sherlock hätte es vielleicht so ausgedrückt, dass da ein Geheimnis im Spiel war. Seit den letzten 20 Jahren versucht nicht nur unsere Forschungsgruppe, das Problem zu knacken, wie Fruktose den Überlebensaktivator einschaltet und welche Rolle Harnsäure in diesem Prozess spielt. Um unsere Arbeit besser zu erklären, werde ich viele der Fragen, die wir uns stellten und die Versuche, die wir durchgeführt haben, um dieses Geheimnis zu untersuchen, noch einmal aufrollen.

Ist Fruktose für das metabolische Syndrom verantwortlich?

Wir wollten schon früh in unserem eigenen Labor feststellen, ob das Verhalten von Tieren bei der Vorbereitung auf den Winterschlaf durch die Zufuhr von Fruktose tatsächlich imitiert werden könnte. Wir fanden heraus, dass es bei der Reaktion von Mäusen und Ratten auf die Fruktose in unseren Versuchen eine gewisse Schwankungsbreite gab, doch dass der wirksamste Weg, eine Fettleibigkeit hervorzurufen, darin bestand, sie im Trinkwasser zu verabreichen anstatt mit dem Futter. Das bot noch einen weiteren Vorteil: Wir konnten die Nahrungszufuhr von der Fruktosezufuhr trennen. Mit anderen Worten, wir konnten sehen, wie die Aufnahme der Fruktose über das Trinken das Fressverhalten bei Futter beeinflusste, das selbst keine Fruktose enthielt.

Wenn man einem Tier ein hochkalorisches Getränk gibt, frisst es normalerweise weniger, sodass die Gesamtkalorienaufnahme gleichbleibt. Als die Labormäuse mit ihrem Trinkwasser Fruktose bekamen, glichen sie die damit zugeführten Kalorien durch eine Verringerung der Nahrungsaufnahme aus. Nach mehreren Wochen änderte sich dieses Muster jedoch. Sie tranken nicht nur weiterhin die gleiche Menge Fruktose oder sogar mehr, sondern *fraßen auch mehr*, sodass die Gesamtkalorienzufuhr deutlich höher war als die der Kontrollgruppe, die „normales" Wasser zu trinken bekam. Im Wesentlichen verhielten sie sich so, als hätten sie ständig Hunger. Sie verringerten auch ihre Aktivität (die wir mithilfe von Laserlicht, das Bewegung aufspüren kann, vermaßen) und begannen buchstäblich herumzuliegen. Nach mehreren Monaten hatten sie im Vergleich zur Mäuse-Kontrollgruppe viel mehr Fett angesetzt, insbesondere um den Bauch herum und hatten eine Fettleber sowie eine Insulinresistenz entwickelt. Im Gegensatz dazu blieb die Kontrollgruppe gesund und schlank. Spezielle Analysen ergaben darüber hinaus, dass die Mäuse, die Fruktose tranken, nicht nur insgesamt mehr Kalorien aufnahmen, sondern dass sich ihr Stoffwechsel im Ruhezustand verlangsamt hatte. Sie begannen Fett anzusetzen, nicht nur, weil sie vermehrt Fett bildeten, sondern auch, weil sie weniger Fett verbrannten.

In anderen, mit Laborratten durchgeführten Studien bestätigten wir, dass die Zufuhr von Futter mit hohem Fruktosegehalt eine Gewichtszunahme, eine Fettablagerung, eine Fettleber und eine Insulinresistenz verursachte. Unsere Gruppe und andere Fachleute, die in diesem Bereich forschten, stellten fest, dass eine hohe Fruktosezufuhr zu erhöhtem Blutdruck, einem hohem Triglyceridspiegel im Blut sowie hohen Entzündungsmarkern führt. Außerdem fanden mehrere andere Gruppen heraus, dass eine hohe Fruktosezufuhr den HDL-Spiegel (das „gute" Cholesterin) senkte. Kurz gesagt, die Fruktosezufuhr konnte jedes einzelne Merkmal des metabolischen Syndroms verursachen.

Die Ernährungswissenschaftlerin Kimber Stanhope und ihr Fachkollege Peter Havel an der University of California in Davis beobachteten ähnliche Ergebnisse in einer Studie mit Menschen, übergewichtigen Freiwilligen, die nach dem Zufallsprinzip zehn Wochen lang Getränke bekamen, die entweder Fruktose oder Glukose enthielten. Beide Gruppen nahmen mehr Nahrung zu sich als für ihren berechneten Energiebedarf erwartet wurde, was sich in einer ähnlichen Gewichtszunahme von fast eineinhalb Kilogramm niederschlug.

Die Gruppe, die Getränke mit Fruktose bekam, entwickelte jedoch viel schlimmere Merkmale des metabolischen Syndroms, als die Gruppe, deren Getränke Glukose enthielten, unter anderem mehr Bauchfett, eine größere Insulinresistenz, einen geringeren Ruheenergiestoffwechsel, einen höheren Triglycerid- und Harnsäurespiegel im Blut und sogar Anzeichen einer sich entwickelnden Fettleber, worauf die abnormalen Ergebnisse der Leberfunktionstests hinwiesen. Viele dieser Merkmale, etwa der erhöhte Triglyceridspiegel, der erhöhte Harnsäurespiegel und der geringere Energiestoffwechsel waren nach Mahlzeiten stärker ausgeprägt.

Tiere können im Herbst ganz enorme Mengen an Früchten und Honig fressen, nicht, weil dieses Futter eine verfügbare Kalorienquelle ist, sondern weil es wichtig ist, um den Überlebensaktivator auszulösen.

Die Datenlage ist eindeutig: Übermäßiger Konsum von Fruktose regt die Nahrungsaufnahme sowie die Entwicklung eines metabolischen Syndroms bei Tieren und Menschen an. Tiere können im Herbst ganz enorme Mengen an Früchten und Honig fressen, nicht, weil dieses Futter eine verfügbare Kalorienquelle ist; die in diesem Futter enthaltene Fruktose kann vielmehr wichtig sein, um die normale Regulierung des Gewichts abzukoppeln und den Überlebensaktivator auszulösen.

Wie kommt es zu einem metabolischen Syndrom durch Fruktose? Hängt das mit der Kalorienzufuhr zusammen?

Wie bereits erwähnt, haben die Tiere in unseren Studien anfangs die höhere Fruktosezufuhr dadurch kompensiert, dass sie weniger fraßen, doch nach mehreren Wochen begannen sie immer mehr zu fressen, als seien sie ständig hungrig. Außerdem sank ihr Ruhestoffwechsel ab. Das ähnelt den Veränderungen, die in der Gesamtgesellschaft im Laufe der letzten paar Jahrzehnte beobachtet wurden: Wir essen mehr und verbrauchen zugleich weniger Energie. Könnte das der Mechanismus sein, über den Fruktose das metabolische Syndrom verursacht? Indem sie unseren Hunger steigert, was dazu führt, dass wir mehr essen als wir essen sollten und gleichzeitig unseren Stoffwechsel reduziert?

Eine Möglichkeit, das zu überprüfen, ist zu schauen, ob es bei einer Kalorienreduzierung ebenso zu einem metabolischen Syndrom durch Fruktose kommt. Mit anderen Worten, man enthält Tieren, die mit Fruktose gefüttert werden, zusätzliches Futter vor, selbst wenn ihnen ihr Hungergefühl sagt, dass sie fressen sollten. Wir haben zahlreiche Studien konzipiert, bei denen zwei Gruppen von Ratten mit der gleichen Gesamtkalorienzahl versorgt wurden; die eine Gruppe bekam Fruktose, die andere nicht. Die Ergebnisse waren immer gleich: Fruktose verursacht eine Gewichtszunahme hauptsächlich durch die Stimulierung der Kalorienzufuhr. Das heißt, wenn es keine zusätzliche Nahrung gibt, ist die Gewichtszunahme minimal.*

Wir haben zwar zwischen den beiden Gruppen, die die gleiche Anzahl von Kalorien bekamen, bezüglich der Gewichtszunahme keine Unterschiede gefunden, dafür waren andere Unterschiede eindrucksvoll. Die charakteristischen Merkmale des metabolischen Syndroms, etwa die Insulinresistenz, der erhöhte Triglyceridspiegel im Blut sowie der höhere Blutdruck, entwickelten sich bei den mit Fruktose gefütterten Ratten trotzdem, fehlten jedoch bei der Kontrollgruppe.

Auch wenn wir das schon viele Male mithilfe von Fruktose als Nahrungszucker gezeigt haben, gibt es ein großartiges Beispiel aus einer Studie, die Carlos Roncal in meinem Labor mit Saccharose (Haushaltszucker; wie erwähnt, handelt es sich dabei um eine Verbindung von Fruktose und Glukose) durchgeführt hat. Carlos setzte eine Gruppe von Ratten auf eine Ernährung, die 40 Prozent Saccharose enthielt, und eine zweite Gruppe wurde genauso ernährt, doch die Saccharose wurde hier durch eine Stärke (ein komplexes Kohlenhydrat, das keine Fruktose enthält) ersetzt. Um sicherzugehen, dass alle Tiere die gleiche Menge aufnahmen, maß er täglich, wie viel sie gefressen hatten. Wie viel Futter sie am nächsten Tag bekamen, wurde danach entschieden, welches Tier am wenigsten gefressen hatte.

---

* Obwohl die Anregung der Nahrungsaufnahme der Hauptgrund für die Gewichtszunahme durch Fruktose ist, haben wir in unseren Studien auch eine gewisse Gewichtszunahme durch einen verringerten Stoffwechsel festgestellt. Diese war allerdings nicht von Bedeutung, hätte es jedoch sein können, denn die meisten unserer Studien waren Kurzzeitstudien und auf Wochen oder nur ein paar Monate begrenzt. Es ist durchaus möglich, dass die Gewichtsunterschiede bei einer längeren Beibehaltung dieser Ernährung über viele Monate größer gewesen wären.

Als Carlos und ich diesen Versuch machten, fiel uns nicht auf, dass eine Ratte tendenziell sehr wenig fraß, der Versuch lief also vier Monate lang, und alle Tiere bekamen die gleiche Menge Futter wie die Ratte mit dem schlechten Appetit. Schließlich zeigte sich, dass diese eine Ratte Krebs hatte und folglich alle unsere anderen Tiere auf eine besonders strenge Diät gesetzt worden waren. Dieses ungeplante Ereignis erwies sich aber als Glücksfall, denn wir hatten unabsichtlich eine ideale Studie durchgeführt, um herauszufinden, ob Saccharose selbst bei geringer Nahrungsaufnahme Auswirkungen auf den Stoffwechsel hatte.

Am Ende des Versuchs war das Ergebnis bemerkenswert. Trotz der Kalorienreduzierung hatten die mit Saccharose gefütterten Ratten alle Diabetes und eine Fettleber bekommen. Die Leber der mit Stärke gefütterten Ratten sah normal aus, und keines der Tiere hatte Diabetes. Was das Gewicht betraf, wogen alle Tiere, die Saccharose bekommen hatten, tendenziell mehr als die mit Stärke gefütterten, allerdings nicht erheblich mehr. Dieses letzte Ergebnis ergab Sinn, denn es stimmte mit unseren anderen Studien überein, die zeigten, dass die Gewichtszunahme bei einer zuckerreichen Ernährung zu einem großen Teil von den Kalorien bestimmt wird (und trotzdem auch ein wenig dem Umstand geschuldet ist, dass weniger Energie verbrannt wird).

Fruktose führt zur Gewichtszunahme, da sie eine vermehrte Nahrungsaufnahme fördert; sie verursacht aber auch die anderen charakteristischen Merkmale des metabolischen Syndroms, selbst wenn die Nahrungsaufnahme gleichbleibt.

Die HFCS-Industrie behauptet, wir werden dick, weil wir zu viel essen und uns zu wenig bewegen, und dieser Umstand habe nichts damit zu tun, *was* wir essen – insbesondere nichts mit unserem hohen Konsum von Zuckerzusätzen. Sie hat ihrerseits Forschungsarbeiten finanziell unterstützt, die zu dem Schluss kamen, dass es vom Gewicht her keinen Unterschied zwischen den Menschen, die viel Fruktose zu sich nehmen, und der Ernährung einer Kontrollgruppe gibt, solange die Kalorienzufuhr gleich ist. Sie sollen glauben, HFCS und Saccharose seien nicht die Schuldigen, die die Adipositas-Epidemie fördern. Dabei wird jedoch außer Acht gelassen, dass Saccharose und HFCS insofern zur Gewichtszunahme führen, als sie einen biologischen Prozess aktivieren, der dafür sorgt, dass Sie ständig Hunger haben und mehr essen müssen. Außerdem wurden andere Charakteristika des metabolischen Syndroms (Fettansammlung um den Bauch herum, Insulinresistenz, Fettleber usw.), die unabhängig von der Kalorienzufuhr durch die Fruktose gefördert werden, gar nicht überprüft.

Das wirft eine neue Frage auf: Was hat es mit der Fruktose auf sich, das dafür sorgt, dass wir mehr essen wollen?

Wie fördert Fruktose das Hungergefühl?

Zu den wichtigsten Mechanismen, wie Menschen und Tiere ihr Gewicht steuern, gehören die Aktivitäten des Hormons Leptin. Leptin, das, wie Sie sich erinnern, aus den Fettzellen freigesetzt wird, teilt unserem Gehirn mit, dass wir satt sind. Es wurde jedoch nachgewiesen, dass Bären, wenn sie während der Vorbereitung auf den Winterschlaf im Herbst zunehmen, resistent gegen die Wirkungen von Leptin werden. Übergewichtige oder adipöse Menschen sind im Allgemeinen ebenfalls dagegen resistent. Diese Leptinresistenz führt zu einem so hartnäckigen Hunger, dass Bären und Menschen gleichermaßen mehr essen als sie brauchen und daher zunehmen.

Fruktose führt zu einer Leptinresistenz, die unser Hungergefühl steigert; dieses wiederum sorgt dafür, dass wir mehr essen und zunehmen.

Unsere Forschungsgruppe, die mit dem Physiologen Philip Scarpace zusammenarbeitet, konnte nachweisen, dass Labortiere, die Futter mit hohem Fruktosegehalt bekommen, leptinresistent werden, auch wenn das mehrere Wochen oder Monate dauern kann. Sobald es bei den Tieren soweit ist, werden sie immer hungriger, fressen mehr als sie brauchen und nehmen zu. Vor allem hält die Leptinresistenz auch noch mehrere Wochen an, *nachdem* die Fruktose in der Ernährung abgesetzt wurde.

Es gibt hier allerdings zwei Punkte, die man hervorheben sollte. Der erste ist, dass eine Leptinresistenz nicht per se bedeutet, dass Sie zunehmen. Wenn Sie leptinresistent sind, aber keine zusätzlichen Kalorien zu sich nehmen, entweder, weil es nichts zu essen gibt oder weil Sie Ihren biologischen Essimpuls überwinden können (was ziemlich schwierig ist!), nehmen Sie nicht zu; Sie haben einfach weiterhin Hunger. Der zweite ist, wie viel Sie bei einer Leptinresistenz zunehmen, hängt davon ab, was Sie essen. Wenn Sie zum Beispiel hochkalorisch, etwa fettreich essen, nehmen Sie mehr zu, als wenn Sie kalorienarme Nahrung zu sich nehmen.

Das Phänomen der Leptinresistenz erklärt, warum es zu einer dramatischen Gewichtszunahme kommen kann, wenn man Tieren, die Fruktose bekommen, fettreiches Futter gibt. Es erklärt auch, warum sie bei fettreichem Futter und gleichzeitiger Fruktoseabstinenz nicht zunehmen: die Tiere nämlich bleiben weiterhin leptinsensibel und steuern ihre Nahrungsaufnahme entsprechend.* Das ist auch die wahrscheinliche Erklärung dafür, warum die beliebten fettreichen, aber kohlenhydratarmen Diäten keine Adipositas verursachen.

Wie bereits erwähnt, führt Fruktose zu einer Leptinresistenz, die den Hunger steigert, wodurch wir mehr essen. Doch ist das die einzige Rolle, die Fruktose bei der Gewichtszunahme spielt? Die meisten von uns mögen süße Nahrungsmittel; viele Menschen behaupten, sie seien geradezu danach süchtig. Wird durch diese Abhängigkeit unsere Nahrungsmenge in irgendeiner Weise beeinflusst?

Spielt unsere Vorliebe für Süßes eine Rolle, wie Adipositas durch Fruktose verursacht wird?

Man könnte sagen, wir haben so etwas wie eine „Liebesbeziehung“ mit Zucker, denn wenn wir Süßes essen, kommt es im Gehirn zur Ausschüttung von **Dopamin**, das uns ein Glücksgefühl verschafft. Es gibt sogar Hinweise, dass unsere Vorliebe für Zucker sich zu einem Verlangen, ähnlich einer Sucht, entwickeln kann (darüber sprechen wir ausführlicher in Kapitel 7). Mäuse, zum Beispiel, die zeitweilig Zuckerwasser

* Wir haben zuvor schon gezeigt, dass eine fettreiche Ernährung mit Schmalz bei Labortieren, die keine Fruktose bekommen, nicht zu einer Gewichtszunahme führt. Wird sie jedoch mit Butter angereichert, scheint sich das etwas auf das Gewicht auszuwirken, aber ohne dass der Überlebensaktivator eingeschaltet wird. Der Mechanismus ist unklar, könnte aber mit anderen Inhaltsstoffen der Butter oder mit dem Gehege-Effekt zu tun haben (s. Kapitel 9).

bekommen, trinken es dann immer sehr schnell und zeigen Anzeichen von Angst und Entzug, wenn es ihnen vorenthalten wird. Da stellt sich die Frage, ob unsere Vorliebe für Zucker nicht nur die Entwicklung einer Leptinresistenz zur Folge hat, sondern auch eine Rolle bei der Verursachung von Adipositas spielen könnte.

Um das zu untersuchen, führte unsere Forschungsgruppe zusammen mit dem Forscher Tom Finger und seiner Fachkollegin Sue Kinnamon, beide von der University of Colorado, eine Studie durch, um herauszufinden, ob Fruktose bei Mäusen, deren Gene für den gesamten Geschmackssinn „außer Gefecht gesetzt" wurden (sogenannte **K.O.-Mäuse**), zur Fettleibigkeit führen würde. Interessanterweise bevorzugten diese „geschmacksblinden" Mäuse trotzdem fruktosehaltige Getränke sowie solche mit Saccharose und HFCS, anstatt nur Wasser. Sie entwickelten ebenfalls alle charakteristischen Merkmale eines metabolischen Syndroms. Nicht überraschend ist, dass damit auch die Entwicklung einer Leptinresistenz einherging.

Unsere Vorliebe für Zucker animiert uns dazu, mehr davon zu essen, doch Zucker würde uns sogar auch dann dick machen, wenn wir ihn nicht schmecken könnten.

Wir untersuchten auch, ob es bei der Menge des Zuckerkonsums einen Unterschied zwischen den geschmacksblinden und den normalen Mäusen gab. Während beide Mäusegruppen lieber Fruktosewasser als nur Wasser tranken, tranken die normalen *mehr* Fruktosewasser, was nahelegt, dass die Hauptwirkung des süßen Geschmacks darin besteht, die Aufnahme von Süßem zu fördern.*

Ebenso setzten beide Mäusegruppen Fett an – obwohl die normalen Mäuse ganz unerwartet weniger zunahmen als die geschmacksblinden –, auch wenn die normalen Mäuse mehr Fruktose tranken. (Es stellte sich heraus, dass dies daran lag, dass die geschmacksblinden Mäuse

* Falls Sie sich fragen, wie es sich mit künstlichen Süßungsmitteln verhält: Diese stimulieren ebenfalls die Geschmacksknospen für den süßen Geschmack auf der Zunge und fördern, wie man prognostizieren würde, den Konsum von Süßem. Im Gegensatz zur Fruktose verursachen sie allein jedoch keine Adipositas. Mehr darüber gibt es in Kapitel 8.

eine stärkere Leptinresistenz entwickelten, obwohl der Grund dafür weiterhin unbekannt ist.) Das legt auch für uns Menschen nahe, dass wir dick werden würden, selbst wenn wir den Zucker nicht schmecken könnten.

Wir glauben zwar, dass der süße Geschmack der Hauptgrund dafür ist, dass wir Zucker und HFCS (sowie Fruktose) mögen, doch die Beobachtung, dass geschmacksblinde Mäuse trotzdem lieber Fruktosewasser als nur Wasser trinken, deutet darauf hin, dass unserer Vorliebe für Fruktose neben dem Geschmack noch andere Mechanismen zugrunde liegen könnten. Diese Folgerung wurde durch eine Studie eines anderen Forscherteams untermauert, in der Mäuse untersucht wurden, die aufgrund entsprechender Veränderungen nur die Geschmacksrichtung „süß“ nicht wahrnehmen konnten, alle anderen aber schon. Diese Mäuse mochten weiterhin Saccharose und hatten beim Verzehr ebenso eine Dopaminreaktion im Gehirn. Doch während künstliche Zucker wie Sucralose bei normalen Mäusen ebenfalls zu einer Dopaminreaktion führten, hatten die Mäuse, die „süß“ nicht schmecken konnten, keine mehr. Sie zeigten auch keine Bevorzugung mehr gegenüber bloßem Wasser, wie es bei normalen Mäusen der Fall war. Es ist also etwas Besonderes an der Saccharose, das selbst dann zu einem Genussempfinden führt, wenn man ihre Süße nicht schmecken kann.

Eine Möglichkeit, warum unser Verlangen nach fruktosehaltigen Zuckern trotzdem bestehen bleibt, ist, dass es mit der Art der Verstoffwechselung der Fruktose zu tun hat (das heißt, wie sie im Körper abgebaut wird). Wie in diesem Kapitel bereits erwähnt, werden Fruktose und Glukose in sehr ähnlicher Weise verstoffwechselt, doch einige Unterschiede gibt es. Fruktose wird zum Beispiel zu Harnsäure abgebaut.

Daher wollte unsere Forschungsgruppe feststellen, ob es in Bezug auf die Verstoffwechselung der Fruktose etwas Besonderes gibt, das erklären könnte, warum wir ein Verlangen nach fruktosehaltigen Zuckern haben und ob dies etwas damit zu tun hat, inwiefern Fruktose zu einem metabolischen Syndrom führt.

Fruktose wird anfangs von einem speziellen Enzym, der **Fruktokinase**, abgebaut. Es gelang uns, Mäuse zu bekommen, die genetisch so verändert waren, dass sie keine Fruktokinase bildeten. Diese Mäuse konnten trotzdem die Süße von Zucker schmecken und Fruktose mithilfe des

Enzyms für Glukose verstoffwechseln. Doch das spezielle, für die ausschließliche Verstoffwechselung von Fruktose konzipierte System, das erstrangige, durch das die meiste Fruktose abgebaut wird, war vollständig blockiert.

Wir boten diesen besonderen Mäusen normales Wasser und Wasser, das verschiedene Arten vonZucker enthielt, zur Auswahl an. Unsere Ergebnisse waren ziemlich sensationell. Diese Mäuse tranken Fruktosewasser nicht lieber als normales Wasser, bevorzugten aber Glukosewasser. Außerdem waren sie vollständig vor Fettleibigkeit und dem metabolischen Syndrom geschützt, selbst wenn sie dazu gezwungen wurden, große Mengen Fruktosewasser zu trinken. Sie hatten auch ihr Fressverhalten völlig unter Kontrolle und blieben bis in ihr sehr hohes Mäusealter schlank (was, wie wir später nachwiesen, daran lag, dass sie leptinsensibel blieben).

Zu den Besonderheiten der Fruktokinase gehört, wo im Körper sie vorkommt. Sie ist hauptsächlich in der Leber, im Darm und in den Nieren konzentriert vorhanden sowie in geringerem Maße auch im Gehirn. Da fragten wir uns natürlich, ob die Fähigkeit der Fruktose, Adipositas und das metabolische Syndrom zu verursachen, vom Fruktosestoffwechsel in einem dieser Organe gesteuert wird.

Um das zu untersuchen, führte Miguel Lanaspa aus unserer Forschungsgruppe eine Reihe von Versuchen durch, die uns neue Erkenntnisse darüber vermittelten, wo die Quelle unseres Verlangens nach Fruktose liegt und inwiefern Adipositas und das metabolische Syndrom durch Fruktose gefördert werden. Er blockierte bei Mäusen den Fruktosestoffwechsel in den bestimmten Organen und ermöglichte gleichzeitig die Verstoffwechselung von Fruktose in anderen Organen. So fand er heraus, dass die Leber allein dafür verantwortlich war, dass es zu Adipositas und zum metabolischen Syndrom durch Fruktose kam. Rückblickend überrascht das nicht so sehr, da unsere Nahrung hauptsächlich in der Leber verstoffwechselt wird. Als er den Fruktosestoffwechsel in der Leber blockierte, blieben die Mäuse schlank und sendeten normale Leptinsignale an das Gehirn.

Der Fruktosestoffwechsel steuert unsere Zuckerpräferenz sowie die Art und Weise wie Fruktose zu Adipositas und zum metabolischen Syndrom führt.

Interessanterweise liebten die Mäuse, die Fruktose nicht in der Leber verstoffwechseln konnten, sie weiterhin sowie die Saccharose und HFCS und tranken große Mengen Wasser, das diese Zucker enthielt. Im Gegensatz dazu tranken die Mäuse, die Fruktose im Darm nicht verstoffwechseln konnten, geringe Mengen Wasser, das fruktosehaltige Zucker enthielt, was nahelegt, dass die Bevorzugung von Fruktose mit einer Art von Kommunikation zwischen dem Darm und dem Gehirn zusammenhängt. Und bemerkenswerterweise entwickelten diese letzteren Mäuse Fettleibigkeit und ein metabolisches Syndrom, wenn sie gezwungen wurden, Fruktose aufzunehmen.

Diese Studien legen zweierlei Dinge nahe: Zum einen, dass durch den Fruktosestoffwechsel über das spezielle Enzym Fruktokinase erklärt werden kann, warum wir Zucker bevorzugen *und* inwiefern Fruktose Adipositas und das metabolische Syndrom verursacht, und zum anderen, dass diese beiden Dinge in verschiedenen Bereichen des Körpers stattfinden. Die Bevorzugung von Zucker ist abhängig vom Fruktosestoffwechsel im Darm, wohingegen ihre Fähigkeit, Adipositas und Insulinresistenz zu verursachen, durch den Stoffwechsel in der Leber bedingt ist.

Die Eine-Million-Euro-Frage: Wie bringt Fruktose den Überlebensaktivator in Gang?

Die Frage, vor der wir standen, lautete: Was hat es mit dem Fruktosestoffwechsel auf sich, dass er den Überlebensaktivator einschaltet? Die Antwort hängt mit Energie zusammen.

Sie erinnern sich, dass das, was wir essen, die Kalorien in unserer Nahrung, entweder in nutzbare Energie umgewandelt oder als Fett zur späteren Verwendung gespeichert werden. Die nutzbare Form der Energie wird **ATP**, kurz für **Adenosintriphosphat**, genannt. Das meiste ATP wird in den Energiefabriken, den sogenannten Mitochondrien, gebildet. Energie kann auch als Fett oder Glykogen (in Zellen gespeichertes Kohlenhydrat) gespeichert werden, was beides in ATP umgewandelt werden kann, wenn keine Nahrung zur Verfügung steht. Gleich ob der Körper nun sein ATP aus dem Nahrungsstoffwechsel oder aus dem Speicherfett oder dem gespeicherten Glykogen bekommt, er muss ein gewisses

Niveau aufrechterhalten, um schnell auf seinen Energiebedarf, etwa für das Laufen, Denken oder sogar das Schlafen zu reagieren.

ATP wird auch zur Verstoffwechselung der Nahrung gebraucht. Dieser Energieverbrauch lohnt sich, denn Nahrung erzeugt viel mehr ATP als bei ihrer Verstoffwechselung verbraucht wird. Da jedoch der Stoffwechsel auch *eine gewisse* Menge ATP verbraucht, könnte der ATP-Spiegel in den Zellen (und speziell in der Leber) theoretisch unter das vom Körper bevorzugte Niveau fallen, bevor der Stoffwechsel abgeschlossen ist und die dadurch erzeugte Menge von mehr ATP zur Verfügung steht. Zum Glück gibt es für den Stoffwechsel der meisten Nahrungsmittel ein Kontroll- und Ausgleichssystem, das ein solches Szenario verhindert. Nehmen Sie die Glukose. Wenn der ATP-Spiegel zu sinken beginnt, während Glukose verstoffwechselt wird, wird das gesamte System langsamer oder stoppt, bis ATP wieder aufgefüllt ist. Infolgedessen fällt der ATP-Spiegel nie beträchtlich ab und alles bleibt im grünen Bereich.

Der Fruktosestoffwechsel ist anders. Es gibt kein Kontroll- und Ausgleichssystem, das die Leber oder andere Organe schützt, für den Fall, dass der ATP-Spiegel absinkt. Die Fruktokinase baut Fruktose sehr schnell ab, verbraucht das ATP rasch während dieses Prozesses und so kann der ATP-Spiegel jäh abfallen, wenn große Mengen Fruktose verstoffwechselt werden.

Der anfängliche Abfall von ATP, der während des Fruktosestoffwechsels auftritt, verursacht eine Kettenreaktion, die den Energiespiegel niedrig hält. Wird ATP als Energielieferant verwendet, gibt es ein Phosphat ab und wird zu ADP (Adenosindiphosphat). ADP kann wieder zu ATP umgewandelt werden, und genau das passiert normalerweise während des Stoffwechsels von Glukose und anderen Nährstoffen. Wird jedoch Fruktose verstoffwechselt, wird ADP zu **AMP (Adenosinmonophosphat)** abgebaut und dann weiter zu Harnsäure verstoffwechselt. Da ADP und AMP wegen der Bildung von Harnsäure nicht mehr ausreichend vorhanden sind, wird die Fähigkeit der Zelle, erneut ATP zu bilden, beeinträchtigt.

Der Fruktosestoffwechsel beeinflusst den Energiespiegel jedoch nicht nur auf diese Weise. Vielleicht erinnern Sie sich an den Beginn dieses Kapitels, wo ich beschrieb, dass ich mich für die Fruktose zu interessieren begann, als wir entdeckten, dass die Fähigkeit der Fruktose, ein metabolisches Syndrom zu verursachen, durch das Absenken des Harnsäurespiegels teilweise blockiert werden konnte. Damals war nicht klar, wie das funktionierte.

In der Folge lernten wir dazu, dass die aus AMP gebildete Harnsäure auch den ATP-Spiegel beeinflusst. Insbesondere setzt sie die Mitochondrien unter oxidativen Stress, wodurch deren Fähigkeit zur ATP-Bildung während der Fettproduktion weiter reduziert wird. Der durch die Harnsäure verursachte oxidative Stress blockiert auch die Verbrennung von Fettsäuren, die aus dem Speicherfett freigesetzt werden. Das Endergebnis ist, dass nicht nur die Mitochondrien weniger ATP bilden, sondern auch die Kalorien, die zur ATP-Bildung verwendet worden wären, jetzt als Körperfett gespeichert werden.

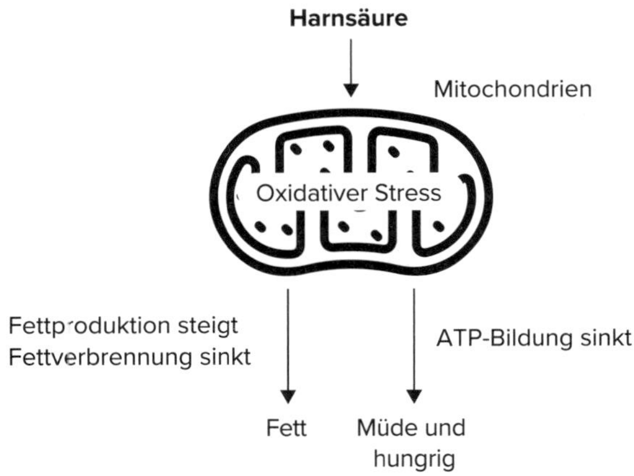

Harnsäure setzt die Mitochondrien unter oxidativen Stress, senkt die Energiebildung, beeinträchtigt die Fettverbrennung und stimuliert die Fettbildung.

Wenn der ATP-Spiegel in der Zelle abfällt, behandelt der Körper das als Notfall. Er reagiert darauf unmittelbar mit Hunger.* Das führt zu einer vermehrten Nahrungsaufnahme, die, neben anderen biologischen

* Auffallend ist, dass diese akuten Veränderungen beim ATP zwar tatsächlich eine Rolle bei der Stimulierung der Nahrungsaufnahme spielen, doch die Leptinresistenz, die sich mit der Zeit entwickelt, der wichtigere Mechanismus für die Stimulierung der Nahrungsaufnahme und die Gewichtszunahme bleibt.

Wirkungen, auf die Wiederherstellung des ATP-Spiegels ausgerichtet ist. Aufgrund des anhaltenden oxidativen Stresses in den Mitochondrien werden jedoch letztendlich viele der Kalorien in Fett umgewandelt – und wenn die aufgenommene Nahrung Fruktose enthält, wird das Problem durch den weiteren Abfall des ATP-Spiegels und der Bildung von zusätzlichem oxidativen Stress nur noch verschärft. Schließlich erholt sich der ATP-Spiegel wieder, doch währenddessen wurde viel von der aufgenommenen Nahrung in Fett umgewandelt.

Eine umfassendere Charakterisierung des durch Fruktose ausgelösten Überlebensaktivators

Kurz gesagt, die Fruktose funktioniert so, dass sie das Verhungern imitiert, indem sie in unseren Zellen einen energiearmen Zustand erzeugt und dem Körper das Vorliegen einer „Energiekrise" signalisiert. Dadurch kippt der Schalter des Überlebensaktivators auf „Ein".

Je mehr wir diese biologische Reaktion auf Fruktose erforscht haben, desto offenkundiger wurde, dass es ihr Zweck ist, das Überleben zu unterstützen. Nachfolgend sind die Hauptwirkungen der Fruktose aufgelistet, die man entdeckt hat und die überwiegend aus dem Energierückgang und der Harnsäurebildung stammen, die bei der Verstoffwechselung von Fruktose entstehen. Viele davon werden später noch eingehender besprochen.

Mutter Natur ist klug. Der Verzehr von Fruktose trickst ein Tier aus, sodass es glaubt, die Energiespeicher seien schlecht gefüllt, selbst wenn viel ungenutzte Energie in Form von Fett vorhanden ist. Das bringt das Tier dazu, seine Fettspeicher zu erhöhen und löst eine Menge anderer Stoffwechselreaktionen aus, die das Überleben in einer Krise unterstützen. Es ist ein hervorragendes System, denn es ermöglicht einem Tier, Fett anzusetzen, *bevor* es in Schwierigkeiten ist, anstatt dass es sehen muss, wie es überlebt, sobald es kein Futter und Wasser gibt.

In der Natur ist die Fruktose Teil eines breit angelegten unabhängigen Systems, in dem Pflanzen und Tiere einander helfen zu überleben. Die Blumen erzeugen zuckrigen Nektar, der den Kolibri zu einem Besuch ermuntert und er bietet im Gegenzug ein „Transportmittel" für die Verbreitung von Pflanzenpollen auf andere Pflanzen zur Befruchtung.

	Der Überlebensaktivator
Hunger	Wird durch einen niedrigen ATP-Spiegel gefördert, der ein Verhungern simuliert, sowie durch eine Leptinresistenz, die uns daran hindert zu erkennen, wann wir satt sind.
Verlangen nach Süßem	Wird vom Fruktosestoffwechsel im Darm und möglicherweise vom Gehirn gefördert.
Nahrungssuchverhalten	Unterstützt die Nahrungssuche in nicht vertrauten Gegenden. Schließt Risikobereitschaft, rasche Entscheidungsfähigkeit und Aggression ein.
Vermehrte Nahrungsaufnahme	Wird von Hunger und Verlangen gefördert und durch Nahrungssuchverhalten erreicht.
Verringerter Ruhestoffwechsel	Ermöglicht dem Körper, Energie einzusparen, wenn sie nicht zur Nahrungssuche gebraucht wird. Wahrscheinlich hervorgerufen durch die Auswirkungen auf die Mitochondrienfunktion.
Fettansammlung	Das Ergebnis einer Kombination aus vermehrter Produktion und verminderter Verbrennung von Fett. Ursache ist, dass die Mitochondrien unter oxidativen Stress, insbesondere in der Leber, gesetzt werden. Stellt gespeicherte Energie und Oxidationswasser bereit.
Glykogenansammlung	Glykogen wird in der Leber neben Fett beim Einschalten des Überlebensaktivators gebildet. Stellt ähnlich wie Fett ebenfalls gespeicherte Energie und Oxidationswasser bereit. Im Gegensatz zu Fett enthält Glykogen Wasser (zusätzlich zur Wasserbildung im Stoffwechsel), das es aus dem Blut erhält.
Durst	Wird wahrscheinlich durch die erhöhte Glykogenbildung gefördert, die eine Dehydrierung simuliert, wenn Wasser aus dem Blut entfernt wird.
Insulinresistenz	Stellt mehr Glukose als Energielieferant für das Gehirn zur Verfügung, wenn es um schnelle Entscheidungen für das Überleben bei der Nahrungssuche geht. Hängt damit zusammen, dass die Mitochondrien unter oxidativen Stress gesetzt werden.
Erhöhter Blutdruck	Erhält die Durchblutung im Falle einer Dehydrierung oder mangelhafter Verfügbarkeit von Salz aufrecht. Wird teilweise durch die Wirkungen der Harnsäure gefördert.
Salzretention	Unterstützt die Durchblutung. Wird durch die Wirkungen von Fruktose auf die Nieren gefördert.
Geringgradige Entzündung	Bietet eine gewisse Infektionsabwehr, etwa gegen Malaria. Wird wahrscheinlich zum Teil durch die Wirkungen der Harnsäure gefördert.
Reduzierter Sauerstoffbedarf	Hilft Tieren bei einer niedrigen Sauerstoffsättigung zu überleben. Der Fruktosestoffwechsel unterdrückt die Mitochondrienfunktion und verschiebt die Energiebildung in ein primitiveres System, die Glykolyse, die Sauerstoff nicht in derselben Weise benötigt wie die Energiebildung in den Mitochondrien.

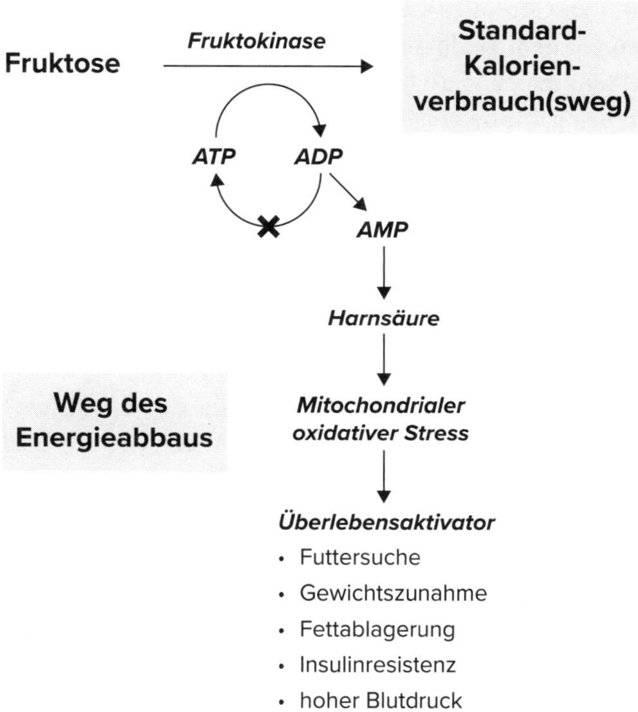

Fruktose wird hauptsächlich durch ein Enzym, die Fruktokinase, verstoffwechselt. Dieses Enzym nutzt ATP, aus dem ADP gebildet wird. ADP wird im Allgemeinen zwar wieder in ATP umgewandelt, doch wird diese Wiederherstellung von ATP verringert, weil andere chemische Reaktionen, die während des Fruktosestoffwechsels stimuliert werden, die Umwandlung von AMP in Harnsäure fördern. Die Harnsäure setzt wiederum die Mitochondrien unter oxidativen Stress, was den Überlebensaktivator auslöst. Dies tritt unabhängig vom schrittweisen Fruktoseabbau auf, der im Rahmen des normalen Kohlenhydratstoffwechsels stattfindet.

Die Früchte auf den Bäumen im Amazonas-Dschungel reifen gleichzeitig mit der jährlichen Überflutung, die nicht nur den Pacufisch mit Nahrung versorgt, sondern auch den Bäumen bei der Verbreitung ihres Samens durch die Exkremente des Fisches hilft. Ebenso liefern Spätsommer und Herbst reife, fruktosereiche Früchte für Zugvögel und Tiere, die Winterschlaf halten, und diese helfen ihnen, ihre Fettspeicher vor dem Winter zu vergrößern, wobei sie die Verbreitung und das Aussäen von Samen vor dem Frühjahr unterstützen.

Wir haben dieses wunderbare Gleichgewicht gestört, indem wir Möglichkeiten gefunden haben, das ganze Jahr über Fruktose zu konsumieren. Es sieht so aus, als habe uns das traumhafte, von Mutter Natur konzipierte System im Stich gelassen.

Fruktose bringt den Körper durch einen Trick dazu, seine Fettspeicher zu vergrößern, ein hervorragendes System, das Tieren ermöglicht Fett anzusetzen, bevor sie in Schwierigkeiten kommen.

Doch bevor wir die Einzelheiten und die Auswirkungen auf unsere Gesundheit betrachten, lohnt es sich innezuhalten und nach dem Warum zu fragen. Liegt es einfach daran, dass wir zu oft zu viel Fruktose zu uns nehmen? Das ist zwar ein wichtiger Grund, doch es gibt einen anderen, wie wir sehen werden – einen, der sogar eine Überraschung sein könnte. Denn im Gegensatz zu den meisten Säugetieren, reagieren wir sehr sensibel auf Fruktose und um zu verstehen, warum das so ist, müssen wir viele Millionen von Jahren zurückgehen und noch ein weiteres Geheimnis der Biologie untersuchen.

Kapitel 4

Darum werden wir dick

Von allen Säugetieren gehören die Menschen und ihre nächsten Verwandten, die Menschenaffen, zu denjenigen, deren Vorliebe für Fruktose, dem wichtigsten Zucker in Früchten, am stärksten ist. Für die Affen sind Früchte nicht einfach nur das Lieblingsfutter, sie lechzen geradezu danach. Eine Studie in Indonesien ergab, dass Orang-Utans, die dort im tropischen Regenwald leben, sich während der wenigen Monate, in denen Früchte reichlich zur Verfügung stehen, ausschließlich davon ernähren und sich die Bäuche ordentlich vollschlagen. Während dieser Zeit verdoppeln sie ihre normale Kalorienzufuhr und setzen deutlich sichtbar Fett an. Für den Rest des Jahres leben sie meist von Baumrinde und von Blättern und überleben weitgehend dadurch, dass sie das vorher angesammelte Fett verbrennen. Andere Affenarten sind auch auf reife Früchte als Lieferanten der wertvollen Kalorien angewiesen. Schimpansen, zum Beispiel, lieben ganz besonders Feigen, die es oft über das ganze Jahr gibt.

Unsere Vorliebe für Fruktose wurzelt tief, denn sie rettete unsere gemeinsamen Vorfahren mehr als einmal vor dem Aussterben. Mindestens zweimal in unserer Geschichte war unser Überleben nicht nur einfach mit der Fruktose verbunden, sondern hing von lebensrettenden genetischen Mutationen ab, denen wir eine unschlagbare Kombination verdanken, nämlich die Fähigkeit, *mehr* Fett aus *weniger* Fruktose zu speichern. Diese Mutationen, Zufallsereignisse, die einfach stattfanden und uns einen wichtigen Überlebensvorteil verschafften, der uns vor dem Aussterben rettete, könnte man als Wunder betrachten. Jedoch sind diese Wunder mit einem Haken ausgestattet, denn ausgerechnet genau diese Mutationen sind jetzt zu einem großen Teil dafür verantwortlich, dass wir dick werden.

Ein Asteroid, ein Aussterben und ein Wunder

Vor vielen Millionen von Jahren, so glauben Astronomen, wurden durch eine Kollision von Asteroiden in der Zone zwischen Mars und Jupiter Felsenfragmente ins All katapultiert, von denen eines den Weg zur Erde fand und die größte Vernichtung aller Zeiten herbeiführte. Als der Asteroid in die Atmosphäre eintrat, wurde er zu einem flammenden Meteoriten, den man nach der Stadt der Majas, Chixculub, benannte, in deren Nähe die Stelle des Aufpralls entdeckt wurde. Man nimmt an, dieser Feuerball schlug vor rund 65 Millionen Jahren auf der Halbinsel Yucatán ein, am Ende der Kreidezeit, während der die Dinosaurier den Planeten beherrschten. Der Meteorit war riesig. Er hatte einen Durchmesser von neun bis sechzehn Kilometern und stürzte mit einer Geschwindigkeit von mehr als 80 000 km/h auf die Erde, dabei bildete er einen Krater mit einem Durchmesser von mehr als 96 Kilometern und einer Tiefe von 29 Kilometern. Der Einschlag verursachte einen gewaltigen Tsunami und mehrere Erdbeben mit einer Stärke über 10, wodurch Energie in einer Größenordnung von mehr als dem Milliardenfachen einer Atombombe freigesetzt wurde. Staub, Schmutz und Felsbrocken wurden so hoch in die Luft geschleudert, dass das Sonnenlicht ein Jahr oder länger nicht mehr durchdrang. Anfangs kam es zu einer massiven Hitze und zu Flächenbränden, doch darauf folgte durch den Staub in der Atmosphäre schnell eine längere Finsternis. Das führte zu gewaltigen Auswirkungen, einem sogenannten „Impakt" einem globalen Winter, in dem die Temperaturen im Mittel auf 7° Celsius fielen. Durch das minimale Sonnenlicht starben die Pflanzen ab und Nahrung wurde knapp.

Das waren schlimme Zeiten für das Leben auf der Erde. Fast 75 Prozent aller Tierarten starben aus, auch die Dinosaurier. Die verbliebenen Arten erlitten schwere Verluste, nur wenige überlebten.

Unter den Überlebenden waren einige kleine Säugetiere, darunter die frühesten Primaten. Genetische Studien legen nahe, dass es diese Ur-Primaten etwa 5 Millionen Jahre vor dem Einschlag gegeben hatte, und dass es zwei Arten waren: Die Vorfahren der Lemuren, jener putzigen, großäugigen Feuchtnasenprimaten, die in Madagaskar leben, und die Vorfahren der Trockennasenprimaten wie Affen, Menschenaffen und Menschen. Man nimmt an, dass diese flinken Tiere in erster Linie von Früchten lebten, und daher muss ihre Existenz gefährdet gewesen sein, denn Früchte waren schwer zu finden. Wie haben diese Primaten überlebt?

Ich begann mich für dieses Massensterben zu interessieren, als ich erfuhr, dass die DNA der heutigen Trockennasenprimaten eine Mutation enthält, die die Fähigkeit des Körpers, selbst Vitamin C zu bilden, ausschaltete. Wann genau diese Mutation stattfand, ist nicht exakt bekannt, doch es gibt Hinweise, dass es um die Zeit des Einschlags herum war. Dass diese Mutation in der gesamten Population auftrat, legt nahe, dass sie einen Überlebensvorteil bot. Welcher Vorteil war das?

Vitamin C ist ein Antioxidans, das bedeutet, es schützt den Körper vor oxidativem Stress und ist für zahlreiche biologische Funktionen von Bedeutung. Wenn ein Mensch nicht genug Vitamin C bekommt, kann er an Skorbut erkranken. Solche Menschen leiden unter Müdigkeit, Zahnfleischbluten sowie Gelenkschmerzen, und häufig waren Seeleute von Skorbut betroffen, bis ein Schiffsarzt namens James Lind entdeckte, dass die Krankheit durch den Verzehr von Obst behandelt werden konnte. (Das führte dazu, dass Seeleute automatisch Zitronen und Limetten bekamen, wenn sie auf See waren und „Limey“ der Spitzname für britische Seeleute wurde.)

Warum soll angesichts der Bedeutung von Vitamin C eine Mutation positiv sein, die uns die Fähigkeit nahm, es selbst zu bilden? Insbesondere angesichts der Nachwirkungen eines Meteoriteneinschlags, wenn Obst, die Hauptquelle von Vitamin C, mit an Sicherheit grenzender Wahrscheinlichkeit schwer zu finden war? Es scheint nicht zusammenzupassen, dass der Verlust der Fähigkeit, oxidativen Stress zu bekämpfen, während einer solchen schweren Katastrophe eine gute Sache sein sollte. Das heißt natürlich, außer oxidativer Stress war aus irgendeinem Grund wünschenswert!

Erinnern Sie sich bitte, dass Harnsäure gebildet wird, wenn wir Fruktose zu uns nehmen und dass diese oxidativen Stress auf unsere Energiefabriken, die Mitochondrien, ausübt. Durch diesen oxidativen Stress wird weniger ATP gebildet, und die Kalorien werden stattdessen zur Fettbildung verwendet. Oxidativer Stress sorgt auch dafür, dass wir weniger Fett verbrennen, wodurch der Stoffwechsel weiter abgesenkt wird. Daher ist oxidativer Stress insofern wichtig, als Fruktose vermehrt Körperfett bildet, das uns hilft zu überleben, wenn es nichts zu essen gibt. Und zu viel Vitamin C, das den oxidativen Stress blockiert, könnte diesen Überlebensaktivator vorhersagbar schwächen und zu weniger Fettbildung führen.

Obst enthält Vitamin C, doch während des Reifens sinkt der Vitamin C-Gehalt, der Fruktosegehalt hingegen steigt. Wenn Früchte reif sind und ihre Samen ausgebracht werden können, enthalten sie also am meisten Fruktose und am wenigsten Vitamin C. Dieser hohe Fruktosegehalt ist wahrscheinlich der Grund, warum Tiere reife Früchte bevorzugen; sie liefern das beste Rohmaterial, um die Fettspeicherung zu fördern. Bildet ein Tier jedoch auch sein eigenes Vitamin C, könnte – je nach Höhe des Vitamin C-Spiegels zum entsprechenden Zeitpunkt – die Wirkung selbst von reifen Früchten auf die Stimulierung der Fettbildung behindert werden. Und würde ein Tier hungern, wäre ein niedriger Vitamin C-Spiegel ideal, um die Fettbildung als Reaktion auf die Fruktose zu maximieren. Miguel Lanaspa und ich fragten uns daher, ob es für unsere Vorfahren unter den Primaten einen Überlebensvorteil bedeutet haben könnte, kein Vitamin C zu bilden, während sie die Fähigkeit der Fruktose, das Körperfett zu erhöhen, in einer Zeit verbessern konnten, als sie Mühe hatten, genügend Futter zu finden.

Um die Wirkung von Vitamin C auf Fett zu untersuchen, nutzten wir genetisch veränderte Mäuse, die, ähnlich wie wir Menschen heute, kein Vitamin C bilden konnten. Und ebenso wie wir müssen diese Tiere Vitamin C über die Ernährung bekommen, da sie sonst sehr krank werden können. Mithilfe dieser Mäuse konnten wir steuern, wie viel Vitamin C jede Maus erhielt. Wir teilten sie in zwei Gruppen, von denen jede entweder eine niedrige oder eine hohe Dosis Vitamin C bekam und gaben ihnen dann mit HFCS versetztes Wasser, dessen Zuckergehalt dem einer Limonade glich. Alle Mäuse mochten dieses gesüßte Wasser sehr, und beide Gruppen tranken die gleiche Menge. Jedoch setzten die Mäuse, die die niedrige Dosis Vitamin C bekamen, mehr Fett an, als diejenigen, die hohe Vitamin C-Dosen erhielten.

Der Verlust der Fähigkeit, Vitamin C zu bilden, war für die frühen Primaten segensreich, die darum kämpften, das Massenaussterben zu überleben, denn das ermöglichte ihnen, trotz schwindender Mengen an Früchten mehr Fett zu erzeugen. Heutzutage macht uns der Verlust dieser Fähigkeit anfälliger für die fettspeichernden Wirkungen von Zucker. Tatsächlich haben viele Studien bestätigt, dass übergewichtige Menschen tendenziell einen niedrigen Vitamin C-Spiegel haben. Es gibt auch viele faszinierende Pilotstudien, die zeigen, dass die Verabreichung von Vitamin C die charakteristischen Merkmale des metabolischen Syndroms bei Tieren und bei Menschen bessern kann. (Die Rolle von Vitamin C zur Verhinderung und Behandlung von Adipositas wird in den Kapiteln 9 und 10 weiter thematisiert.)

Da wir die Fähigkeit verloren haben, selbst Vitamin C zu bilden, sind wir heute anfälliger dafür, durch Fruktose dick zu werden.

Der Asteroideneinschlag war nicht die einzige Bedrohung für das Überleben unserer Art. Es gab ein zweites Massensterben, dem wir auch nur knapp entgingen und das pikanterweise unser heutiges Adipositas-Risiko ebenfalls erhöhte.

Wie die Feige und die Feigenwespe unser Adipositasrisiko beeinflussten

Vor rund 24 Millionen Jahren tauchte der erste Menschenaffe (Hominoidea) in Ostafrika auf. Im Vergleich zu den verwandten Affen repräsentierte er einen wichtigen evolutionären Umbruch, denn Kopf und Körper waren bei ihm größer und außerdem hatte er keinen Schwanz. Dieser frühe Menschenaffe lebte im Regenwald in Baumkronen und ernährte sich hauptsächlich von Früchten.

Während des frühen Miozäns, der geologischen Epoche der Erdneuzeit, war Afrika klimatisch ein tropisches Paradies, in dem es das ganze Jahr über Früchte sowie relativ wenige Raubtiere gab, und innerhalb von nur ein paar Millionen Jahren hatte sich die Menschenaffenpopulation auf mehr als zehn verschiedene Arten erweitert. Dann begannen vor rund 17 Millionen Jahren die globalen Temperaturen langsam zu fallen, wahrscheinlich aufgrund der vulkanischen Aktivität im Rift Valley. Eis sammelte sich an den Polen und die Meeresspiegel begannen zu sinken. Die Sahara, die unter Wasser gelegen hatte, wurde zu einem Sumpfgebiet; Afrika und Eurasien, vorher durch Wasser getrennt, waren jetzt über eine Landbrücke miteinander verbunden.

Die Bildung eines Landweges nach Eurasien ermöglichte es vielen Tieren, einschließlich Elefanten, Rhinozerossen, Giraffen und sogar Ameisenbären, in den heutigen Nahen Osten und nach Kleinasien zu gelangen. Darunter befanden sich auch mehrere Arten von Menschenaffen, die die Baumsavannen und Waldgebiete ihrer neuen Umgebung sehr einladend fanden. Schon bald lebten Menschenaffenkolonien im heutigen Nahen Osten und in Europa.

Die Welt kühlte sich weiter ab. In Europa ging das mit saisonalen Monsunregen einher, auf die milde Winter folgten sowie mit einer Veränderung des Lebensraums, in dem die Wälder zurückgingen und sich offene Graslandschaften bildeten. Früchte gab es nun weniger, und da das Klima sich im Laufe der nächsten paar Millionen von Jahren weiter verschlechterte, mussten die europäischen Menschenaffen findiger werden. Es blieb ihnen nichts anderes übrig als von den Bäumen herunterzukommen, um nach Futteralternativen wie Wurzeln und Knollen zu suchen. Der entscheidende Moment kam, als die Feigen in Europa nicht mehr gediehen, denn von allen Früchten mochten die Menschenaffen sie am liebsten. Sie haben nicht nur einen besonders hohen Fruktosegehalt, Feigenbäume können auch das ganze Jahr über Früchte tragen, da die Feigenwespen sie ständig bestäuben. Ob es nun daran lag, dass es die Feigen nicht mehr gab oder zuerst die Wespe ausstarb, wissen wir nicht, doch da beide ohne einander nicht leben konnten, verschwanden sie beide.

Der Verlust der Feige führte dazu, dass es während des Jahres wochen- oder monatelang keine Früchte gab. Während dieser Zeit waren die Menschenaffen gezwungen, nach Futter zu suchen, um nicht zu verhungern. Da es sich weiterhin abkühlte, verschlimmerten sich die saisonalen Hungerperioden und die isolierten Affenkolonien verschwanden langsam. Bis zu der Zeit vor 8 bis 10 Millionen Jahren war der letzte Menschenaffe in Europa zugrunde gegangen. Nicht nur ihnen gelang es nicht, sich an die Klimaveränderung anzupassen, ungefähr 30 Prozent aller Tierarten gingen in dieser Zeit ein.

Das mag wie eine traurige Geschichte erscheinen, eine, in der die europäische Menschenaffenart zu einem toten Ast an unserem Evolutionsbaum wurde. Die Anthropologen Peter Andrews vom Naturhistorischen Museum in London und David Begun von der University of Toronto fanden unabhängig voneinander jedoch fossile Hinweise, dass nicht alle prähistorischen europäischen Menschenaffen ausstarben. Es zeigt sich, dass manche lange genug überlebt haben, dass sie erfolgreich nach Afrika zurückkehren konnten, wo sie sich später zu den afrikanischen Menschenaffenarten sowie zu Ihnen und mir entwickelten, während andere nach Südasien aufbrachen und dort zu den Orang-Utans wurden.

Diese Geschichte erweist sich als wichtig, denn die Menschen und alle Menschenaffenarten tragen eine Mutation in sich, aufgrund derer unsere Art einen höheren Harnsäurespiegel hat als andere Säugetiere. Sie wissen vielleicht noch, dass Harnsäure im Zuge des Fruktosestoffwechsels gebildet wird und dass sie eine Rolle dabei spielt, den Überlebensaktivator in Gang zu bringen, indem sie die Energiefabriken des Körpers unter oxidativen Stress setzt. Das Vorliegen der gleichen Mutation bei allen großen Menschenaffenarten und bei den Menschen bedeutet, dass sie von einem gemeinsamen Vorfahren stammt und eröffnet die Möglichkeit, dass ihr Ursprung auf die hungernden europäischen Menschenaffen zurückgeht. Um diese Idee zu untersuchen, verfolgte unser Mitarbeiter, der Evolutionsbiologe Eric Gaucher, die Mutation molekularbiologisch zurück bis zu der Zeit, als sie zum ersten Mal auftrat. Er berechnete, dass das Gen über Millionen von Jahren einen schrittweisen Aktivitätsrückgang durchmachte, aber vor rund 15 Millionen Jahren, genau auf dem Höhepunkt der Hungersnot der Menschenaffen, vollständig stillgelegt worden war.

Um die Rolle der Mutation besser verstehen zu lernen, flog ich nach London zu Peter Andrews, der nicht nur den bereits erwähnten fossilen Nachweis entdeckt hatte, sondern auch ein internationaler Experte auf dem Gebiet der Menschenaffen im Miozän ist. Peter stimmte zu, dass eine Mutation, die die Fettbildung durch den Konsum von Früchten steigerte, lebensrettend gewesen sein könnte. Er erklärte auch, dass der Überlebensdruck während dieser Zeit in Afrika geringer war als in

Europa, da die afrikanischen Temperaturen hoch genug waren, sodass es das ganze Jahr über Früchte gab, obwohl die Lebensräume der Menschenaffen schrumpften. Daher hätte ein Auftreten der Mutation in Europa oder in Kleinasien, wo die Affen am meisten vom Aussterben bedroht waren, die größte Auswirkung gehabt.

Die genetische Mutation wirkte sich auf den Harnsäurespiegel aus, weil sie das Enzym **Urikase** inaktivierte, das die Harnsäure normalerweise abbaut, sodass der Blutspiegel niedrig bleibt. Wenn die Urikase fehlt, steigt der Harnsäurespiegel als Reaktion auf Fruktose an. Theoretisch führt ein höherer Harnsäurespiegel zu mehr oxidativem Stress auf die Energiefabriken und damit zu einem verstärkten Einsatz des Überlebensaktivators sowie dazu, dass mehr Fett aus derselben Menge Fruktose gebildet wird. Mit anderen Worten, das hätte eine ähnliche Wirkung wie der Umstand, dass wir kein Vitamin C mehr bilden können.

Wir beschlossen, diese Hypothese zu überprüfen. Um die Auswirkung eines höheren Harnsäurespiegels auf den Fruktosestoffwechsel zu verstehen, blockierte meine Mitarbeiterin Gaby Sanchez-Lozada zuerst das Enzym Urikase bei Laborratten mithilfe eines Hemmstoffs. Daraufhin stieg deren Harnsäurespiegel an. Dann fütterte sie diese Ratten sowie eine Kontrollgruppe normaler Ratten mit der gleichen Menge Fruktose. Das bemerkenswerte Ergebnis war, dass die Ratten, deren Urikase blockiert war, im Vergleich zu den normalen Ratten auf die Fruktose mit einem höheren Harnsäurespiegel und vermehrtem oxidativen Stress reagierten, der mit einem höheren Blutdruck, einem höheren Triglyceridspiegel im Blut und einem höheren Blutzuckerspiegel sowie mehr Fettansammlungen in der Leber einherging. Sie nahmen auch tendenziell mehr zu, obwohl die Menge keine statistische Bedeutung hatte, wahrscheinlich, weil die Studie nur acht Wochen dauerte.

Als Nächstes arbeiteten wir mit Eric Gaucher zusammen, der mithilfe neuester molekularbiologischer Techniken das urzeitliche Urikase-Gen wieder aufleben ließ. Als gezüchtete menschliche Leberzellen, die dieses Gen enthielten, mit Fruktose in Kontakt kamen, wurden etwas Harnsäure und Fett gebildet. Als wir den Versuch mit normalen menschlichen Leberzellen wiederholten, denen das Urikase-Gen fehlte, bildeten die Leberzellen mehr Harnsäure und doppelt soviel Fett aus der gleichen Menge Fruktose. Mit anderen Worten: War das urzeitliche

Urikase-Gen in der Leber vorhanden, war es trotzdem möglich, Fett aus Fruktose zu bilden, doch als die Urikase durch eine Mutation stillgelegt wurde, konnte die Leber als Reaktion auf die gleiche Menge Fruktose wesentlich mehr Fett bilden.

Diese Studien legen nahe, dass wir dem Aussterben nicht nur einmal, sondern zweimal knapp entgingen, dank Mutationen, die uns empfindlicher gegenüber den Auswirkungen der Fruktose machten als viele andere Tiere und es uns ermöglichten, mehr Fett wirkungsvoller zu speichern. Das verschaffte uns einen entscheidenden Vorteil, wenn es darum ging, schwierige Zeiten zu überleben, in denen Nahrung kaum verfügbar war. Diese erhöhte Empfindlichkeit ist jedoch ein zweischneidiges Schwert.

Wir entgingen nicht nur einmal, sondern zweimal knapp dem Aussterben, dank Mutationen, die uns empfindlicher gegenüber den Auswirkungen der Fruktose machten.

Sparsame Gene und das Ansteigen von Adipositas

Vor 60 Jahren legte der Genetiker James Neel eine Hypothese dazu vor, warum so viele Menschen in der westlichen Welt adipös werden und Diabetes bekommen. Seine Theorie beruhte auf dem Studium von Eingeborenenkulturen, in denen Diabetes selten auftrat. Er behauptete, dass es in der Vergangenheit, zu Zeiten, als wir durch Hungersnöte oder andere Katastrophen vom Aussterben bedroht wurden, bei uns zu Mutationen gekommen sein könnte, die unsere Überlebenschancen in jenen harten Zeiten erhöhten – etwa durch eine bessere Fähigkeit der Fettspeicherung. Und obwohl diese Mutationen das Überleben in Zeiten von Nahrungsknappheit unterstützt hätten, könnten sie in Zeiten einer guten Ernährungslage nach hinten losgehen und das Risiko von Adipositas und Diabetes erhöhen.

Diese Hypothese von den „**sparsamen Genen**" wurde von wissenschaftlichen Kreisen häufig angefochten, da keine neuen Gene gefunden wurden, die eine Adipositas begünstigten und auch deshalb, weil manche Menschen sie dahingehend interpretierten, dass wir für den Fall, dass wir alle Träger dieser neuen Gene wären, dann auch alle adipös und diabetisch sein sollten. Unsere Arbeit unterstützt die Hypothese jedoch. Auch wenn unsere Studien nahelegen, dass wir nicht zwei neue Gene dazubekommen, sondern vielmehr zwei alte Gene verloren haben, ist das Konzept das gleiche. Wie konnten wir also überprüfen, ob das stimmen könnte? Welche Versuchsreihen konnten durchgeführt werden?

Ich dachte zuerst an die Harnsäure-Mutation. Wir stellten nicht die Hypothese auf, dass die Mutation bei der Harnsäure zur Fettleibigkeit von Menschenaffen im Miozän führte; wir dachten eher, dass sie dadurch wahrscheinlich vor dem Verhungern geschützt wurden. Vielleicht erhöhte die Harnsäure-Mutation in den meisten Zusammenhängen den Harnsäurespiegel nur genau so stark, um die Fettspeicher zu erhalten, und es bedurfte einer westlichen Ernährungsweise mit fruktosereichen Nahrungsmitteln, damit die Harnsäure auf Werte stieg, die zu einer echten Adipositas führten. Die meisten adipösen Erwachsenen haben einen Harnsäurespiegel von 6 mg/dl oder mehr im Blut, wohingegen die meisten schlanken Menschen einen Spiegel von 4 bis 5 mg/dl haben.

Da die Mutation bei einem gemeinsamen Vorfahren von uns Menschen und von großen Menschenaffen auftrat, begriff ich, dass ich, wenn ich den Harnsäurespiegel von Gorillas oder Schimpansen bestimmte, deren evolutionärer Zweig sich in andere Richtungen entwickelte, nachdem die Mutation aufgetreten war, eine bessere Vorstellung davon bekommen könnte, welchen Einfluss diese auf den Harnsäurespiegel hatte, bevor es überhaupt eine westliche Ernährung gab. Also suchte ich den Zoo in San Diego auf und traf mich mit Bruce Rideout, der dort ein Forschungslabor leitet. Gemeinsam bestimmten wir den Harnsäurespiegel von vielen verschiedenen Affen und Menschenaffen. Was wir herausfanden, war, dass der Harnspiegel bei Primaten, die das Urikase-Gen exprimierten, das heißt, die darüber verfügten, niedrig war (1-2 mg/dl), bei den Menschenaffen, denen es fehlte, aber etwas höher (3-4 mg/dl).

Ich wollte auch den Harnsäurespiegel von Menschen bestimmen, die sich nicht nach westlichem Standard ernährten. Beim Lesen der Arbeiten von James Neel erfuhr ich, dass er eine Expedition in den Dschungel des Amazonas gemacht hatte, bei der er eine Gruppe von Jägern und Sammlern studierte, die als Yanomami bekannt waren. Ihre Ernährung bestand aus Pflanzen wie Kochbananen und Knollen sowie Wildbret.

Neel und sein Kollege William Oliver berichteten, dass die Yanomami trotz ihres stressigen Lebens, zu dem auch lokale kriegerische Auseinandersetzungen gehörten, tendenziell einen niedrigen bis normalen Blutdruck und weder Adipositas noch Diabetes hatten.

Ich entschied, dass sich diese Gruppe großartig für Studien eignete und konnte mit Bill Oliver Kontakt aufnehmen, um von ihm Blutproben seiner ursprünglichen Expedition zu bekommen. Als wir sie untersuchten, stellten wir fest, dass die Yanomami einen Harnsäurespiegel von rund 3 mg/dl hatten, während der Spiegel von Neels Expeditionsgruppe (er eingeschlossen) bei 5 mg/dl oder höher lag. Mit anderen Worten, unsere Theorie schien richtig zu sein: Die Mutation erhöhte nicht nur unseren Harnsäurespiegel ein wenig, von 1-2 mg/dl bei Primaten, die immer noch Urikase bilden, auf 3 mg/dl bei den Yanomami. (Die höheren Harnsäurespiegel, die wir bei den Mitgliedern von Neels Expeditionsgruppe gesehen hatten, waren wahrscheinlich den Wirkungen der westlichen Ernährung geschuldet.) Diese geringe Erhöhung schützte uns vor dem Verhungern, reichte aber per se nicht aus, um Adipositas zu verursachen. Die Urikase-Mutation könnte jedoch Menschen zur Entwicklung von Adipositas prädestinieren, wenn sie viel Fruktose konsumieren.

Dasselbe gilt für die Mutation, die unsere Fähigkeit ausschaltete, Vitamin C zu bilden: Heute variiert unser Vitamin C-Spiegel sehr stark, da er hauptsächlich von unserem Obstkonsum abhängt. Viele Studien haben gezeigt, dass Menschen mit Übergewicht oder einem metabolischen Syndrom tendenziell weniger Vitamin C im Blut haben. Es gibt auch Studien, die nahelegen, dass eine Erhöhung der Vitamin C-Zufuhr das Risiko eines metabolischen Syndroms senkt. Insbesondere tägliche Vitamin C-Dosen von 500 mg, so wird in mehreren Studien berichtet, senken den Blutdruck, reduzieren die Triglyceride im Blut, erhöhen das HDL-Cholesterin (das „gute" Cholesterin) und senken den BMI. Interessanterweise scheint Fruchtsaft nicht so wirksam zu sein wie die Einnahme von Vitamin C-Nahrungsergänzungen, was Sinn ergibt, da Fruchtsaft auch viel Fruktose enthält.

Wir wurden vor Millionen von Jahren für die Auswirkungen von Fruktose empfänglich, doch über die meiste Zeit unserer Geschichte konnten wir schlank bleiben, weil wir einen beschränkten Zugang zu Fruktose hatten. Wann hat sich das geändert? Und was können wir aus dieser Geschichte lernen?

Der früheste Nachweis von Adipositas

Ursprünglich machten uns diese lebensrettenden Mutationen, die sich um unseren Harnsäure- und Vitamin C-Spiegel drehten, nicht dick. Die Fruktose, die wir konsumierten, stammte aus Obst und Honig, die nur saisonbedingt zur Verfügung standen, und Adipositas gab es selten.

Wie kann ich solche Aussagen mit Überzeugung über Menschen treffen, die vor so langer Zeit lebten? Wegen der verräterischen Anzeichen, die in uralten Skeletten gefunden wurden.

Zu den besten Anzeichen von Fruktosekonsum gehören Löcher in den Zähnen. Sie werden durch bestimmte Bakterien der Mundflora verursacht, die von der Fruktose leben, die wir zu uns nehmen und Karies sowie Zahnfleischerkrankungen verursachen, da sie Säuren und andere Substanzen freisetzen, die Zähne und Gewebe zerstören. Somit bedeuten Löcher in fossilen Zähnen fast immer, dass der Mensch, zu dem sie gehörten, Fruktose konsumierte. Während vereinzelte Löcher auf einen nur zeitweisen Verzehr von Fruktose hinweisen könnten, bedeuten viele Löcher meist einen hohen Fruktosekonsum.*

Auch Skelette können uns Hinweise darauf geben, ob Adipositas vorlag. Übergewicht oder Adipositas können den Rücken belasten, die Bänder und Sehnen verhärten, da wo sie an der Wirbelsäule ansetzen, mit Wirbeln verschmelzen und eine ungewöhnliche Knochenbildung verursachen. Eine klassische Stelle für diese Ausformung bei Menschen mit Adipositas befindet sich auf der rechten Seite entlang der Wirbelsäule. Dieses ungewöhnliche Wachstum hat einen Namen: DISH, ein Akronym, das für „**d**iffuse **i**diopathische **s**kelettale **H**yperostose" (Zunahme der Knochenmasse) steht. (Hier passt die deutsche Übersetzung zur Aufschlüsselung des englischen Ausdrucks; Anm. d. Übers.) Wenn also

* Heutzutage tötet das den Zahncremes und dem Trinkwasser zugesetzte Fluorid die Bakterien ab und verhindert Zahnlöcher, daher spiegelt sich unser erhöhter Fruktosekonsum nicht auf dieselbe Weise in den Zähnen wider. (In Deutschland wird dem Trinkwasser kein Fluorid zugesetzt., Anm. des Verl.)

ein Skelett DISH und eine Menge Zahnlöcher aufweist, wäre das ein starker Hinweis darauf, dass dieser Mensch zu Lebzeiten sehr viel Fruktose konsumiert hat und adipös war.

Über weite Strecken der Geschichte scheinen Zahnlöcher und DISH selten gewesen zu sein. Das weist darauf hin, dass starker Fruktosekonsum und Adipositas ebenfalls unüblich waren. Wie in Kapitel 1 erwähnt, legen die Fruchtbarkeitsfigurinen vom Ende der Jungsteinzeit in Europa nahe, dass während dieser Zeit eine gewisse Fettleibigkeit aufgetreten sein kann, und Skelette, die sich auf diese Zeit datieren lassen, zeigen eine Verdoppelung der Zahnlöcher, doch im Allgemeinen kam Adipositas in der Steinzeit wahrscheinlich selten vor.

Wenn wir einen Zeitsprung nach vorn machen, finden wir gewisse Hinweise von Adipositas und Diabetes im alten Ägypten vor etwa viertausend Jahren, was möglicherweise mit dem Honigkonsum zusammenhängt. Die Ägypter schätzten Honig ganz besonders. Er wurde als Salbe für Wunden, zur Mumifizierung und besonders in Nahrungsmitteln und Getränken wie Honigkuchen und Bier auf Honigbasis verwendet. Er war wertvoll wie Gold und Silber, wurde oft als eine Art der Steuer eingezogen oder als Kriegsbeute mitgenommen. Thutmosis III. erbeutete zum Beispiel mehr als 470 Gläser Honig, als er in Kanaan (das heutige Israel und Palästina), das Land, wo „Milch und Honig fließen", einmarschierte.

Dann überrascht es nicht, dass in Studien an Mumien Zahnlöcher, DISH und übermäßig viele Hautfalten dokumentiert wurden, die zur Adipositas unter den Mitgliedern des Königshauses und manchen Wohlhabenden passten. Zu den berühmteren Beispielen gehörte Hatschepsut, eine der ersten Pharaoninnen, die im 15. Jahrhundert von Christus mehr als 20 Jahre lang regierte. Ihre Mumie wies schwere Karies auf und es gab Hinweise, dass sie Adipositas und Diabetes gehabt hatte.

Obwohl Fettleibigkeit in unserer Vergangenheit vorkam, wie bei den Wohlhabenden in Ägypten, war sie nirgends auch nur annähernd so häufig wie sie es heute ist. Um festzustellen, wo die tatsächlichen Wurzeln der heute epidemisch um sich greifenden Adipositas liegen, müssen wir uns die Einführung und Verbreitung einer der größten Entdeckungen aller Zeiten anschauen, einer weißen Substanz, die die Geschichte als eines der begehrtesten Lebensmittel maßgeblich bestimmte: Tafelzucker.

Zucker erobert die Welt

Bis zu den Ufern des Ganges in Indien vor 2500 Jahren können die Anfänge der Adipositas-Epidemie zurückverfolgt werden. Dort entdeckten die lokalen Bauern, dass das Zuckerrohr, das am Fluss wuchs, eine süße Flüssigkeit lieferte, sobald es gekocht und zerstoßen wurde. Der indische Arzt Sushruta stellte fest, dass viele Menschen, die sie tranken, häufig fettleibig wurden und Diabetes bekamen, doch die Süße war so verführerisch, dass sie nicht damit aufhören konnten. Berichte über diese köstliche Substanz gelangten durch die Abenteuer des Darius nach Persien und durch den Feldzug Alexanders des Großen über seine Soldaten auch nach Griechenland.

Bald danach wurde die Kunst der Herstellung von Kristallzucker entwickelt und bis zum Mittelalter war Zucker nach China, Persien und Ägypten gelangt, gefolgt von Zypern und Nordafrika, wo das Klima den Anbau von Zuckerrohr erlaubte. Sehr wenig Zucker kam jedoch nach Europa. Moses Maimonides, ein jüdischer Arzt im 12. Jahrhundert, notierte, dass es in seinem Geburtsland Spanien keinen Diabetes gab, als er jedoch nach Ägypten umzog, bekam er mehr als zwanzig Fälle zu sehen. Er verstand nicht, warum. Rückblickend verstehen wir es schon: In Spanien hatte es damals noch keinen Zucker gegeben.

Berichte über dieses Nahrungsmittel, das besser als Honig schmeckte und aussah „wie Schnee oder weißes Salz“, wurden im 12. und 13. Jahrhundert von den Kreuzrittern bei ihrer Rückkehr aus dem Heiligen Land nach Europa gebracht. Einer von ihnen war König Edward I. von England, der dem Zucker buchstäblich verfiel. Damals war Zucker extrem teuer und schwer zu bekommen. Doch die Republik Venedig hatte begonnen, ihn aus Ägypten, Zypern und Südarabien zu importieren, und Edward mochte ihn so sehr, dass er 1287 trotz des hohen Preises eine knappe Tonne für seinen Haushalt kaufte und mehr als das Dreifache im folgenden Jahr.

Nicht nur die Königshäuser jener Zeit waren davon besessen. Religiöse Führer liebten Zucker auch und wurden dick. Der Heilige Thomas von Aquin (1225-1274) mochte Zucker so sehr, dass er ihn zur Medizin erklärte, um seinen Konsum während der Fastenzeit zu rechtfertigen. Papst Leo X (1475-1521) war davon so begeistert, dass man ihm einmal lebensgroße Statuen seiner Kardinäle aus Zucker schenkte; er wurde als Papst Leo, der Dicke bekannt.

Während sich die Wohlhabenden Zucker leisten konnten, blieb er viele Jahre lang für den Durchschnittsbürger unerschwinglich. Im 14. Jahrhundert, zum Beispiel, kostete ein Pfund Zucker so viel wie 12,7 kg Käse oder 34 Dutzend Eier.

Die Struktur der Zuckerwirtschaft veränderte sich jedoch, als Zuckerrohr in Nord- und Südamerika eingeführt wurde. Bis ins 17. Jahrhundert stand Zucker aus Amerika stark unter Englands Kontrolle, was zu dem berüchtigten „Dreieckshandel" führte, bei dem Zucker nach England importiert wurde; die Einnahmen aus den Verkäufen für die Herstellung von Schießpulver, Blei und Salz ausgegeben und gegen Sklaven in Afrika eingetauscht wurden; und die versklavten Afrikaner wurden als Arbeiter auf die Zuckerrohr- und Baumwollplantagen Nord- und Südamerikas geschickt.

Der meiste Zucker aus beiden Amerikas wurde nach England exportiert, sehr wenig ging woanders hin. Schon bald entstanden in ganz London sogenannte Zuckerhäuser, und Zucker wurde in den Kaffee, den Tee und in Alkohol gegeben. Zu den beliebten Getränken auf Zuckerbasis gehörte der aus Zuckerrohr destillierte Rum und „Süßwein". Das war Wein, dem Weinbrand, Zuckerrohr oder Zuckerrüben zugefügt wurden; Kristallzucker kam noch obendrauf. (Sir John Falstaff, eine Figur in mehreren Stücken von Shakespeare und oft als dick dargestellt, war ein schwerer Trinker, der aufgrund dessen, was er trank, den Spitznamen „Süßwein" [Sir John Sack-and-Sugar] bekam.) Zu den anderen bevorzugten Getränken gehörte auch Hippocras, (ein Wein, dem Zimt, Muskat und Zucker hinzugefügt wurde) sowie Punsch (dem Zucker in einer Kombination aus Wein, Brandy und Rum zugegeben wurde).

Obwohl England mehrere Jahrhunderte lang weiterhin das Geschäft mit dem Zucker dominierte und immer weniger in das restliche Europa exportierte, waren auch die Niederlande ein wichtiger Akteur in Europas Zuckerhandel. Mitte des 17. Jahrhunderts importierten sie Zucker aus Surinam in Südamerika sowie aus Java und von anderen Inseln in Ostindien. Sowohl Amsterdam als auch Antwerpen errichteten viele Zuckerraffinerien und lieferten damals fast die Hälfte des raffinierten Zuckers nach Europa.

Es überrascht nicht, dass in den Niederlanden und in England die Adipositas zuerst anzusteigen begann. Bereits 1685 sprach der holländische Arzt Steven Blankaart davon, dass Zucker eine Rolle beim raschen Anstieg von Karies, Adipositas und Gicht gespielt hatte (wie erwähnt, werden manche Formen von Arthritis durch Harnsäure ausgelöst und sind oft das Ergebnis eines hohen Zuckerkonsums), der in Holland beobachtet wurde.

Hermann Boerhaave, ein anderer berühmter holländischer Arzt, schrieb über einen Patienten, der so voluminös war, dass er eine Gewichtsschnur um den Hals tragen musste, um seinen Bauch zu stützen. Und aus seinem Esstisch musste ein Teil herausgeschnitten werden, damit er nahe genug an seinem Teller sitzen und sein Essen erreichen konnte.

Bis Ende des 17. Jahrhunderts war das holländische Goldene Zeitalter vorbei, und die Zuckerimporte wurden stark gedrosselt, als die Engländer begannen, holländische Schiffe während der Englisch-Niederländischen Seekriege zu erobern. Im Gegensatz dazu stieg der Pro-Kopf-Verbrauch von Zucker in England ständig, von etwa 1,8 kg pro Jahr im Jahre 1700 auf mehr als 8 kg im Jahre 1800. Der englische Lebensmittelhändler Daniel Lambert erreichte ein Gewicht von 232 kg, was damals Weltrekord war; er trug ein „Wams, das leicht Platz für sieben Personen mit normalem Umfang gehabt hätte." Anfang des 19. Jahrhunderts jammerte der britische Arzt William Wadd: „Auf jeden dicken Menschen in Frankreich oder Spanien kommen hundert in England."

Frankreich war jedoch nicht zu überbieten. Das Horten von Zucker durch die Briten, zusammen mit der britischen Blockade der Schiffe, die während der Napoleonischen Kriege Zucker von Ost- und Westindien zum europäischen Festland brachten, veranlasste Napoleon, nach anderen Möglichkeiten zu suchen, um an Zucker zu kommen. Er fand sie in der Zuckerrübe. Der deutsche Chemiker Andreas Marggraf hatte schon 1747 eine erfolgreiche Methode der Zuckergewinnung aus Zuckerrüben entwickelt, sie wurde jedoch erst zu Beginn des 19. Jahrhunderts erstmals zur Zuckerproduktion eingesetzt. Zwischen 1811 und 1815 ließ Napoleon 40 Zuckerrübenfabriken in Frankreich bauen. Bald produzierten Frankreich und andere europäische Länder genug Zucker, um fast den ganzen europäischen Kontinent damit zu versorgen. Durch einen glücklichen Zufall fiel der Zeitpunkt mit der Gründung der Vereinigten Staaten von Amerika zusammen, die Amerikaner gewannen mehr Kontrolle über den Rohrzuckerhandel und konnten mehr Zucker für ihre eigenen Bürger behalten.

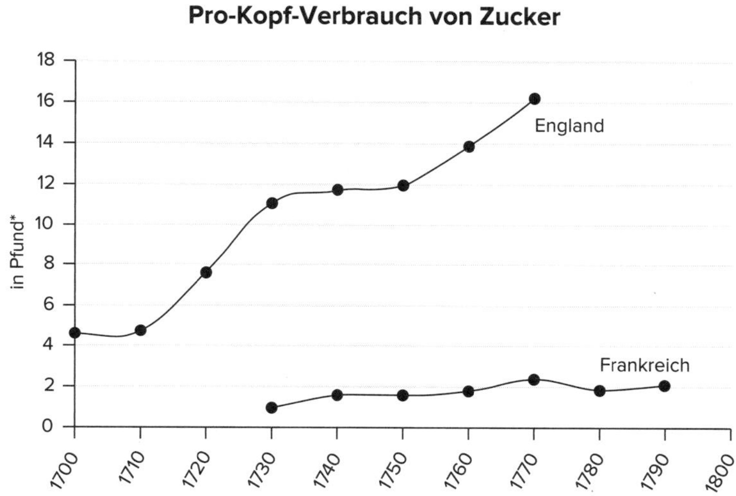

Während des 18. Jahrhunderts wurde in England viel mehr Zucker konsumiert als im restlichen Europa (beispielhaft anhand von Frankreich dargestellt), und so war es England, wo sich die Adipositas-Epidemie breitmachte. (Adaptiert aus: Social Science History *14: 95-115). * (Bei der Maßeinheit handelt es sich um US-Pfund, das sind 453,6 Gramm. Anm. d. Verl.)*

Durch diese neuen Quellen begann Zucker, der überall außer in England teuer gewesen war, erschwinglich zu werden. Und der Zuckerkonsum stieg in der ganzen Welt weiter an. Bis zum Jahr 1900 hatte sich der Pro-Kopf-Verbrauch von Zucker in England auf etwa 40 kg im Jahr erhöht – eine Zunahme um etwa das Fünffache in in nur hundert Jahren.

Der Kipppunkt und der Anstieg von Adipositas und Diabetes im 20. Jahrhundert

In der Einführung habe ich behauptet, dass der entscheidende Moment in der Geschichte der Adipositas, also die Zeit, als sie plötzlich (zusammen mit anderen Epidemien wie Diabetes und Herzerkrankungen) in der Bevölkerung zuzunehmen begann, um die Zeit der Weltausstellung von 1893 herum in Chicago stattfand. Mit dem Wissen von heute sehen wir das Auftreten dieser Epidemien in einem neuen Licht. Ich würde nun sagen, dass der Hauptgrund nicht der Einfluss der technologischen Entwicklungen war. Es stimmt, dass solche Fortschritte zur raschen Industrialisierung und zur Massenproduktion von Waren führten sowie den Bedarf an Schwerarbeit reduzierten, und dass Verbesserungen bei Autos, Zügen und anderen Transportmitteln es möglich machten, Lagerbestände mit Nahrungsmitteln aus fernen Märkten anzulegen, sodass es immer genügend zu essen gab.

Trotzdem glaube ich, dass der wahre Grund für das Auftreten dieser Epidemien die Tatsache war, dass Zucker sowohl erschwinglicher wurde als auch leichter verfügbar war, was steigenden Konsum ermöglichte. Im Jahre 1800 betrug der Zuckerverbrauch in England nur 8 kg pro Person und Jahr, zum Teil deshalb, weil er stark besteuert wurde. Durch die gesteigerte Zuckerproduktion und die schrittweise Senkung der Steuer stieg der Konsum. Sobald Premierminister William Gladstone die Zuckersteuer 1874 ganz abschaffte, erhöhte sich der Verbrauch von etwa 22 kg bis zur Weltausstellung von Chicago auf zirka 40 kg jährlich. Die USA hinkten anfangs mit einem jährlichen Verbrauch von etwa 29 kg im Jahre 1893 leicht hinterher, zogen jedoch bis zum Beginn des Ersten Weltkriegs mit einer Erhöhung auf 38 kg nach.

Außerdem kamen während dieser Zeit alkoholfreie Erfrischungsgetränke wie Coca-Cola, Dr. Pepper-Cola und Pepsi-Cola sowie Getränkespender auf den Markt und wurden beliebt. Parallel zu diesem Anstieg des Zuckerkonsums im 20. Jahrhundert kam es sowohl zu einem Anstieg von Adipositas als auch von Diabetes.

Der wahre Grund für das Auftreten der Adipositas- und Diabetes-Epidemien ist, dass Zucker immer erschwinglicher wurde und leichter verfügbar war, was steigenden Konsum ermöglichte.

Die Nachweise, dass Adipositas durch Zucker gefördert wird, sind beträchtlich. Zahlreiche Studien haben ergeben, dass es dort, wo Zucker eingeführt wurde, in der Folge nahezu zwangsläufig zu einem Anstieg von Adipositas und Diabetes kam. Dies wurde weltweit beobachtet, oft bei abgelegenen oder isolierten Bevölkerungsgruppen. Zum Beispiel stiegen

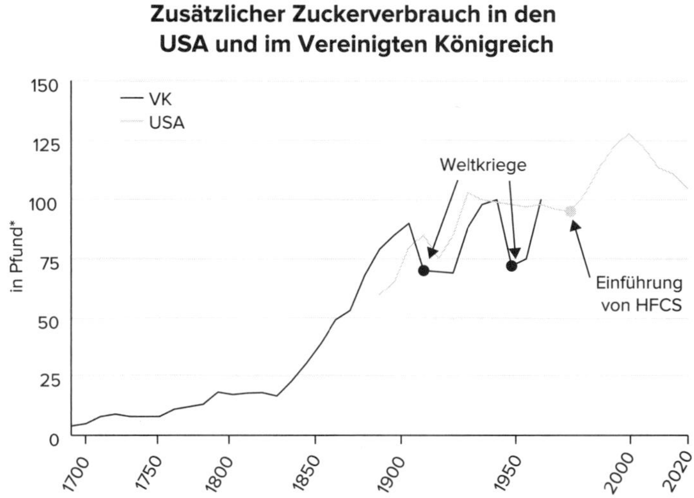

*Der Anstieg des Zuckerverbrauchs (Saccharose) in Kilogramm pro Person und Jahr im Vereinigten Königreich (1700-1960) und in den Vereinigten Staaten (1890-2020). Der Zuckerkonsum im Vereinigten Königreich beschleunigte sich, als die Zuckersteuer gesenkt wurde; während der beiden Weltkriege sank er jedoch. Ab 1975 wird HFCS in den Gesamtzuckerkonsum mit einbezogen. (Adaptiert aus: Noël Deer, The History of Sugar; Nature 239: 197-199; Arch Int Medicine 1924; 34: 585-630, United States Census Bureau) * (Bei der Maßeinheit handelt es sich um US-Pfund, das sind 453,6 Gramm. Anm. d. Verl.)*

mit der Einführung von Zucker Adipositas und Diabetes bei den Polynesiern, den Maori, den (australischen) Tiwi und den amerikanischen Ureinwohnern rasch an.

Auf Nauru, einer kleinen Pazifikinsel, lebten die Einwohner hauptsächlich von Fisch, den Früchten des Brotfruchtbaums und Kokosnüssen. Dann entdeckten Europäer Anfang des 20. Jahrhunderts, dass die Insel über reiche Phosphatvorkommen verfügte, und der Abbau begann, hauptsächlich unter der Leitung der Britischen Phosphatkommission. Die Verpachtung ihres Landes für die Rohstoffförderung brachte den Nauruanern Wohlstand, und ihre Ernährung änderte sich. Unter den Lebensmitteln, die nach Nauru gebracht wurden, befand sich auch Zucker, und 1925 konsumierten viele Naruaner täglich bis zu einem Pfund pro Person. Bis Ende der 1920er Jahre waren die ersten Diabetesfälle diagnostiziert worden, und von da an stiegen Adipositas und Diabetes schnell an. Heute sind 90 Prozent der Naruaner übergewichtig oder fettleibig.

Über weite Strecken des 20. Jahrhunderts war der Haushaltszucker, die Saccharose, der Zucker, der unserer Nahrung hauptsächlich zugesetzt wurde. Dann stieg in den 1970ern durch die Erfindung eines neuen Süßungsmittels aus Mais die Verwendung von fruktosehaltigen Zuckern. Maiszucker, der hauptsächlich aus Glukose besteht, kann im Zuge des Herstellungsprozesses in Fruktose, den süßeren der beiden Zuckerarten, umgewandelt werden. Dadurch kann man Glukose und Fruktose zu einem Maissirup mit hohem Fruktosegehalt (HFCS – high fructose corn syrup) mischen. Während in der Saccharose das Verhältnis von Fruktose zu Glukose immer gleich ist, da die beiden Moleküle aneinander gebunden sind, kann dieses Verhältnis bei HFCS variieren. Sein Fruktose-Glukose-Verhältnis von 55 zu 45 – oder sogar noch höher von 65 zu 35 – erzeugt einen noch süßeren Geschmack, den viele Menschen dem normalen Haushaltszucker vorziehen. HFCS wurde zu einem beliebten Zusatz in industriell verarbeiteten Nahrungsmitteln. Da er flüssig ist, sich also leicht mischen lässt, konnten Nahrungsmittelhersteller ihn auch zu den Nahrungsmitteln hinzufügen, die normalerweise keine oder nur geringe Mengen Saccharose enthielten. Außerdem kristallisiert die Saccharose tendenziell in länger gelagerten Nahrungsmitteln, HFCS jedoch nicht. Trotz der ursprünglichen Absicht, die Saccharose in Nahrungsmitteln zu ersetzen, wurde sie ebenfalls weiterverwendet, mit der Folge, dass der Gesamtverbrauch dieser beiden Zuckerzusätze pro Person Ende der 1970er Jahre steil von jährlich 43 kg ab 1970 auf fast 60 kg jährlich im Jahr 2000 anstieg. Und damit nahmen Adipositas und Diabetes weiter zu.

Die sozioökonomische Seite von Zucker und das Risiko von Adipositas und Diabetes

Im Laufe der Jahrhunderte hat sich das Risiko von Adipositas und Diabetes mit dem Zuckerkonsum entwickelt. So konnten die Forscher anhand der relativen Kosten für Zucker vorhersagen, wer das größte Risiko hat. Ein eindeutiges Beispiel gab es in

Ceylon (das heute Sri Lanka heißt) Anfang des 19. Jahrhunderts, wo man Diabetes hauptsächlich unter den Armen beobachtete, die im Gegensatz zu den Wohlhabenden Ceylons viel Palmzucker sowie Nahrungsmittel mit einem hohen Fruktosegehalt wie Kochbananen, Jackfrucht (aus der Familie der Maulbeergewächse) und Yams aßen.

Anfang des 20. Jahrhunderts war Zucker in den Vereinigten Staaten immer noch relativ teuer, und eine Studie aus New York City ergab, dass Adipositas und Diabetes unter den Amerikanern dunkler Hautfarbe selten vorkamen, die Wohlhabenden unter ihnen jedoch viel häufiger davon betroffen waren. Heute sind Zucker und HFCS billig geworden, und die epidemiologische Lage hat sich umgekehrt. Es sind die Benachteiligten – die Bevölkerungsminderheiten und die Armen –, die am meisten unter Adipositas und Diabetes leiden, denn diese Gruppen sind hauptsächlich aus wirtschaftlichen Gründen die Hauptkonsumenten von Zuckerzusätzen. Die Adipositas- und Diabetesraten sind bei den Minderheiten der Bevölkerung nicht an sich höher, sondern spiegeln vielmehr die sozioökonomische Verankerung von Zucker in der Gesellschaft wider.

So fördern Zuckerzusätze die epidemische Verbreitung von Adipositas und Diabetes – klinische Nachweise

Heutzutage machen Saccharose und Maissirup mit hohem Fruktosegehalt 15 bis 20 Prozent unserer Gesamtkalorienzufuhr aus, und manche Menschen beziehen 25 Prozent der Kalorien oder mehr aus diesen beiden Zuckerzusätzen. Sowohl Saccharose als auch HFCS enthalten Fruktose, also ist die Folge des erhöhten Konsums beider Zuckerarten, dass wir mehr Fruktose zu uns nehmen. Heute kommt ihr Löwenanteil nicht aus Obst und Honig, sondern aus Saccharose und HFCS. Daher kann die Zufuhr dieser Zucker stellvertretend für den Fruktosekonsum betrachtet werden.

Die Epidemiologie ist eindeutig. Wie wir gesehen haben, verläuft der Anstieg von Saccharose und HFCS parallel zum Anstieg von Adipositas und Diabetes. Werden diese Zucker in einer Bevölkerungsgruppe eingeführt, kommt es in der Folge zu den beiden Erkrankungen. Und innerhalb der Bevölkerungsgruppe haben die Menschen, die die meisten Zuckerzusätze zu sich nehmen, tendenziell das höchste Risiko, daran zu erkranken. Das gilt besonders dann, wenn man sich den Konsum von Erfrischungsgetränken anschaut.

Der Saccharose- und HFCS-Konsum hatte seinen Höhepunkt um das Jahr 2000 und sinkt seitdem langsam. Ab 2005 fällt auch der Anteil der Erfrischungsgetränke (wird aber teils durch den Anstieg der sogenannten „Energydrinks" wieder aufgehoben, die viel Zucker oder HFCS enthalten). Wie erwartet, ging damit nachweislich eine Verlangsamung der Adipositas- und Diabetes-Epidemie einher; zum ersten Mal sinkt die Anzahl der Diabetes-Neuerkrankungen. Trotzdem bleibt der Gesamtkonsum von Saccharose und HFCS hoch, insbesondere unter Heranwachsenden und Bevölkerungsminderheiten, und auch das Auftreten von Adipositas und Diabetes bleibt auf hohem Niveau.

Die Epidemiologie sieht zwar Saccharose und HFCS als starke Faktoren dieser epidemiologischen Lage, doch Assoziation ist nicht dasselbe wie Kausalität. Beim Herausfiltern der Ursache für den Zusammenhang zwischen Zuckerzusätzen und Adipositas sowie Diabetes kommen die klinischen Studien ins Spiel. Man kann Menschen Fruktose, Saccharose oder HFCS verabreichen und sich anschauen, was passiert.

Einige der besten Nachweise für eine ursächliche Rolle der Fruktose beim metabolischen Syndrom stammen aus einer zehnwöchigen Studie mit übergewichtigen Menschen, die von Kimber Stanhope und Peter Havel von der University of California in Davis durchgeführt wurde und die wir in Kapitel 3 schon einmal kurz erwähnt haben. In dieser Studie mussten die Probandinnen und Probanden täglich Wasser trinken, dem entweder Fruktose oder Glukose zugesetzt worden war. Bei allen, die Fruktose tranken, kam es zu einer Gewichtszunahme, ihr Ruhestoffwechsel sank ab, es sammelte sich Fett im Bauchbereich an, der Triglyceridspiegel im Blut stieg, sie entwickelten eine Insulinresistenz, die Entzündungsmarker sowie der Harnsäurespiegel im Blut stieg und die Leberfunktionen verschlechterten sich. Im Gegensatz dazu hatten diejenigen, die Glukose bekamen, zwar eine ähnliche Gewichtszunahme, doch es kam bei ihnen zu deutlich weniger Stoffwechselveränderungen. Diese Studie legte daher nahe, dass es mit der Fruktose und ihrer Fähigkeit, die Merkmale eines metabolischen Syndroms auszulösen, etwas Bestimmtes auf sich haben musste.

Wir führten zusammen mit dem Kliniker Enrique Perez-Pozo eine ähnliche Studie durch, bei der übergewichtige Männer zwei Wochen lang täglich ein Fruktosegetränk bekamen. Das Getränk, das vier bis fünf Erfrischungsgetränken von 0,5 l entsprach, wurde ihnen in zwei 1 l-Flaschen angeboten, die sie über den Tag verteilt tranken. Das ist zugegebenermaßen mehr Fruktose als ein durchschnittlicher Mensch trinkt (unterschied sich aber nicht allzu sehr davon, was manche Heranwachsende und junge Erwachsene in unvorstellbarer Menge täglich konsumieren). Uns interessierte jedoch, ob große Mengen Fruktose über einen kurzen Zeitraum (zwei Wochen) die metabolischen Auswirkungen reproduzieren konnten, die normalerweise Monate oder Jahre dauern würden.

Nach diesen zwei Wochen zeigten die Männer eine deutliche Blutdruckerhöhung, einen erhöhten Blutfettspiegel und eine sich verschlechternde Insulinresistenz. Die Auswirkungen waren so beträchtlich, dass am Ende der Studie auf 25 Prozent der Männer die Definition eines metabolischen Syndroms zutraf, das sie vorher nicht gehabt hatten. Die Beobachtung, dass diese Veränderungen so schnell auftraten, war beunruhigend, und ich glaube nicht, dass wir eine solche Studie je wieder mit gutem Gewissen machen könnten. Zum Glück bildeten sich die Auswirkungen in den folgenden Wochen zurück, sobald wir die Fruktose absetzten.

In Wirklichkeit trinken die meisten Menschen nicht nur Fruktose allein, sondern zusammen mit Glukose, entweder als Saccharose oder HFCS und häufig in Form von alkoholfreien Getränken. Es ist daher wichtig, sich die Studien anzuschauen, die die Auswirkungen solcher Softdrinks auf unsere Stoffwechselgesundheit auswerten.

Eine solche Studie wurde von Maria Maersk und ihrem Team vom Aarhus University Hospital in Dänemark geleitet. Sie teilten übergewichtige Personen nach dem Zufallsprinzip in vier Gruppen ein und jede Gruppe musste sechs Monate lang täglich entweder einen Liter Erfrischungsgetränke, Diätlimonaden, Milch oder Wasser trinken.

Ansonsten waren ihnen Wasser, Tee, Kaffee oder Alkohol nach Belieben erlaubt. Nach den sechs Monaten wurden ausgedehnte Untersuchungen durchgeführt, einschließlich der Bestimmung der Fettmasse in verschiedenen Organen. Die Ergebnisse waren bemerkenswert: Die Gruppe, die Softdrinks bekam, zeigte eine deutliche Zunahme von Bauchfett, Leberfett, Triglyceriden im Blut und Gesamtcholesterin. Sie hatte auch einen höheren Blutdruck als die Gruppen, die Milch und Diätlimonade tranken. (Nur bei denjenigen, die Wasser tranken, stiegen die untersuchten Werte seltsamerweise nicht.) Die Studie legt nahe, dass Zuckerzusätze wahrscheinlich eine Rolle in Bezug auf die Verursachung des metabolischen Syndroms beim Menschen spielen.

Eine andere Möglichkeit, die Rolle von Fruktose im Stoffwechsel zu betrachten, ist die Beobachtung, wie sich die Einschränkung von Fruktose in der Ernährung auswirkt. Um das zu untersuchen, führten Robert Lustig und Jean-Marc Schwarz von der University of California in San Francisco eine Studie durch, bei der Heranwachsende ihren Konsum von fruktosehaltigen Zuckern von 28 auf 10 Prozent reduzierten und durch Stärke ersetzten, sodass ihre Kalorienzufuhr gleichblieb. Nach neun Tagen zeigten sie eine deutliche Gewichtsabnahme, weniger Körperfett, eine Senkung des Triglyceridspiegels im Blut, des LDL (des „schlechten" Cholesterin) und des diastolischen, also „unteren" Bluckdruckwertes sowie eine Verringerung der Isulinresistenz.

Miriam Vos, Kinderärztin an der Emory University in Atlanta, führte eine Studie durch, bei der heranwachsende Jungen mit einer diagnostizierten Fettleber nach dem Zufallsprinzip ausgewählt wurden und sich acht Wochen lang entweder mit wenig Zuckerzusätzen oder ganz normal ernährten. Bei der Gruppe, die wenig Zuckerzusätze bekam, zeigte sich eine bemerkenswerte Verbesserung des Zustands ihrer Fettleber.

Saccharose und HFCS, die beide Fruktose enthalten, spielen eine wichtige Rolle bei der epidemischen Ausbreitung der Adipositas und unserer sich verschlechternden Stoffwechselgesundheit, und spezifische Studien nur mit Fruktose legen nahe, dass eher sie als die Glukose der hauptverantwortliche Zucker dafür ist. Der „Prozess" ist vorbei, das Urteil ist gefällt. Die Fruktose ist schuld (doch sind wir es, die verurteilt werden). Es gibt jedoch eine Wendung – eine große Überraschung, die sozusagen vor der Tür steht.

Kapitel 5

Eine unangenehme Überraschung: Es ist nicht allein die Fruktose

Als unsere Forschung Fortschritte machte, kam ich zu der Überzeugung, dass der Fruktosekonsum die Hauptursache des metabolischen Syndroms und der Adipositas war und dass man beides nur durch die Einschränkung des Fruktosekonsums verhindern konnte. Ich begann Freunden, Nachbarn und Patienten eine fruktosearme Ernährung als ersten Schritt zur Behandlung von Adipositas zu empfehlen. Einer der Ersten, denen ich diese Ernährung verordnete, war der Sohn eines meiner wissenschaftlichen Mitarbeiter, bei dem eine vergrößerte Fettleber diagnostiziert worden war. Innerhalb von wenigen Monaten bildete sich die Fettleber durch Weglassen von Erfrischungsgetränken zurück und hatte wieder ihre normale Größe.

Aufgrund des frühen Erfolgs reifte in mir die Überzeugung, dass kohlenhydratarme Ernährungsweisen deshalb so wirksam sind, weil sie den Fruktosekonsum einschränken. Ich dachte, es sei nicht wichtig, Nahrungsmittel mit einem hohen Stärkegehalt (wie Reis und Kartoffeln) zu reduzieren, da sie wenig Fruktose, aber viel Glukose enthalten. Es schien möglich, eine Ernährung zu konzipieren, die ebenso wirksam ist wie eine kohlenhydratarme Diät, bei der man aber trotzdem

Kohlenhydrate essen konnte, sofern diese keine Fruktose enthielten. Im Jahre 2008 schrieb ich ein Buch *The Sugar Fix* (zu Deutsch etwa: *Das Zucker-Dilemma,* nur in englischer Sprache erhältlich), eines der ersten Bücher, das Fruktose als Ursache der epidemieartigen Ausbreitung von Adipositas identifizierte und stellte eine fruktosearme Diät als Lösung des Problems vor. Ich hatte einen Lauf!

Doch obwohl mir viele Menschen sagten, dass meine Diät wirkte, nahmen andere damit nur wenig ab. Ich hatte ein besonders beunruhigendes Gespräch mit Jimmy Moore, einer unterhaltsamen und liebenswürdigen Persönlichkeit; er produziert einen Podcast mit dem Titel *Living La Vida Low-Carb* (zu Deutsch etwa: *Ein kohlenhydratarmes Leben führen).* Jimmy hatte durch eine kohlenhydratarme Diät mehr als 80 Kilo abgenommen und erzählte mir, er habe schließlich alle Kohlenhydrate einschränken müssen, um noch abzunehmen. Diese Beobachtung machte mir Sorgen; ich hatte ebenfalls festgestellt, dass bestimmte Nahrungsmittel, etwa Brot, dick zu machen schienen, selbst wenn sie wenig Fruktose enthielten.

Ich wusste auch, dass es nicht mit der Fruktose zu erklären war, dass manche Tiere, wie zum Beispiel der Wal und das Kamel, fettleibig wurden. Schließlich haben diese Tiere nicht viel Zugang zu Futter mit hohem Fruktosegehalt wie Früchte und Honig. Es schien mir, dass wir etwas Wichtiges übersahen. Vielleicht war die Fruktose ja nur ein Teil der Geschichte. Oder vielleicht hatte ich, nur mal angenommen, eine Fruktosequelle noch gar nicht berücksichtigt.

Eine geheime Fruktosequelle

Wir, wie auch die übrige Welt, vermuteten sehr stark, dass es im Bereich von Gesundheit und Krankheit nur auf die Fruktose ankam, die wir konsumieren. Unsere große Entdeckung bestand darin, dass es eine *weitere* wichtige Fruktosequelle gibt, die den Überlebensaktivator auslösen und somit Adipositas und ein metabolisches Syndrom verursachen kann, nämlich die Fruktose, die *unser Körper selbst bildet.*

Wissenschaftler wissen seit Jahrzehnten, dass der Körper Fruktose bilden kann. Ein besonderer biologischer Prozess, als **Polyol-Weg** bekannt, wandelt Glukose zuerst in eine Substanz namens **Sorbitol*** um und diese dann weiter zu Fruktose. Doch obwohl der Polyol-Weg bestens bekannt ist, wird im Allgemeinen davon ausgegangen, dass er bei den meisten Menschen nur minimal aktiv ist und daher nur eine unbedeutende Menge Fruktose bildet.

Der Polyol-Weg spielt in der frühen Schwangerschaft sowie in den Nieren eine Rolle, wo er die Rückresorption von Wasser als Reaktion auf eine Dehydrierung unterstützt. Aber er ist am besten dafür bekannt, dass er bei Diabetes aktiviert wird, bei dem ein hoher Blutzuckerspiegel die Bildung von Sorbitol (oder auch Sorbit, Anm. des Verl.) und Fruktose auslöst. Es gibt sogar Hinweise, dass das bei Diabetes erzeugte Sorbitol zu einigen der medizinischen Komplikationen beitragen kann, die mit der Krankheit einhergehen, etwa zu Katarakten (Trübungen der Augenlinse wie grauer Star, Anm. des Verl.) und Nervenschäden. Doch in der Literatur gab es wenig Beunruhigung bezüglich der auf diesem Weg erzeugten Fruktose.

Das sollte sich alles ändern, als der Molekularbiologe Miguel Lanaspa** 2010 in mein Labor kam. Wie es der Zufall wollte, hatte Miguel den Polyol-Weg mit seinem ehemaligen Mentor untersucht. Er und ich diskutierten schon früh häufig darüber, ob die durch den Polyol-Weg gebildete Fruktose eine Rolle bei bestimmten Diabeteskomplikationen spielen könnte, etwa bei der Gewichtszunahme, der Verschlechterung der Insulinresistenz, einer Fettleber und bei einer Nierenerkrankung – ein ergiebiges Thema für die Forschung.

Eines Tages besprach ich mit Miguel, dass ich besorgt war bezüglich der Hinweise, dass man Adipositas und ein metabolisches Syndrom durch Kohlenhydrate entwickeln konnte, selbst wenn diese keine Fruktose enthielten. Miguel schlug daraufhin eine sehr spannende mögliche Erklärung vor: Was wäre, wenn durch den Verzehr von bestimmten Kohlenhydraten im Zuge der Verdauung so viel Glukose freigesetzt

---

* Sie kennen Sorbitol vielleicht als künstlichen Süßstoff, der oft „zuckerfreien" Sirupsorten hinzugefügt wird. Leider wird Sorbitol im Körper in Zucker – Fruktose – umgewandelt.

** Ich habe Miguel bereits mehrmals erwähnt, da er zu einem meiner wichtigsten langfristigen Mitarbeiter wurde und einen nachhaltigen Einfluss auf unsere Forschung hatte. Anfangs war ich sein Mentor, doch allmählich kamen wir bei unseren Arbeiten an der Analyse der Fruktose in Bezug auf Gesundheit und Krankheit auf Augenhöhe.

wird, dass dadurch ein diabetischer Zustand nachgeahmt wird, der den Polyol-Weg aktiviert und zur Bildung von Fruktose führt? Wenn Glukose resorbiert wird, muss sie zuerst die Leber passieren, wo viel davon verstoffwechselt wird, bevor sie ins Blut gelangt. Daher hat die Leber mit den höchsten Glukosekonzentrationen zu tun und ist der Ort, wo die meiste Fruktose gebildet werden würde. Wie wir bereits wussten, ist die Leber auch das wichtige Organ, in dem der Fruktosestoffwechsel den Überlebensaktivator fördert. Wenn dieser hohe Glukosespiegel zur Bildung von genügend Fruktose führte, könnte der Überlebensaktivator ausgelöst werden, ohne dass man überhaupt Fruktose zu sich nehmen muss – und das würde erklären, warum Jimmy Moore alle Kohlenhydrate reduzieren musste, um abzunehmen.

Das war eine großartige Hypothese, doch wir mussten sie natürlich überprüfen. Wir beschlossen, dafür dem Trinkwasser von Labormäusen reine Glukose zuzusetzen. Damit wurden hohe Glukosekonzentrationen im Darm gewährleistet, und daher würden auch hohe Konzentrationen in der Leber ankommen und danach ins Blut gelangen. Als Erstes stellten wir fest, wie sehr die Tiere die Glukose mochten; sie tranken genauso viel oder mehr glukosehaltiges Wasser als die Mäuse, die Wasser mit der gleichen Konzentration an Saccharose, HFCS oder Fruktose erhielten. Sie fraßen auch mehr und begannen dick und insulinresistent zu werden. Für jemanden wie mich, der vorher geglaubt hatte, Fruktose sei das einzige Kohlenhydrat, das ein metabolisches Syndrom auslösen konnte, war das ein deprimierender Start.

Im Laufe der nächsten paar Monate wurden die Mäuse besonders dick – so rundlich, dass sie sich im Watschelgang fortbewegten. Sie entwickelten auch eine Insulinresistenz und eine Fettleber. Der Augenblick der Wahrheit kam am Ende des Versuchs, als wir bei ihnen einen sehr hohen Fruktosespiegel in der Leber feststellten, obwohl sie überhaupt keine Fruktose bekommen hatten. Wir fanden auch den Nachweis, dass der Polyol-Weg aktiv war, wie durch einen hohen Wert eines der beteiligten Enzyme ersichtlich wurde. Miguel hatte recht!

Um zu verstehen, wie die Fruktose, die gebildet wurde die Entwicklung von Adipositas und metabolischem Syndrom beeinflusste, verabreichten wir auch jenen Mäusen Glukose, die genetisch so verändert worden waren, dass sie Fruktose nicht verstoffwechseln konnten. Diese

Mäuse konnten Glukose normal verstoffwechseln und tranken die gleiche Menge davon wie die anderen. Doch hier endeten die Ähnlichkeiten. Im Gegensatz zu den anderen Mäusen, die Glukose erhalten hatten, wurden diese besonderen Mäuse viel weniger fettleibig und waren fast völlig vor der Bildung einer Fettleber und einer Insulinresistenz geschützt.

Wir führten auch noch eine weitere Studie durch, diesmal mit Mäusen, die *keine* Fruktose bilden konnten, da wir ein Gen entfernt hatten, das für eines der Schlüsselenzyme im Polyol-Weg kodierte. Auch diese Mäuse mochten Glukose trotzdem gerne, waren jedoch ebenso vor Fettleibigkeit und dem metabolischen Syndrom geschützt.

Es war ein wichtiger Durchbruch, gleichzeitig beflügelnd und deprimierend. Nicht nur die Fruktose, die wir konsumieren ist es, die Adipositas verursacht; es ist auch die Fruktose, die wir selbst bilden. Darüber hinaus konnte Glukose, ein wichtiger Bestandteil der Kohlenhydrate in unserer Ernährung, in unserem Körper in Fruktose umgewandelt werden.

Ja, es gab einen kleinen Hinweis, dass die Glukose selbst auch ein wenig dick machen konnte, denn die Tiere, die Glukose bekamen, aber deren Fruktosebildung oder Fruktosestoffwechsel blockiert war, nahmen im Vergleich zu den Mäusen, die normal gefüttert wurden, trotzdem etwas zu. Ein großer Teil des höheren Gewichts und fast die gesamte Insulinresistenz und die Fettleber infolge eines hohen Glukosekonsums, sind jedoch der Fruktose geschuldet, die der Körper aus dieser Glukose bildet.

Nicht nur die Fruktose, die wir konsumieren ist es, die Adipositas verursacht; es ist auch die Fruktose, die wir selbst bilden.

Hochglykämische Kohlenhydrate – Auslöser für den Überlebensaktivator

Wenn Glukose Adipositas und das metabolische Syndrom verursacht, weil sie im Körper in Fruktose umgewandelt wird, dann stellt sich die Frage, ob das andere Kohlenhydrate auch könnten. Man würde jedoch nicht erwarten, dass alle Kohlenhydrate gleichermaßen Fruktose bilden können. Da der Polyol-Weg durch einen hohen Glukosespiegel aktiviert wird, würden nur solche Kohlenhydrate den Prozess auslösen, die tendenziell schnell und leicht zu Glukose abgebaut werden können.

In welchem Maße Kohlenhydrate den Blutzuckerspiegel erhöhen können, wird durch einen Messwert, den sogenannten **glykämischen Index**, dargestellt. Der glykämische Index eines Nahrungsmittels ist ein Zahlenwert, der dafür steht, wie stark es den Blutzuckerspiegel zwei Stunden nach einer Mahlzeit erhöhen kann. Reine Glukose hat den Wert 100, und Nahrungsmittel, die ihn überhaupt nicht erhöhen, haben den Wert 0. Nahrungsmittel, die Glukose schnell nach der Verdauung freisetzen – das sind solche mit einem glykämischen Index von 70 oder höher – werden als **hochglykämische Nahrungsmittel** bezeichnet.* Zu den häufigeren hochglykämischen Nahrungsmitteln gehören Brot (insbesondere Weißbrot), Reis (insbesondere weißer Reis), Kartoffeln (normale und Süßkartoffeln), Getreide, Chips und Kräcker.

Sie haben den Begriff „hochglykämische Nahrungsmittel" wahrscheinlich schon mal gehört, da der Zusammenhang mit Adipositas und dem metabolischen Syndrom seit Jahrzehnten weithin akzeptiert wird. (Es handelt sich um diejenigen Kohlenhydrate, deren Einschränkung das Ziel der meisten kohlenhydratarmen Ernährungsweisen ist.) Unsere Studien legen nahe, dass diese Nahrungsmittel Adipositas verursachen können, indem sie die Fruktosebildung stimulieren. Diese Ansicht unterscheidet sich jedoch von den Darstellungen in der Literatur. Nach Meinung der meisten Fachleute führen hochglykämische Nahrungsmittel deshalb zu Adipositas, weil sie die Freisetzung von Insulin stimulieren, das die Aufnahme von Glukose in verschiedenen Geweben steigert. Diese zusätzliche Glukose wird dann in Energie (ATP) umgewandelt oder als Glykogen oder Fett gespeichert, und mit der Zeit kommt es zu Adipositas. Tatsächlich haben viele Menschen mit Adipositas einen dauerhaft hohen Insulinspiegel.

Es wurde suggeriert, die Insulinhypothese sei der Grund dafür, dass Erfrischungsgetränke Adipositas und ein metabolisches Syndrom verursachen. Erfrischungsgetränke haben einen hohen glykämischen Index, denn sie enthalten Saccharose oder HFCS, die beide Glukose zusätzlich

---

* „Glykämie" ist ein medizinischer Begriff, der sich auf die Glukosekonzentration im Blut bezieht.

zur Fruktose enthalten. Der Konsum von Fruktose an sich erhöht den Blutzuckerspiegel nicht sehr, da sie einen niedrigen glykämischen Index von nur etwa 19 hat und sie erhöht auch den Insulinspiegel nicht direkt; das bedeutet, der schnelle Anstieg von Glukose und Insulin nach Genuss eines Erfrischungsgetränks ist in erster Linie der Glukose, nicht der Fruktose geschuldet. Aus der klassischen Sicht der Insulinhypothese muss es also die Glukosekomponente in den Erfrischungsgetränken sein, die zu Adipositas führt.

Miguel und ich erkannten, dass wir mit einem Versuch nachweisen konnten, ob Glukose oder Fruktose verantwortlich war. Wir gaben also normalen Mäusen und solchen, die Fruktose nicht verstoffwechseln konnten, mit HFCS versetztes Trinkwasser. (Da die Mäuse, die Fruktose nicht verstoffwechseln konnten, HFCS nicht so gerne mochten wie die normalen Mäuse, mussten wir für sie die HFCS-Konzentration des Wassers erhöhen, um sicherzustellen, dass sie die gleiche Menge zu sich nahmen.) Die normalen Mäuse wurden wie erwartet dick und entwickelten alle Merkmale eines metabolischen Syndroms. Dagegen nahmen die anderen nur minimal an Gewicht zu und blieben gesund, obwohl sie die gleiche Menge HFCS bekommen hatten. Insbesondere bekamen sie trotz der großen Menge Glukose aus dem HFCS keine Insulinresistenz und auch keine Fettleber.

Es liegt somit an der Fruktose, dass Erfrischungsgetränke Adipositas verursachen – wahrscheinlich sowohl dadurch, dass sie im Getränk enthalten ist als auch dadurch, dass sie aus der ebenfalls enthaltenen Glukose gebildet wird. Die Fruktose selbst stimuliert die Insulinausschüttung zwar nicht, doch wenn sie verstoffwechselt wird, löst sie den Überlebensaktivator aus, der mit der Zeit zu einer Insulinresistenz führt.

Der Grund dafür, dass Kohlenhydrate Adipositas und ein metabolisches Syndrom verursachen, ist hauptsächlich dem Umstand geschuldet, dass sie die Fruktosebildung stimulieren können.

Die Folge ist eine dauerhafte Erhöhung von Glukose und Insulin. Die Beobachtung bleibt also gleich: Hochglykämische Erfrischungsgetränke führen zu einem hohen Glukose- und Insulinspiegel sowie Adipositas, und hochglykämische Kohlenhydrate (das heißt, Glukose) spielen eine Rolle bei der Verursachung des metabolischen Syndroms. Diese Krankheiten entstehen jedoch nicht durch die direkte Stimulierung von Insulin durch Glukose, sondern eher dadurch, dass ein Teil der Glukose in Fruktose umgewandelt wird. Die Ursache des metabolischen Syndroms ist die Fruktose.

Warum macht Brot dick? Die Zivilisation ist schuld

Sie erinnern sich an Jim Neels Theorie von den sparsamen Genen und daran, wie zwei Mutationen in unserer fernen Vergangenheit, die uns halfen zu überleben, wenn es wenig zu essen gab, jetzt unser Adipositas-Risiko erhöhen? Es mag sogar noch ein drittes „sparsames Gen" geben, das bei der epidemischen Ausbreitung der Adipositas eine Rolle spielt.

Die ersten landwirtschaftlichen Gemeinschaften entwickelten sich um das Schwarze Meer herum und im Nahen Osten vor etwa zehn- bis zwölftausend Jahren. Dort legen archäologische Nachweise nahe, dass die erste Kulturpflanze eventuell die Feige (eine der fruktosereichsten Nutzpflanzen) war, und dass Gerste sowie Weizen bald darauf folgten. Der Verzehr der Getreide war für viele der frühen Bauern problematisch, denn sie waren durch ihren hohen Stärkegehalt schwer verdaulich. Die damaligen Menschen bildeten nur geringe Mengen **Amylase,*** das wichtigste Enzym für den Abbau von Stärke zu Glukose im Speichel. Um diese Zeit trat jedoch eine genetische Mutation auf, durch die wir doppelt oder dreimal soviel – oder sogar noch mehr – von diesem Enzym bilden und somit Stärke viel leichter und schneller abbauen konnten. Das bedeutete auch, dass im Mund mehr Glukose freigesetzt wurde, die die Geschmacksknospen für die süße Geschmacksempfindung auf der Zunge anregten und die Nahrungsmittel mit hohem Stärkegehalt besser schmecken ließen.

---

* Die Amylase ist der Grund dafür, dass ein Kräcker in Ihrem Mund nach einer Minute süß schmeckt; der süße Geschmack steht für die Umwandlung von Stärke in Glukose.

Bei etwa 70 Prozent der Menschen, die sich von landwirtschaftlichen Erzeugnissen ernähren, also Produkte aus Ackerbau und Viehzucht, lassen sich hohe Amylasekonzentrationen im Speichel nachweisen, die auf diese Mutation zurückzuführen sind. In ursprünglich lebenden Kulturen, deren Vertreter vornehmlich jagen und sammeln, lassen sich jedoch nur bei etwa 30 Prozent höhere Konzentrationen nachweisen. Theoretisch steigt also das Risiko für eine Adipositas mit der Amylasekonzentration im Speichel, wenn sich Menschen vornehmlich von hochglykämischen Kohlenhydraten ernähren; um diese These zu belegen, fehlen jedoch weitere Nachweise und es sind zusätzliche Studien erforderlich.

Die Bildung von Fruktose als Überlebensstrategie

Die Entdeckung, dass unser Körper Fruktose selbst herstellen kann und sogar so viel, dass wir davon dick werden, war eine großartige Offenbarung. Das war etwas, was niemand zuvor in Betracht gezogen hatte. Und Miguel und ich wollten sofort mehr darüber wissen, wie der Polyol-Weg ausgelöst wird. Es dämmerte uns tatsächlich, dass andere Nahrungsmittel, die wir zu uns nehmen, im Körper eventuell ebenfalls in Fruktose umgewandelt wurden. Uns wurde klar, dass wir und auch andere Fachleute, die sich mit Zucker beschäftigten, nur die Hälfte der Gleichung angeschaut hatten, und zwar, wie viel Fruktose konsumiert wird. Es ist eventuell genauso wichtig, die Faktoren zu verstehen, an denen es liegt, wie viel Fruktose unser Körper bildet.

Der bekannteste Weg zur Aktivierung des Polyol-Weges ist zwar ein erhöhter Blutzuckerspiegel bei einem nicht eingestellten Diabetes, doch auch andere Bedingungen stimulieren die Fruktosebildung nachweislich. Was mich zum Nachdenken brachte, war, dass es immer solche Bedingungen waren, unter denen es eventuell hilfreich war, den Überlebensaktivator auszulösen.

Zum Beispiel wird der Polyol-Weg auch durch Dehydrierung aktiviert, etwa wenn ein Tier nicht über ausreichend Wasser verfügt. Das ist sinnvoll, da die durch Fruktose stimulierte Fettanhäufung Oxidationswasser, durch den Stoffwechsel erzeugtes Wasser, liefern würde. Ebenso wird der Weg bei einem Blutdruckabfall aktiviert, wodurch die Durchblutung unserer Organe und Gewebe abnimmt (was bedeuten kann, dass sie die zu ihrer Funktion benötigten Nährstoffe nicht bekommen). Die Fruktosebildung hilft uns, Salz im Körper zu halten, das den Blutdruck erhöht und die Durchblutung verbessert. Bei Erkrankungen wie einem Herzinfarkt, bei dem die Blutversorgung des Herzens gefährdet ist oder in Situationen, wo die Sauerstoffsättigung gering ist, wird der Polyol-Weg ebenfalls aktiviert. Unter diesen Umständen könnte die Bildung von Fruktose nützlich sein, da sie die Funktion unserer von Sauerstoff abhängigen Energiefabriken unterdrückt, und dadurch den Sauerstoffbedarf senkt. Unsere Gruppe stellte auch fest, dass der Polyol-Weg durch die Fruktose selbst – oder vielmehr durch die während des Fruktosestoffwechsels gebildete Harnsäure – zusätzlich stimuliert werden konnte, was als unterstützende Maßnahme das Überleben verstärken könnte.

Mit anderen Worten, die Bedingungen, die unseren Körper zur Bildung von Fruktose stimulieren, sind die gleichen wie die, bei denen es wünschenswert wäre, den Überlebensaktivator auszulösen. Das legt

Fruktose wird in Zeiten von Stress gebildet

Der Körper bildet Fruktose über den Polyol-Weg, wenn

- der Glukosespiegel hoch ist (zum Beispiel bei einem nicht eingestellten Diabetes),
- der Körper dehydriert ist,
- der Blutdruck niedrig ist,
- die Durchblutung beeinträchtigt ist (zum Beispiel bei einem Herzinfarkt),
- die Sauerstoffsättigung gering ist (zum Beispiel auf großer Höhe),
- der Harnsäurespiegel hoch ist,
- Fruktose konsumiert wird.

nahe, dass der Polyol-Weg – aufgrund seiner einzigartigen Fähigkeit, Fruktose zu bilden – wahrscheinlich als Notfallplan zum Überleben dient, wenn es keine fruktosereiche Nahrung gibt.

Die Fruktosebildung ist daher eine Stressreaktion, die das Überleben unterstützt. Doch denken wir zurück an die Natur. In der Natur ist man am besten dran, wenn man nicht unvorbereitet in eine Katastrophe gerät, sondern darauf eingestellt ist, wenn sie eintritt. Daher lösen Tiere den Überlebensaktivator aus, bevor sie in den Winterschlaf gehen oder sich auf den langen Weg in den Süden machen. Und wenn ihnen das durch den Verzehr von fruktosereichen Früchten und Honig möglich ist, gelingt es ihnen dann auch durch die Auslösung der eigenen Fruktosebildung? Könnte es Futter geben, das zum Beispiel eine Krise imitiert, sodass der Körper den Polyol-Weg aktivieren und Fruktose zum Schutz vor dem herannahenden Winter herstellen würde?

Die Fähigkeit, selbst Fruktose zu bilden, ist ein Notfallplan für das Überleben, wenn es keine fruktosereiche Nahrung gibt.

Salz: Eine Substanz ohne Kalorien, die uns dick machen kann

Es gibt eine interessante Beobachtung in der Natur, nämlich, dass viele Tiere, insbesondere behufte Säugetiere, besonders gerne Salz lecken. Es gibt Stellen in der freien Natur, deren Boden viele Mineralstoffe und Salze enthält und diese natürlichen Salzlecken sind ganz besonders für Wild attraktiv, das weite Strecken zurücklegt, um sie zu finden. Einige Studien haben ergeben, dass es das Salz ist, das die Tiere suchen, obwohl Salzlecken viele Mineralstoffe enthalten.

Warum Wild und andere Tiere Salzlecken so gerne mögen, ist noch nicht ganz geklärt, denn Salz mag zwar gut schmecken, kann aber durstig machen – kein beruhigendes Gefühl. Manche Studien haben jedoch ergeben, dass das Aufsuchen von Salzlecken mit einer Gewichtszunahme einhergeht. Zum Beispiel zeigte eine Studie in den 1970ern in Neuseeland, dass sich das Gewicht von Rindern, die hauptsächlich Alfalfa fraßen, durch Salzgabe drastisch verbesserte. Das eröffnete eine interessante Möglichkeit: Könnte Salzlecken den Überlebensaktivator auslösen?

Wie wir wissen, wird die Fruktosebildung im Körper durch Dehydrierung und der damit verbundenen Aktivierung des Polyol-Weges stimuliert. Normalerweise geht Dehydrierung mit zu wenig Flüssigkeitszufuhr oder mit Flüssigkeitsverlust, etwa durch Schwitzen oder Durchfälle einher. Die Wassermenge im Blut sinkt, die Salzkonzentration im Blut steigt, und dieser Anstieg führt dazu, dass wir Durst bekommen und nach Wasser suchen. Wir können jedoch auch eine Dehydrierung „erzeugen", indem wir salzhaltige Nahrungsmittel essen, denn dadurch steigt die Salzkonzentration im Blut ebenfalls und es kommt zu Durst.

Könnten Tiere gelernt haben, ein Verlangen nach den Salzlecken zu entwickeln, weil dadurch ein Zustand der Dehydrierung geschaffen wird, der die Fruktoseproduktion stimuliert? In Anbetracht des relativ geringen Kaloriengehalts von Gras, das Wild und ähnliche Tiere fressen, wäre die Auslösung des Aktivators ein nützlicher Weg, um sowohl Fett zu bilden als auch zu speichern. Außerdem könnte die Dehydrierung auch ein wichtiges Stimulans zur Fettspeicherung bei anderen Tieren sein, etwa beim Kamel und beim Wal, die in einer extrem wasserarmen (im Falle des Wals in einer extrem *süßwasser*armen) Umgebung leben.

Miguel und mir war klar, dass wir diese Hypothese überprüfen konnten, indem wir Labormäusen salzhaltiges Futter gaben, um zu sehen, ob eine leichte Dehydrierung zur Fettleibigkeit führen würde. Wir verabreichten ihnen Futter mit hohem Salzgehalt und verglichen sie mit Mäusen, die wir normal fütterten. In den ersten paar Monaten gab es keinen Unterschied bei ihrem Gewicht, obwohl die Mäuse, die salzreich ernährt wurden, mehr fraßen. Nach fünf oder sechs Monaten wurden die mit viel Salzhaltigem gefütterten Mäuse im Vergleich zu denjenigen, die normal gesalzenes Futter bekamen, außergewöhnlich dick. Sie zeigten auch die meisten Merkmale eines metabolischen Syndroms, einschließlich Fettleber und Prädiabetes. Wie bei einer monatelangen salzreichen Ernährung zu erwarten, kam es zu einem Blutdruckanstieg und einer Verdickung des Herzmuskels (einer sogenannten Hypertrophie). Doch am spannendsten war für uns, dass wir trotz minimalen Fruktosegehalts im Futter einen hohen Fruktosespiegel in der Leber und im Gehirn fanden.

Im Zuge dieses Versuchs gaben wir auch einer anderen Gruppe von genetisch veränderten Mäusen, die Fruktose nicht verstoffwechseln konnten, Futter mit dem gleichen hohen Salzgehalt. Diese Mäuse blieben trotzdem schlank und waren vollkommen vor einer Fettleber, der Insulinresistenz und anderen Merkmalen des metabolischen Syndroms geschützt. Sie zeigten auch keine Blutdruckerhöhung. und ihr Herzmuskel verdickte sich nur minimal.

Mit anderen Worten, fast alle negativen Auswirkungen von Salz auf die Gesundheit waren eine Folge davon, dass die Fruktosebildung stimuliert wurde. Selbst die bestens bekannte Wirkung von Salz auf den Blutdruck hängt offenbar von der Fruktose ab. Die Beziehung zwischen Salz und Zucker ist ganz eindeutig stärker als prognostiziert.

Aus ernährungsphysiologischer Sicht mag die Beobachtung überraschend erscheinen, dass eine salzreiche Ernährung Adipositas verursachen kann. Salz hat keine Kalorien. In unserer Studie war jedoch nicht das Salz in einer salzreichen Ernährung der Grund, dass es zur Fettleibigkeit kam, sondern vielmehr die hohe Salzkonzentration im Blut, die den Polyol-Weg aktivierte. Das System wandelte viel von der Glukose, die die Mäuse bekamen, in Fruktose um, die dann verstoffwechselt wurde und den Überlebensaktivator auslöste.

Eine Ernährung mit hohem Salzgehalt verursacht Adipositas und ein metabolisches Syndrom durch die Stimulierung der Fruktosebildung im Körper.

Ist die Beobachtung, dass salziges Futter bei Labormäusen zu Fettleibigkeit führt, für uns relevant? Die Forschung über Salz und seine Wirkung auf Menschen konzentriert sich hauptsächlich auf den Zusammenhang mit dem Blutdruck und einer Herzerkrankung, doch eine salzreiche Ernährung geht auch mit Adipositas und Diabetes einher. Bereits Anfang der 1990er wurde eine Studie durchgeführt, bei der gesunde Menschen lediglich fünf Tage lang entweder sehr salzarm (0,5g Salz tgl.) oder sehr salzreich (12g Salz tgl.) ernährt wurden. Am Ende der fünf Tage zeigten diejenigen Menschen, die salzreich aßen, bereits erste Anzeichen einer Insulinresistenz. Kleine epidemiologische Studien ergaben auch, dass sich Menschen mit Adipositas oder einem metabolischen Syndrom tendenziell salzreich ernähren. Und von Studien aus Deutschland, Finnland und Dänemark wissen wir, dass sowohl Kinder als auch Erwachsene, die salzreich essen, im späteren Leben ein erhöhtes Risiko für Adipositas und das metabolische Syndrom haben.

Im Jahre 2018 veröffentlichte Masanari Kuwabara, ein japanischer Kardiologe, die Ergebnisse einer Studie, die er zusammen mit unserem Forschungsteam an einer Gruppe von Erwachsenen durchgeführt hatte, die gesundheitlich im Rahmen eines Krankenhausprogramms in Japan betreut wurde. Diese Studie befasste sich mit dem Zusammenhang zwischen Salzkonsum und Adipositas sowie dem metabolischen Syndrom. Japan ist ein Land, in dem der Salzverbrauch im Vergleich zu westlichen Ländern wie den USA hoch und der Zuckerverbrauch gering ist; der durchschnittliche Salzkonsum in Kuwabaras Studiengruppe betrug 11g pro Tag Er unterteilte sie für dieses Programm in zwei Gruppen: In diejenigen, die weniger als 11g Salz täglich zu sich nahmen und diejenigen, die mehr konsumierten. Nach Ablauf von fünf Jahren hatten die Menschen mit einem höheren Salzkonsum ein erhöhtes Risiko, sowohl Diabetes als auch eine Fettleber zu bekommen. Das Adipositas-Risiko unterschied sich nicht, doch das liegt vermutlich daran, dass die Nachuntersuchungszeit für einen eventuell auftretenden statistisch relevanten Unterschied zu früh kam. Ein höherer Salzkonsum korrelierte zwar mit einer höheren Gesamtkalorienzufuhr, doch diejenigen mit einer geringen Kalorienzufuhr, aber einem hohen Salzkonsum hatten trotzdem ein erhöhtes Risiko für eine Fettleber und eine stärkere Tendenz zu Diabetes. Diese Studie lieferte einen zusätzlichen Nachweis, dass zwischen einem hohen Salzkonsum und der späteren Entwicklung eines metabolischen Syndroms sowie Diabetes ein Zusammenhang besteht.

Passend zur Beobachtung, dass Adipositas mit einem hohen Salzkonsum einhergeht, gibt es auch einen deutlichen Hinweis, dass adipöse Menschen chronisch dehydriert sind. Sie trinken oft zu wenig Wasser, ihre Salzkonzentration im Blut ist tendenziell hoch und sie haben häufig Durst. Der Ernährungswissenschaftler Jodi Stookey führte eine Studie durch, die ergab, dass Menschen mit Übergewicht (aufgrund ihrer Salzkonzentration im Blut) mit einer etwa 30 Prozent höheren Wahrscheinlichkeit dehydriert sind als ihre schlankeren Mitmenschen, während die Wahrscheinlichkeit einer Dehydrierung bei Menschen mit Adipositas sogar doppelt so hoch ist.

Eine Möglichkeit, um eine Dehydrierung zu beurteilen, ist die Bestimmung des Hormonspiegels von **Vasopressin**. Seine Hauptaufgabe besteht darin, vor Dehydrierung zu schützen, indem es dem Körper hilft, Wasser zurückzuhalten, und zwar hauptsächlich durch die Unterstützung der Nieren bei der Wasserrückresorption aus dem Urin. Manche Studien legen nahe, dass es auch dafür sorgen kann, dass die Lunge weniger Wasser verliert.* Es überrascht nicht, dass Wüstensäugetiere – für die es besonders wichtig ist, Wasser zurückzuhalten – einen sehr hohen Vasopressinspiegel haben.

Der Vasopressinspiegel im Blut ist auch bei Menschen mit Übergewicht oder Adipositas hoch. Studien, die von der Ernährungswissenschaftlerin Sofia Enhörning und ihrem Fachkollegen Olle Melander, beide aus Schweden, geleitet wurden und in denen der Vorläufer von Vasopressin, das Copeptin, bestimmt wurde, ergaben nicht nur hohe Vasopressinspiegel bei Menschen mit Adipositas und einem metabolischen Syndrom, sondern auch, dass selbst ein schlanker Mensch mit einem hohen Copeptinspiegel ein erhöhtes Risiko hat, zukünftig Adipositas und Diabetes zu bekommen.

Unsere detektivische Arbeit zahlt sich aus. Salz und insbesondere, dass es in der Lage ist, einen leichten Dehydrierungszustand herbeizuführen, erweist sich als eine weitere Möglichkeit zur Auslösung des Überlebensaktivators. Der Verzehr von fruktosereichen Früchten und Honig erzeugt ein falsches Hungergefühl, das die Fettbildung fördert und den Tieren ermöglicht, sich durch Vergrößerung ihrer Energie- und Wasserspeicher auf den Winterschlaf vorzubereiten. Ebenso erzeugt der Konsum von Salz einen Dehydrierungszustand, der dazu führt, dass das Tier zusätzliches Wasser indirekt durch die Erhöhung der Fettspeicher zurückhalten kann. Beides sind Möglichkeiten für ein Tier, lebenswichtige Vorräte zum eigenen Schutz *vor* dem Auftreten einer verzweifelten Lage aufzustocken.

Die Natur ist ein Genie. Wenn doch nur das, was für das Leben in der freien Natur eine großartige Sache ist, in einer Umwelt, in der Zucker und Salz bei jedem Essen zur Verfügung steht, nicht so schlecht wäre.

---

* Jedes Mal, wenn wir ausatmen, verlieren wir ein wenig Wasserdampf zusätzlich zu dem Kohlendioxid, das wir abgeben.

Vasopressin: Das Fetthormon

Eine leichte Dehydrierung fördert die Entwicklung von Adipositas, und adipöse Menschen zeigen Anzeichen einer Dehydrierung. Eine salzreiche Ernährung ist eine Möglichkeit, die Dehydrierung auszulösen, und unsere Studien ergaben, dass diese wiederum die Fruktose- und die Fettbildung anregt. Das legt nahe, dass die Fruktosebildung des Körpers eine Reaktion auf die Dehydrierung ist, ähnlich wie die Freisetzung von Vasopressin. In der Tat wird daraus ersichtlich, dass uns beide Funktionen schützen, Vasopressin, indem es den Wasserverlust aus den Nieren senkt, während Fruktose die Fettansammlung als Möglichkeit zur Speicherung von Wasser fördert. Gemäß dieser Denkweise sorgen Vasopressin und Fruktose parallel für den Schutz vor Dehydrierung. Doch die beiden sind in ihren Schutzbemühungen viel stärker verbunden, als wir uns vorgestellt hatten.

Wie sich zeigte, stimuliert Fruktose die Bildung von Vasopressin direkt. Diese beiden biologischen Reaktionen – die Fruktose- und die Vasopressinbildung – sind nicht unabhängig voneinander; die Vasopressinbildung als Reaktion auf die Dehydrierung ist vielmehr abhängig von der Fruktosebildung. In Studien, die in unserem Labor von den Physiologen Carlos Roncal und Zhilin Song durchgeführt wurden, stellten wir fest, dass die Dehydrierung den Polyol-Weg im Gehirn aktiviert, wodurch Fruktose gebildet wird, die dann die Vasopressinbildung anregt. Tatsächlich bilden Mäuse, die Fruktose nicht verstoffwechseln können, weniger Vasopressin, wenn sie dehydriert sind. Mit anderen Worten, wenn wir dehydriert sind, hilft uns die Fruktose nicht nur, durch die Bildung von Fett Wasser zu speichern, sondern auch durch eine erhöhte Vasopressinbildung weniger Wasser über den Urin zu verlieren.

Die Fruktose, die wir durch Essen oder Trinken zu uns nehmen, stimuliert auch die Vasopressinbildung. Unser Forschungsteam stellte fest, dass mit Fruktose gefütterte Mäuse bereits einen hohen Vasopressinspiegel bilden, bevor sie fettleibig werden, während bei Mäusen, die Fruktose nicht verstoffwechseln konnten, keine Erhöhung festzustellen war.

Ebenso wiesen der Physiologe Zachary Schlader und sein Team nach, dass Erfrischungsgetränke den Vasopressinspiegel im Blut erhöhen. Und in einer klinischen Studie, die unser Mitarbeiter Mehmet Kanbay von der Universität Koç in Istanbul leitete, zeigten wir, dass Apfelsaft, der viel Fruktose enthält, den Vasopressinspiegel deutlich erhöhen konnte.

Daher fragten wir uns, ob Vasopressin selbst eine Rolle bei der Förderung des Überlebensaktivators spielen könnte. Schließlich soll uns Vasopressin helfen Wasser zurückzuhalten, und die Anregung der Fettproduktion wäre eine gute Möglichkeit dazu. Das würde auch dazu passen, dass Tiere in der Wüste sowohl einen hohen Vasopressinspiegel als auch übermäßig viel Fett haben und der Vasopressinspiegel bei übergewichtigen Menschen hoch ist. Viele Berichte weisen auch darauf hin, dass Vasopressin den Blutzuckerspiegel erhöhen und die Fettbildung beeinflussen kann; insbesondere Studien der französischen Physiologinnen Lise Bankir und Nadine Bouby hatten darauf hingedeutet, dass Vasopressin eine Rolle bei der Insulinresistenz und der Fettleber spielen könnte.

Um die Beteiligung von Vasopressin besser zu verstehen, konzipierten Miguel und ich eine Reihe von Studien mit Mäusen, die keine **Vasopressinrezeptoren** hatten. Hormone üben ihre Wirkung durch die Bindung an Zellrezeptoren aus. Würde Vasopressin bei der Verursachung von Adipositas eine Rolle spielen, und wir könnten seine Rezeptorbindungsfähigkeit blockieren, dann würden die Mäuse nicht fettleibig werden und kein metabolisches Syndrom bekommen. Vasopressin ist ein besonders kompliziertes Hormon, da es an drei verschiedene Rezeptoren binden kann, und die Funktion eines dieser Rezeptoren, des V1b, ist noch nicht vollständig geklärt. In Studien, die der Endokrinologe Thomas Jensen und die Physiologin Ana Andres-Hernando in unserem Labor leiteten, stellten wir fest, dass Mäuse, denen der Rezeptor V1b fehlte (die aber die anderen Rezeptoren noch hatten), vollkommen vor der Entwicklung von Fettleibigkeit und eines metabolischen Syndroms geschützt waren. Der Mechanismus, durch den Vasopressin mittels Bindung an den V1b-Rezeptor Adipositas verursacht, ist uns zwar immer noch nicht ganz klar, doch wahrscheinlich geschieht das durch die Stimulierung anderer Hormone und die Beeinflussung des Fruktosestoffwechsels in der Leber. Tatsächlich hat es den Anschein, dass Vasopressin den Aktivator verstärkt.

Kurz gesagt, die Entdeckung, die wir machten, war, dass Vasopressin das Fetthormon ist. Es ist dafür verantwortlich, wie Fruktose die Fettleibigkeit fördert. Und die Bestimmung im Blut ist vielleicht ein sinnvoller Weg, um ein mögliches künftiges Adipositas-Risiko zu prognostizieren.

Eine interessantere Beobachtung, die sich aus unserer Forschung ergab, sei noch erwähnt, bevor wir fortfahren: Ein fruktosehaltiges Getränk behebt die Dehydrierung nicht, obwohl Fruktose sowohl die Wasseraufnahme als auch die Fettbildung fördert, die eine zusätzliche Wasserquelle ist. Das liegt daran, dass Fruktose Wasser aus dem Blut in die Zellen verschiebt (wahrscheinlich durch eine Vergrößerung der Glykogenspeicher, da Glykogen Wasser aufnimmt, wenn es gebildet wird) und dabei eine hohe Salzkonzentration zurückbleibt, die noch mehr Durst verursacht. Somit sind Erfrischungsgetränke nicht als Durstlöscher geeignet, wir möchten eher noch mehr davon haben.

Kann Wassertrinken den Aktivator abstellen?

Wenn Adipositas die Folge einer biologischen Reaktion auf einen dehydrierten Zustand ist und durch Vasopressin gefördert wird, könnte dann einfach die Zufuhr von Wasser eine Möglichkeit sein, sie zu verhindern oder zu behandeln?

Eine Redensart lautet, um gesund zu sein, sollte man täglich acht Gläser Wasser trinken, und viele Menschen haben den ganzen Tag Wasserflaschen dabei, um gut versorgt zu sein. Während meines Medizinstudiums betrachtete ich das als unnötig. Ich glaubte, unsere Nieren haben die Aufgabe, uns vor Dehydrierung zu schützen, und so lange wir ein wenig Wasser tranken (etwa ein paar Tassen täglich), wenn wir Durst bekamen, würden unsere Nieren einfach Vasopressin freisetzen, damit wir dieses Wasser zurückhalten können. Doch das war, bevor ich wusste, dass Vasopressin nicht nur den Wasserverlust durch die Nieren verringert, sondern auch den Fettspiegel für das Speichern von Wasser erhöht.

Um zu untersuchen, ob man eine Adipositas durch Flüssigkeitszufuhr behandeln könnte, gaben Masanari Kuwabara und Ana Andres-Hernando, die beide an unseren Vasopressinstudien beteiligt waren, den Labormäusen, die zucker- und fettreich gefüttert wurden, zusätzliches Wasser. (Sie versetzten dazu die

Nahrung mit Wasser, sodass sie dann nicht mehr aus trockenen Presslingen bestand, sondern eher ein Gel war.) Die Wirkung war dramatisch. Durch die Verdopplung der Wassermenge konnten wir die Fettleibigkeit und die Insulinresistenz blockieren. Und selbst wenn wir mit der Erhöhung der Wasserzufuhr warteten, bis die Tiere bereits dick waren, konnten wir eine weitere Gewichtszunahme verhindern, selbst wenn sie weiterhin zucker- und fettreiches Futter bekamen.

In einigen Studien mit Menschen wurde untersucht, ob durch eine erhöhte Wasserzufuhr ebenfalls Adipositas verhindert werden kann. Die besten wurden in Grund- und Mittelschulen durchgeführt, wo die Kinder durch die Installation von Wasserspendern dazu animiert wurden, mehr Wasser zu trinken und wo häufig auf pädagogische Weise auf die Bedeutung einer guten Flüssigkeitsversorgung hingewiesen wurde. Drei verschiedene Studien (jeweils eine in den Vereinigten Staaten, in Deutschland und in England) wiesen nach, dass die Ermunterung der Kinder, mehr Wasser zu trinken, zu einem Rückgang von Adipositas führte. In der deutschen Studie kam es durch die Einführung von Wasserspendern in Schulen zu einem Anstieg um nur ein Glas Wasser täglich, was im Gegenzug zu einem verminderten Risiko von Übergewicht um 30 Prozent führte, verglichen mit denjenigen Kindern in Schulen, die keine Wasserspender aufstellten. Eine große schwedische Studie, die noch andauert während ich dies schreibe, versucht herauszufinden, ob die erhöhte Wasserzufuhr bei Erwachsenen ebenfalls das Adipositas-Risiko senken kann.

Immer gut mit Flüssigkeit versorgt zu sein, wurde von jeher als wichtig erachtet, doch die Bedeutung für die Vorbeugung und Behandlung von Adipositas kristallisiert sich gerade erst heraus.*

---

* Bevor Sie Ihre Trinkgewohnheiten ändern, lesen Sie bitte zuerst meine Empfehlungen in Kapitel 9. Man kann auch zu viel Wasser trinken, und das kann gefährlich sein.

Umami: Der Geschmack, den jeder für risikolos hielt

Die Entdeckung, dass Zucker und Salz den Überlebensaktivator auslösen, mag im Rückblick nicht überraschend erscheinen, allein aus dem einfachen Grund, dass süße und salzige Nahrungsmittel eine ganz natürliche Anziehungskraft auf uns ausüben. Es ist sinnvoll, dass uns die Natur hilft sie ausfindig zu machen, wenn man bedenkt, dass diese Nahrungsmittel Fruktose entweder direkt liefern oder andernfalls ihre Bildung anregen (was sowohl Salz als auch Fruktose in der Nahrung tun) und damit zur Speicherung des wichtigen Fettes beitragen, das wir für schlechte Zeiten brauchen, wenn es nichts zu essen gibt. Ebenso haben sich manche unserer Geschmacksknospen vermutlich deshalb in die Richtungen bitter und sauer entwickelt, damit wir das, was mit größerer Wahrscheinlichkeit giftig ist, meiden können.

Zusätzlich zu unseren Geschmacksknospen für salzig, süß, sauer und bitter haben wir eine fünfte Art, **umami**, die auf herzhaft schmeckende Nahrungsmittel reagiert. Umami wurde ursprünglich 1907 von dem japanischen Chemiker Kikunae Ikeda als herzhafte Geschmacksnote in Seetang, auch Kombu oder Kelp identifiziert und stammt aus der Aminosäure **Glutamat**. Die Geschmacksknospen für umami auf unserer Zunge nehmen das in Nahrungsmitteln vorhandene Glutamat wahr und signalisieren dem Gehirn die Freisetzung von Dopamin, wie es auch die Süße macht und ein Gefühl von Genuss erzeugt.

Aminosäuren sind die Bausteine von Proteinen, und Glutamat kann durch Reifung, Alterung, Trocknung, Härtung oder durch das Kochen proteinhaltiger Nahrungsmittel freigesetzt werden. Der Gehalt ist besonders hoch in Soja-, Fisch- oder Hefeextrakten sowie in Tomaten, insbesondere getrockneten Tomaten (deshalb mögen wir Spaghetti-Sauce und Bloody Mary so gerne). Die Nahrungsmittelindustrie hat aus unserer Vorliebe für die Geschmacksrichtung umami durch Hinzufügen einer Form von Glutamat, dem **Natriumglutamat** (MSG, von engl. monosodium glutamate), zu Nahrungsmitteln, insbesondere industriell verarbeitetem Fleisch und Knabbereien wie Chips, ein Geschäft gemacht. Glutamat wird generell als ungefährlich betrachtet, auch wenn ein zu hoher Konsum zu Kopfschmerzen führen kann.

Man kann nicht über Umami sprechen, ohne auch zu erwähnen, dass unsere Vorliebe für Glutamat in vielfacher Weise durch eine Reihe von

Substanzen verstärkt werden kann, die ein anderer japanischer Forscher gefunden hat, der sich damit beschäftigte, warum getrocknete Bonito*-Flocken bei Suppen und anderen Nahrungsmitteln als Geschmacksverstärker wirken. Diese Substanzen, AMP (Adenosinmonophosphat) und IMP (**Inosinmonophosphat**), sind in großen Mengen in Nahrungsmitteln wie Hummer und anderen Schalentieren, dunklem Fisch (Makrelen, Anchovis und Thunfisch), Innereien wie Leber und hefehaltigen Nahrungsmitteln (einschließlich verschiedener Käsesorten) enthalten. Bier enthält besonders viel Umami, nicht wegen seines Alkoholgehalts, sondern weil die Bierhefe reich an Glutamat sowie AMP und IMP ist.

Die meisten Studien haben sich auf Nahrungsmittel mit der Geschmacksrichtung umami – solche, die mit einer dieser drei Substanzen (Glutamat, AMP oder IMP)** angereichert sind – als Geschmacksverstärker konzentriert, ohne dass Zucker und Salz hinzugefügt werden müssen. Im Allgemeinen wird nicht davon ausgegangen, dass sie eine Rolle bei der Verursachung von Adipositas spielen. In manchen Laborstudien wurde jedoch festgestellt, dass Glutamat bei Mäusen und Ratten zu Fettleibigkeit führen kann. Noch beunruhigender war eine Studie mit mehr als zehntausend chinesischen Erwachsenen, die ein deutlich erhöhtes Adipositas-Risiko bei denjenigen feststellte, die am meisten Glutamat zu sich nahmen.

Miguel und ich fragten uns, ob diese Nahrungsmittel der Geschmacksrichtung umami potenziell auch am Überlebensaktivator beteiligt sein und eine alternative Möglichkeit zur Erhöhung der Fettspeicher bieten sowie ein metabolisches Syndrom verursachen könnten. Unsere Überlegung ging dahin, dass Glutamat, das ja viele Funktionen im Körper hat, einschließlich der Bildung und der Reparatur von Proteinen, auch zur Bildung von Harnsäure genutzt werden kann. Außerdem haben Menschen, die an Gicht leiden, auch einen hohen Glutamatspiegel. Und wir sind AMP in diesem Buch bereits begegnet: AMP ist eine Schlüsselsubstanz, die beim Abbau von ATP entsteht und eine wichtige Rolle dabei

* Eine Thunfischart.

** Während manche Menschen in Umami nur Glutamat sehen, weist unsere Arbeit darauf hin, dass alle drei Substanzen Geschmacksverstärker sind, die allein oder gemeinsam wirken, daher bezieht sich das Wort Umami bei mir auf alle. Zudem befinden sich im Allgemeinen alle drei in denselben Nahrungsmitteln.

spielt, inwiefern Fruktose die Entwicklung von Adipositas und metabolischem Syndrom fördert. Überdies ist auch IMP am Überlebensaktivator beteiligt, da AMP vor der Bildung von Harnsäure zu IMP abgebaut wird.

Diese Beobachtungen eröffneten die faszinierende Möglichkeit, dass wir den Geschmack von Glutamat, AMP und IMP deshalb mögen, weil diese Substanzen am Überlebensaktivator beteiligt sind! Das führte uns zu der Überlegung, dass Nahrungsmittel, die diese Substanzen enthalten, die Fruktose ersetzen und direkt an derselben chemischen Reaktion teilnehmen könnten, die Fruktose zur Auslösung des Überlebensaktivators nutzt. Das bedeutet, dass sie Adipositas und das metabolische Syndrom direkt verursachen könnten – ohne dass Fruktose benötigt wird. Außerdem wissen wir, dass Harnsäure die Fruktosebildung über den Polyol-Weg selbst stimulieren kann, und da alle drei Substanzen Harnsäure bilden können, sind vielleicht auch Nahrungsmittel der Geschmacksrichtung umami in der Lage, die Bildung von etwas Fruktose anzuregen.

Miguel und ich untersuchten das in unserem Labor in einer Reihe von Experimenten, bei denen Labormäuse MSG – mit oder ohne AMP und IMP – in ihrem Trinkwasser bekamen. Die Ergebnisse waren spannend. Die Mäuse, die MSG (Glutamat) bekamen, konnten ihren Appetit nicht mehr zügeln und nahmen rasch zu. Auch das Bauchfett nahm zu und es entwickelte sich eine Insulinresistenz. Ähnliche Ergebnisse gab es in einer nachfolgenden Studie bei Mäusen, die nur AMP oder nur IMP bekamen. Doch damit eine Maus dick wurde, gab man ihr am besten sowohl MSG mit AMP oder IMP.

Natürlich stellte sich dadurch die Frage, ob die erhöhte Futteraufnahme und die Entwicklung der Fettleibigkeit tatsächlich der Auslösung des Überlebensaktivators geschuldet waren. Weitere Studien wiesen darauf hin, dass dem so war; wir stellten fest, wenn wir die Umwandlung von Glutamat in Harnsäure blockierten, konnten wir auch die Gewichtszunahme blockieren. Dasselbe galt, wenn wir die Umwandlung von AMP und IMP in Harnsäure blockierten. Die Geschmacksrichtung umami verursacht Adipositas durch die Auslösung des Überlebensaktivators – insbesondere dadurch, dass der **Weg des Energieabbaus** direkt beteiligt wird.

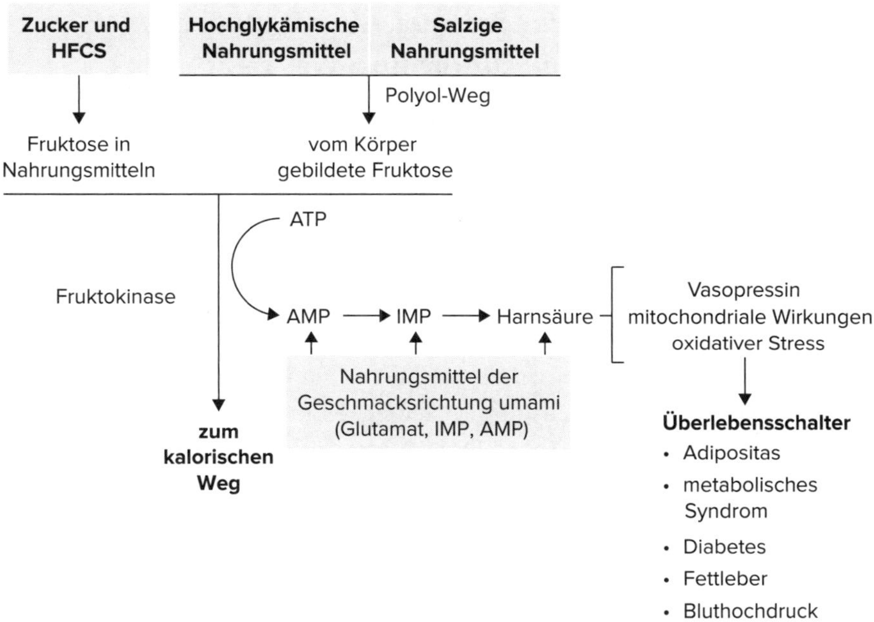

Zucker und HFCS sind zwar die dominanten Nahrungsmittel, die den Überlebensaktivator einschalten, doch er kann auch durch hochglykämische Kohlenhydrate, salzige Nahrungsmittel und solche mit der Geschmacksrichtung umami ausgelöst werden. Alle diese Nahrungsmittel beteiligen den Weg des Energieabbaus und, ich wiederhole es nochmal, lösen den Überlebensaktivator aus, was zu Adipositas und zum metabolischen Syndrom führt.

Glutamat kann nicht nur Adipositas verursachen, sondern war dabei in unseren Studien mit Mäusen de facto auch mit jedem Gramm stärker als Zucker und Salz. Wir konsumieren allerdings viel weniger Glutamat als Zucker. In der durchschnittlichen amerikanischen Bevölkerung sind es pro Person täglich etwa 75g fruktosehaltige Zucker, aber nur ein halbes Gramm Glutamat. Dennoch gibt es Menschen, insbesondere in China, die durch sojabasierte und andere Nahrungsmittel täglich mehr als zehn Gramm Glutamat zu sich nehmen, und bei diesen Menschen trägt die Menge an Umami wahrscheinlich dazu bei, dass sie zunehmen.

Jedes Gramm Glutamat wirkt bei der Verursachung von Adipositas stärker als Zucker oder Salz.

Alle Nahrungsmittel, die wir mögen, sind schlecht für uns: Was nun?

Wir wissen nun, dass die Nahrungsmittel mit den drei Geschmacksrichtungen, die wir am liebsten mögen – süß, salzig und umami – alle den Überlebensaktivator auslösen. Unsere Vorliebe dafür sollte wahrscheinlich die Möglichkeit fördern, dass wir sie ausfindig machen, identifizieren und essen; die Natur möchte, dass wir Nahrungsmittel zu uns nehmen, die uns helfen, Fett zu speichern. Man könnte sagen, aufgrund unserer Biologie wird das zu einem natürlichen Instinkt.

Jack LaLanne*, der Begründer und Guru der US-amerikanischen Fitness-Bewegung, ist berühmt für seinen Kommentar: „Wenn es gut schmeckt, spuck's aus." Ich weiß nicht, wie es Ihnen geht, aber ich finde die Aussage entmutigend, dass wir von allem, was wir gerne essen, dick werden.

Doch es gibt auch eine gute Nachricht. Wir haben Alternativen; wir können mit unseren wissenschaftlichen Kenntnissen wirksame Pläne entwickeln, um Adipositas zu verhindern und zu behandeln. Bevor wir in dieses Thema tiefer einsteigen, schauen wir uns zuerst noch genauer an, wie der Aktivator neben Adipositas und Diabetes andere Krankheiten beeinflusst – und da sind auch einige dabei, die Sie überraschen werden.

---

* Jack behauptete, in seinen jüngeren Jahren sei er ein „Zuckerholiker" gewesen – also abhängig von Zucker wie manche Menschen vom Alkohol. In Kapitel sieben erfahren Sie mehr über die interessante Beziehung zwischen Zucker und Alkohol.

TEIL II

FETTAKTIVATOR UND KRANKHEIT

Kapitel 6

Die Brot- und Butter-Krankheiten der Menschheit

Etwa seit dem letzten Jahrhundert – seit der Weltausstellung von 1893 – steigt der bereits hohe Zuckerkonsum weiterhin weltweit. Es überrascht nicht, dass es auch einen dramatischen Anstieg bei Adipositas, beim metabolischen Syndrom sowie bei Diabetes, Bluthochdruck, Schlaganfällen und Herzkrankheiten gibt. Zudem steigen die mit Adipositas einhergehenden Krebserkrankungen, einschließlich Brust-, Dickdarm- und Bauchspeicheldrüsenkrebs.

Es wird in der Populär- und in der medizinischen Fachliteratur sehr wohl wahrgenommen, dass alle diese Krankheiten parallel laufend zunehmen, und die Voraussetzungen sind eng miteinander verbunden. Selbstverständlich gibt es gemeinsame Risikofaktoren, viele gehen mit der westlichen Kultur und Ernährungsweise einher. Allerdings ist es kompliziert und schwer zu unterscheiden, welche der vielen vermuteten Ursachen verantwortlich ist oder sind. Liegt es wirklich einfach nur an zu wenig Bewegung oder einer zu reichlichen Nahrungsaufnahme oder an einem bestimmten Nahrungsmittel? Welche Bedeutung hat der sozioökonomische Status oder unsere Genetik oder die Toxinbelastung oder das, was sich bei unseren Müttern ereignete, während sie mit uns schwanger waren? Vielleicht könnten wir mit der richtigen Gewichtung eine Gleichung aufstellen, die all diesen Faktoren Rechnung trüge, um das Risiko eines Menschen für eine Krankheitsentwicklung genau zu erfassen. Oder könnte es noch viel einfacher sein als das? Könnte es einen hauptsächlichen Mechanismus geben, der all dem zugrunde liegt und das ganze Drumherum fördert?

Im 14. Jahrhundert sprach sich der Franziskanermönch und Theologe William von Ockham dafür aus, dass bei der Lösung eines Problems die einfachste Erklärung oft die richtige ist. Seine Lehren wurden als Prinzip der Parsimonie, auch Sparsamkeitsprinzip oder einfach als Ockhamsches Rasiermesser bekannt, ein philosophischer Grundsatz, der in der Medizin häufig zum Tragen kommt. Könnte dieses Prinzip dabei hilfreich sein, die grundlegende Ursache zu finden, die nicht nur Adipositas, das metabolische Syndrom und Diabetes, sondern auch Bluthochdruck, Schlaganfälle, Herzkrankheiten, Leber- und Nierenerkrankungen und mehr fördert? Und insbesondere, könnte es sein, dass die ständige Auslösung unseres erst kürzlich entdeckten Überlebensaktivators die Wurzel nicht nur von Adipositas und Diabetes, sondern auch dieser damit einhergehenden nichtübertragbaren Krankheiten ist? Gibt es Hinweise, die diese Hypothese unterstützen, und, falls sie nachgewiesen wird, würde es an unserem Blick auf diese Krankheiten und daran, was wir zu ihrer Verhinderung tun oder wie wir damit umgehen, etwas ändern?

Die übermäßige Vereinfachung eines Problems birgt natürlich eine Gefahr. Damit zu argumentieren, dass der Aktivator vielleicht die Ursache für viele der wichtigeren gegenwärtigen Krankheiten ist, könnte anmaßend und sogar fanatisch klingen. Doch die Einfachheit in der Biologie und auch auf anderen Gebieten hat etwas Bestechendes, und so ist es vernünftig, diesen Gedanken einmal eingehender zu untersuchen. Am meisten kommt es vielleicht darauf an festzustellen, nicht, ob der Aktivator die *Hauptursache*, sondern, ob er eine *Mitursache* ist. Letzteres ist als Gedanke vielleicht leichter zu akzeptieren und trotzdem wichtig, denn solange der Aktivator eine Rolle spielt, kann die Entwicklung von Strategien, die seine Aktivierung blockieren, neue Erkenntnisse liefern, um Krankheiten vorzubeugen, damit umzugehen und Möglichkeiten zu ihrer Heilung zu finden.

Beginnen wir damit, dass wir viele der mit Adipositas und dem metabolischen Syndrom einhergehenden Krankheiten unter die Lupe nehmen und schauen, ob sie etwas mit dem Überlebensaktivator zu tun haben könnten.

Gicht: Das Paradebeispiel eines ausgelösten Überlebensaktivators

Es gibt wahrscheinlich keine Krankheit, die ein besseres Beispiel für einen permanent eingeschalteten Überlebensaktivator ist, als die Gicht. Wie Sie vielleicht noch aus Kapitel 3 wissen, ist Gicht eine Form von Arthritis – das ist der lateinische Begriff für „Gelenksentzündung" –, die normalerweise Schmerzen in der Großzehe, am Knöchel oder im Knie verursacht. Das Gelenk wird heiß und rot, und die Schmerzen können so stark werden, dass sogar ein Bettlaken auf dem Fuß Beschwerden verursacht. Sie gehört zu den häufigsten Formen der Arthritis weltweit; allein in den Vereinigten Staaten sind neun Millionen Menschen davon betroffen.

Gicht wird durch einen erhöhten Harnsäurespiegel verursacht, der typischerweise über dem Wert von 7 mg/dl liegt. Harnsäure ist nicht besonders löslich, und wenn ihr Spiegel im Blut zu hoch wird, können sich Kristalle bilden und in den Gelenken abgelagert werden, was zu einer Entzündung (der Ursache der schmerzhaften Arthritis) führt. Seltener bilden sich Harnsäurekristalle auch unter der Haut und verursachen dort tendenziell kleine, schmerzlose Knoten, die Tophi. Der klassische Gichtanfall tritt spät nachts oder frühmorgens auf, nach einer reichhaltigen Mahlzeit, zu der in der Regel Alkohol, rotes Fleisch (das reichlich Glutamat sowie die **Nukleotide** AMP und IMP enthält) sowie Zucker gehören. Und besonders häufig sind Menschen mit einer Schlafapnoe, Atemaussetzern im Schlaf, davon betroffen, denn das Abfallen des Sauerstoffgehalts im Blut, zu dem es bei ihnen während des Schlafens kommt, erhöht die Bildung von Harnsäure im Körper.

Die meisten Gichtanfälle dauern fünf bis zehn Tage und lassen sich mit entzündungshemmenden Medikamenten beseitigen, doch die Krankheit kommt häufig wieder und kann zur Deformierung der betroffenen Gelenke führen. Da die Gicht so gut auf frei verkäufliche Medikamente anspricht, betrachten Ärzteschaft und Betroffene sie häufig mehr als Ärgernis denn als Krankheit und schenken ihr nicht die gebührende Aufmerksamkeit.

Gicht ist jedoch weitaus mehr als nur eine lästige Arthritis, gegen die man Ibuprofen nimmt, wenn ein stechender Schmerz auf einen bevorstehenden Anfall hinweist. Sie ist in den meisten Fällen vielmehr das Aushängeschild eines permanent ausgelösten Überlebensaktivators.

Vielleicht wissen Sie noch aus Kapitel 4, dass die Menschen aufgrund einer Mutation im Urikase-Gen, die vor Millionen von Jahren auftrat, einen höheren Harnsäurespiegel als die meisten anderen Säugetiere haben. Anfangs führte diese Mutation nur zu einem geringen Anstieg des normalen Urikasespiegels um 1 bis 2 mg/dl auf etwa 3-4 mg/dl. Mit der westlichen Ernährung und insbesondere durch Alkohol und zucker- sowie umamireiche Nahrungsmittel kletterte der durchschnittliche Harnsäurespiegel auf heute 5-6 mg/dl – und liegt bei sage und schreibe 20 Millionen Amerikanerinnen und Amerikanern sogar noch höher. Dieser erhöhte Spiegel (>6 mg/dl bei Frauen und >7 mg/dl bei Männern) wird manchmal als **Hyperurikämie** bezeichnet und wer davon betroffen ist, gehört zu denen, die höchstwahrscheinlich Gicht bekommen.

Ein hoher Harnsäurespiegel kann zwar mehrere Gründe haben, auch genetische sowie eine Niereninsuffizienz, doch dieser hohe Spiegel und/oder das Auftreten einer Gicht weisen stark auf den reichlichen Verzehr von Nahrungsmitteln hin, die den Überlebensaktivator auslösen, denn Harnsäure gehört zu den Hauptprodukten des Fruktosestoffwechsels. Es sollte daher nicht überraschen, dass unter den Menschen mit Gicht die Quote von Adipositas und metabolischem Syndrom weltweit am höchsten ist. Fast dreiviertel aller an Gicht Erkrankten haben einen hohen Blutdruck, mehr als die Hälfte sind adipös, und mehr als die Hälfte sind chronisch nierenkrank, die meisten leiden an einer Fettleber und ein Viertel an Diabetes Typ 2. Wer Gicht hat, gehört auch zu den Menschen mit den höchsten Herzerkrankungsraten.

Das legt nahe, dass Gicht beziehungsweise ein erhöhter Harnsäurespiegel (also eine Hyperurikämie) eine weitere Folge des auf Hochtouren laufenden Überlebensaktivators ist. Die Daten unserer Versuche weisen jedoch auf eine interessante Wende hin, nämlich, dass die Harnsäure nicht einfach ein Nebenprodukt des Überlebensaktivators, sondern auch aktiv an seiner Einschaltung beteiligt ist. Außer dass sie die Energiefabriken unter oxidativen Stress setzt, kann sie noch andere biologische Auswirkungen haben, zu denen die Förderung von Fettbildung, Entzündungsherden und Verengungen der Blutgefäße gehören. Es gibt deutliche Hinweise bei Labortieren, dass die Harnsäure eine Rolle beim Hochtreiben des Blutdrucks, bei der Bildung einer Insulinresistenz, der Fettleber und der Adipositas spielt. Erinnern Sie sich, der Grund, warum wir ursprünglich Interesse an Fruktose bekamen, war tatsächlich eine Studie, die ergab, dass die Senkung des Harnsäurespiegels das metabolische Syndrom bei Ratten bessern konnte, die mit Fruktose gefüttert wurden. Diese Beobachtungen legen nahe, dass Harnsäure vielleicht eine Rolle bei der Gewichtszunahme, einem erhöhten Blutdruck, der Insulinresistenz und anderen Merkmalen des metabolischen Syndroms spielen kann.

Diese Sichtweise – dass Harnsäure zu einer Stoffwechselkrankheit beiträgt – ist gegenwärtig umstritten, da wir jahrelang glaubten, dass der Anstieg der Harnsäure eine Reaktion auf Adipositas, Insulinresistenz und einen hohen Blutdruck oder die Behandlung dieser Krankheiten (insbesondere mit Diuretika, die zur Steuerung des Blutdrucks eingesetzt werden) ist. Es gibt jedoch eine Reihe von Argumenten dafür, dass Harnsäure zur Entwicklung dieser Krankheiten beiträgt. Zuerst einmal gibt es gesicherte Nachweise dafür, dass der Entwicklung von Adipositas, des metabolischen Syndroms und dieser damit zusammenhängenden Krankheiten ein hoher Harnsäurespiegel vorausgeht, und wenn das stimmt, dann können wir nicht behaupten, dass er lediglich eine Folge davon ist. Wir beobachteten zum Beispiel in einer Studie gesunde japanische Erwachsene, deren einzige Unregelmäßigkeit ein hoher Harnsäurespiegel war, zusammen mit einer Kontrollgruppe, die einen normalen Harnsäurespiegel hatte. Nach fünf Jahren hatten die Menschen mit einem hohen Harnsäurespiegel ein doppelt so hohes Risiko, Bluthochdruck, Diabetes, Adipositas und eine chronische Nierenkrankheit zu bekommen. Es gibt auch Dutzende von Beobachtungen in der Allgemeinbevölkerung, dass hohe Harnsäurespiegel nachweislich die Entwicklung dieser Krankheiten sowie von Herzerkrankungen unabhängig vorhersagen können.

Es gibt ebenfalls Nachweise, dass eine Senkung des Harnsäurespiegels die Merkmale eines metabolischen Syndroms verhindern oder rückgängig machen kann. Einige der aussagekräftigsten hängen mit dem Blutdruck zusammen. In einer Studie, die wir gemeinsam mit unserem Mitarbeiter Daniel Feig, einem Kindernephrologen, durchführten, sahen wir uns an, wie sich die Senkung des Harnsäurespiegels auf Heranwachsende mit einem erstmals diagnostizierten Bluthochdruck auswirkte. Unsere Forschungsgruppe hatte vorher an Labortieren nachgewiesen, dass ein hoher Blutdruck sehr stark auf eine frühzeitige Senkung des Harnsäurespiegels reagiert. Im Laufe der Zeit kommt es durch einen hohen Harnsäurespiegel zu einer fortschreitenden Schädigung und Entzündung der Nieren, sodass ein hoher Blutdruck letztlich eher durch die Nierenschädigung als direkt durch die Harnsäure gefördert wird; ist das der Fall, ist eine Senkung des Harnsäurespiegels weniger wirksam. Daher dachten wir, dieser Personenkreis wäre eine ideale Testgruppe, da es unter ihnen zu diesem Lebenszeitpunkt sehr wenige Nierenerkrankungen geben würde. Als Dan ihren Harnsäurespiegel bestimmte, war dieser zu unserem Erstaunen bei der überwiegenden Mehrheit (90 Prozent) hoch. Dan führte daraufhin eine randomisierte Studie durch und stellte fest, dass Allopurinol, eines der wirksameren Medikamente gegen einen hohen Harnsäurespiegel, hier den Bluthochdruck vollkommen absenken konnte, wohingegen das Placebo keine Wirkung zeigte. Als er eine ähnliche Studie mit übergewichtigen Heranwachsenden machte, deren Blutdruck grenzwertig war, stellte er wieder fest, dass die Senkung des Harnsäurespiegels den Blutdruck auf Normalwerte zurückführen konnte und das Placebo nicht wirkte.

Ähnlich positive Wirkungen der Absenkung des Harnsäurespiegels stellten wir fest, als wir mit anderen Mitgliedern unseres Teams, unter anderem der mexikanischen Nephrologin und klinischen Forscherin Magdalena Madero und dem türkischen Nephrologen Mehmet Kanbay zusammenarbeiteten. Mehmet wies wie auch andere Forscher nach, dass eine Senkung des Harnsäurespiegels die Insulinresistenz verbessern konnte. Des Weiteren schien sie sich positiv auf das Gewicht und speziell auf die Gewichtszunahme auszuwirken. In einer von Dans Studien nahmen zum Beispiel Heranwachsende, die ein Placebo bekamen, während der Studiendauer gut zwei Kilo zu, während die Gruppe, die Allopurinol bekam, sogar ein halbes Kilo abnahm.

Diese und viele andere Studien haben zwar nachgewiesen, dass sich eine Senkung des Harnsäurespiegels positiv auf das metabolische

Syndrom auswirkt, doch in manchen Studien war das nicht der Fall. Diese negativen Ergebnisse sind jedoch meist einem von zwei Faktoren geschuldet. Erstens wurde in einer Reihe dieser Studien die Harnsäure bei Menschen gesenkt, deren Spiegel bereits normal war. In anderen wiederum wollte man wissen, ob Bluthochdruck durch die Senkung des Harnsäurespiegels behandelt werden könnte, führte die Studie aber mit Menschen durch, deren Blutdruck normal war. Diese Art von Studien sind in meinen Augen nicht besonders sinnvoll, da sie eine Behandlung an Menschen prüfen, die nicht behandelt werden müssen.

Außer dass Harnsäure eine potenzielle Rolle beim metabolischen Syndrom spielt, hat sie vielleicht eine direkte Bedeutung bei Herzkrankheiten, insbesondere, wenn es sich dabei um Menschen handelt, die Gicht haben. Neuere Studien legen nahe, dass sich Harnsäurekristalle bei ihnen nicht nur in den Gelenken ablagern, sondern auch unbemerkt Schäden in anderen Körperteilen anrichten können. In einer Studie wurde zum Beispiel festgestellt, dass fast 80 Prozent der Menschen mit Gicht Harnsäurekristalle im Herzen und in den Blutgefäßen sowie häufig auch in den Nieren haben. Da die Kristalle lokale Entzündungen verursachen können, besteht eine hohe Wahrscheinlichkeit, dass eine Überfunktion des Aktivators auf diesem Weg zu Herz- und Nierenkrankheiten führt (mehr dazu in den folgenden Abschnitten). Wir brauchen ganz eindeutig mehr klinische Studien, um alle Konsequenzen eines hohen Harnsäurespiegels und der Gicht zu verstehen.*

Gicht ist eine systemische Krankheit, die ein Beispiel für die negativen gesundheitlichen Auswirkungen ist, wenn der Überlebensaktivator in die Überfunktion gerät.

Gicht ist nicht einfach nur etwas Lästiges. Sie ist eine systemische Krankheit, die ein Beispiel für die negativen gesundheitlichen Auswirkungen ist, wenn der Überlebensaktivator in die Überfunktion gerät. Aber was hat es mit den Einzelerkrankungen wie Diabetes auf sich, die heute so

* Es gibt derzeit viele laufende Studien, die untersuchen, welchen potenziellen Nutzen das Absenken des Harnsäurespiegels auf Herzkrankheiten hat. Andere werden in Kapitel 9 detaillierter besprochen.

häufig sind? Könnte auch der Fettaktivator ursächlich zu diesen Störungen beitragen?

Diabetes Typ 2: Die Endphase der Insulinresistenz

Diabetes ist eine Krankheit, bei der der Blutzuckerspiegel abnormal erhöht ist. Es gibt zwei Formen: **Typ 1**, der dann auftritt, wenn die Bauchspeicheldrüse kein Insulin mehr bilden kann; er entwickelt sich meist in der Kindheit. Und **Typ 2**, der mit Adipositas und dem metabolischen Syndrom einhergeht. Der Diabetes Typ 2 ist bei weitem häufiger und steht in Zusammenhang mit einem der Hauptkennzeichen des Überlebensaktivators, der Insulinresistenz.

Bei Menschen, die einen Diabetes Typ 2 entwickeln, lässt sich normalerweise bereits vor dessen voller Ausprägung eine Insulinresistenz nachweisen. In diesem Rahmen ist der Muskel gegenüber den Wirkungen von Insulin resistent, und die Bauchspeicheldrüse bildet mehr Insulin zur Kompensation, sodass der Spiegel steigt, bis genug Insulin vorhanden ist, um die Resistenz zu überwinden. Dadurch wird der Blutzuckerspiegel gesenkt, doch in der Folge bleibt das zirkulierende Insulin hoch. Die Bauchspeicheldrüse muss so auch immer mehr und mehr zusätzliche Arbeit leisten; durch **geringgradige Entzündung**sherde kann es dort zur Narbenbildung kommen, die die Insulinbildung beeinträchtigen. Da der Insulinspiegel sinkt, kann der Blutzuckerspiegel irgendwann nicht mehr gesteuert werden, und es kommt zu Diabetes.

Wie sich eine Insulinresistenz genau entwickelt, ist zwar noch Gegenstand von Untersuchungen, doch aus unserer Forschung sowie der von Kollegen geht eindeutig hervor, dass die Insulinresistenz mit dem Fruktosestoffwechsel zusammenhängt, dass sie eine Folge der Auslösung des Überlebensaktivators ist und dass wahrscheinlich die Wirkungen der Harnsäure an diesem Mechanismus beteiligt sind. Unsere Gruppe stellte auch fest, dass Ratten, die Saccharose erhielten, einen eindeutigen Diabetes bekamen, im Zuge dessen die insulinbildenden Zellen in der Bauchspeicheldrüse geschädigt wurden. Mit anderen Worten, es ist ersichtlich, dass die Entwicklung eines Typ-2-Diabetes eine direkte Folge des Fruktosestoffwechsels ist, der sowohl eine Insulinresistenz als auch einen zu Diabetes kulminierenden Schaden in der

Bauchspeicheldrüse verursacht. Das heißt aber nicht, dass es nicht noch andere Ursachen für den Diabetes Typ 2 gibt, doch Fruktose erweist sich als die wichtigste.

Die Hinweise, dass fruktosehaltige Zucker eine Ursache von Typ 2-Diabetes sind, sind erdrückend. Die frühesten stammen aus der Geschichte. Vielleicht erinnern Sie sich an Kapitel 4, dass einer der ersten Berichte in der Literatur von Sushruta stammte, einem Arzt, der während der geschichtlich frühesten Zuckerrohrernten im Flusstal des Ganges praktizierte und Adipositas sowie Diabetes mit dem flüssigen Rohrzucker in Zusammenhang brachte, den die Menschen dort tranken. In der übrigen Welt blieb Diabetes relativ selten, bis sich der Zuckerkonsum in der Spätrenaissance erhöhte. Im 19. Jahrhundert wurde dem französischen Arzt Etienne Lancereaux klar, dass es zwei Formen von Diabetes gibt, den „schlanken" und den „dicken" und er erkannte, dass Letzterer häufig mit dem Zuckerkonsum einherging. Anfang des 20. Jahrhunderts wurde weltweit ein Anstieg von Diabetes beobachtet und zunehmend mit dem Zuckerkonsum in Zusammenhang gebracht.

Eine der überzeugendsten Verbindungen zwischen Zuckerkonsum und Diabetes fand Haven Emerson, der zwischen 1915 und 1918 Gesundheitsbeauftragter von New York City war. Er machte sich Sorgen wegen der ständig steigenden Diabetesfälle in seiner Stadt; in einem Zeitraum von 40 Jahren waren sie etwa um das Zehnfache gestiegen, von zwei bis drei Fällen pro hunderttausend Einwohnern im Jahre 1880 auf fast zwanzig Fälle pro hunderttausend im Jahre 1920. Um den Grund dafür herauszufinden, führte er eine umfassende Bevölkerungsbefragung durch und suchte nach potenziellen Risikofaktoren. Er stellte fest, dass Diabetes am stärksten mit Übergewicht und einer sitzenden Lebensweise zusammenhing, doch er registrierte auch einen bemerkenswerten Zusammenhang mit dem Zuckerkonsum. Damals war Zucker noch teuer, und Diabetes war fast ausschließlich eine Krankheit der Reichen.

Emerson war nicht der Einzige. Zu der Zeit glaubten auch andere, dass Zucker die Ursache von Diabetes sei, insbesondere Frederick Banting, der Arzt, der für die Entdeckung des Insulins zusammen mit John J. R. Macleod 1923 den Nobelpreis für Medizin erhielt. Doch nicht jeder war der gleichen Meinung. Einer der eher lautstarken Gegner war der Arzt Elliott Joslin. Als Diabetesspezialist wies er den Gedanken zurück, dass Zucker die Ursache sei und brachte stattdessen die Überernährung vor. Er betonte, dass eine Studie, die das Verhältnis zwischen dem Zuckerkonsum von 1923 und 1928 und der Sterblichkeitsrate durch Diabetes untersuchte, keinen klaren Zusammenhang feststellte. Von den 13 in der Studie untersuchten Ländern mit dem höchsten Zuckerkonsum tauchten jedoch 11 auch an der Spitze der 13 Länder mit hoher Sterblichkeitsrate an Diabetes auf. Zwar wiesen die anderen beiden (damaligen) Länder, Kuba und Hawaii, eine relativ geringe Sterblichkeitsrate durch Diabetes auf, doch es gibt oft eine Verzögerung von zehn bis zwanzig Jahren zwischen dem Anstieg des Zuckerkonsums und der Erhöhung der Sterblichkeitsrate durch Diabetes, und während der zehn Jahre nach der Studie schnellten die Diabetesraten und die Todesfälle an Diabetes in Hawaii in die Höhe. (In Bezug auf Kuba ist die Zuverlässigkeit der ursprünglichen Datensammlung unklar.)

Heutzutage wird der Zusammenhang zwischen Diabetes und dem Zucker- und HFCS-Konsum – insbesondere durch Erfrischungsgetränke – sowohl von Laborstudien als auch von klinischen Studien nachdrücklich unterstützt. Der Fruktosekonsum kann Diabetes bei Labortieren und eine Insulinresistenz bei Menschen auslösen. Eine Reduzierung der Fruktosezufuhr senkt Berichten zufolge auch die Insulinresistenz bei Menschen mit Adipositas. Heute besteht kein Zweifel daran, dass Fruktose und daher der Überlebensaktivator eine wichtige Rolle bei der Verursachung dieser Krankheit spielt.

Zucker ist nicht das einzige Nahrungsmittel, das mit einem Diabetesrisiko einhergeht, und wie wir gesehen haben, ist Zucker nicht das einzige Nahrungsmittel, das den Überlebensaktivator einschaltet, selbst wenn er hauptsächlich dahintersteckt. Daher überrascht es nicht, dass hochglykämische Nahrungsmittel, einschließlich Reis und Kartoffeln, ebenfalls das Diabetesrisiko erhöhen, wenn auch nicht so stark. Dasselbe gilt für rotes Fleisch, Bier und andere Nahrungsmittel der Geschmacksrichtung umami sowie für salzreiche Ernährungsweisen. All diese Daten legen nahe, dass der Typ 2-Diabetes ein unerwünschtes Geschenk des Fettaktivators ist.

Die Reduzierung der Fruktosezufuhr senkt auch die Insulinresistenz bei Menschen mit Adipositas.

Bluthochdruck, Herzinsuffizienz und Schlaganfall

Von Bluthochdruck oder Hypertonie spricht man in der Regel ab einem Blutdruckwert von 140/90 mm/Hg oder höher, wenn auch in den letzten Jahren immer wieder mal versucht wurde, die Schwelle auf 130/80 mm/Hg zu drücken. Ähnlich wie Adipositas und Diabetes war diese Krankheit einmal selten, und in den 1890ern nahm man an, dass weniger als fünf Prozent der erwachsenen US-Bevölkerung davon betroffen waren. Doch genau wie bei Adipositas und Diabetes stiegen die Zahlen im 20. Jahrhundert; heute leidet ein Drittel der Erwachsenen in den USA daran. Bluthochdruck gehört nun zu den häufigsten Krankheiten weltweit und betrifft mehr als eine Milliarde Erwachsene.

Bluthochdruck wird als „lautloser Killer" bezeichnet, denn er zeigt, wenn überhaupt, meist wenige Symptome. Viele Menschen wissen gar nicht, dass sie ihn haben und bleiben daher unbehandelt; bei anderen ist die Behandlung unzureichend. Doch ein hoher Blutdruck verlangt dem Körper viel ab. Erst einmal muss das Herz schwerer arbeiten, als es sollte, was langfristig zu einer Herzinsuffizienz führen kann; heute ist er die Hauptursache dafür. Er führt auch zu einer allmählichen Schädigung der Blutgefäße. Das Gehirn ist ein Ort, an dem das passieren kann. Infolge eines Bluthochdrucks können Blutgefäße platzen, wodurch es zu einer Hirnblutung kommen kann. Oder Blutgefäße können sich verengen, was die Durchblutung von Teilen des Gehirns verringert und dazu führt, dass sie absterben. Große Blutgefäße wie die Aorta sind ebenfalls gefährdet. Dort kann Bluthochdruck ein Aneurysma verursachen, das eine innere Blutung oder eine Aortendissektion zur Folge haben kann, wobei Letzteres eine verheerende Komplikation ist, die zu einem plötzlichen Riss in der Auskleidung der Hauptschlagader führt. Außerdem ist Bluthochdruck eine der Hauptursachen für eine Niereninsuffizienz und kann andere Probleme nach sich ziehen. Zum Beispiel kann er die schulische Leistung von Kindern beeinträchtigen und bei älteren Menschen über die Schädigung der kleinen Gefäße im Gehirn eine langsam fortschreitende Demenz verursachen, die sogenannte vaskuläre Demenz.

Es ist dringend erforderlich, dass man alle Ursachen eines Bluthochdrucks versteht. Manche sind zwar gut bekannt, etwa Nierenkrankheiten, doch die überwiegende Mehrheit der Fälle wird als „primäre

Hypertonie“ oder „essenzielle Hypertonie“ bezeichnet, was bedeutet, dass man die Ursache nicht kennt. Es gibt jedoch immer mehr Hinweise, dass die primäre Hypertonie einer Überfunktion des Überlebensaktivators geschuldet ist.

Es gibt auch gewichtige Hinweise darauf, dass Fruktose eine Rolle beim Bluthochdruck spielen kann. Epidemiologische Studien haben den Konsum von Erfrischungsgetränken sowie von Fruktose in Zuckerzusätzen mit einem Bluthochdruck in Zusammenhang gebracht. Ein noch stärkerer Hinweis ist die Feststellung, dass bei Freiwilligen der Blutdruck nach dem Genuss von Fruktose sofort steigt, während das bei Glukose oder Wasser nicht beobachtet wird. In einer klinischen Studie, an der wir beteiligt waren, wurden die Teilnehmenden nach dem Zufallsprinzip ausgewählt und bekamen ein Erfrischungsgetränk, das sich nur dadurch unterschied, dass es entweder Saccharose oder HFCS enthielt. Beide Getränke führten zu einem Anstieg des Blutdrucks, der bei dem HFCS-haltigen Getränk höher ausfiel, was sowohl mit dem höheren Fruktosegehalt als auch dem höheren Anstieg des Harnsäurespiegels übereinstimmte.

Dieser Zusammenhang mit dem Harnsäurespiegel erweist sich als wichtig, etwas, das wir in einer zusammen mit dem Kliniker Enrique Perez-Pozo durchgeführten Studie bestätigten.

Männliche Freiwillige, von denen die Hälfte nach dem Zufallsprinzip ausgewählt wurde und Allopurinol erhielt, tranken zwei Wochen lang täglich große Mengen Fruktose. Der Blutdruck stieg bei der Fruktose-Gruppe deutlich, jedoch *nicht im geringsten* bei der Allopurinol-Gruppe, da bei ihr der Anstieg der Harnsäure verhindert wurde. Diese Daten legen nahe, dass die Auslösung des Überlebensaktivators durch Fruktose für den Blutdruck eine Rolle spielt und dass er wahrscheinlich an der Auswirkung der Fruktose auf den Anstieg des Harnsäurespiegels beteiligt ist.

Die Substanz, mit der Bluthochdruck klassischerweise in Verbindung gebracht wird, ist natürlich nicht Zucker, sondern Salz. Eine sehr salzhaltige Ernährung kann den Überlebensaktivator auch auslösen, doch wie wir besprochen haben, liegt das nicht am Salz selbst, sondern eher an einer Erhöhung der Salzkonzentration im Blut, die die Bildung von Fruktose und des Hormons Vasopressin bewirkt. Um diesen Effekt auf den Blutdruck zu untersuchen, gab unser Mitarbeiter Mehmet Kanbay Freiwilligen eine salzige Suppe zu trinken, entweder zusammen mit zwei Gläsern Trinkwasser oder ohne. Tranken sie nur die Suppe, erhöhte sich der Salzgehalt in ihrem Blut, und der Blutdruck sowie Vasopressin stiegen sofort. Tranken sie jedoch das Wasser zur Suppe, wurde keine Erhöhung der Salzkonzentration und auch keine Veränderung bei Vasopressin oder beim Blutdruck beobachtet.

Diese und ähnliche Studien legen nahe, dass es nicht an der Salzmenge liegt, ob der Blutdruck steigt, sondern eher daran, ob sich durch das Salz, das wir zu uns nehmen, die Salzkonzentration im Blut erhöht, die den Überlebensaktivator einschaltet. Wir bestätigten das in einer Studie, die wir zusammen mit unserem Mitarbeiter Masanari Kuwabara, einem japanischen Kardiologen, durchführten, in der wir bei einer großen gesunden japanischen Bevölkerungsgruppe den Zusammenhang zwischen dem Salzkonsum und der Entwicklung von Bluthochdruck untersuchten. Wir stellten Folgendes fest: Bei einem höheren täglichen Salzkonsum lässt sich zwar nach fünf Jahren wohl ein erhöhtes Risiko für einen hohen Blutdruck prognostizieren, doch der stärkere Indikator war nicht die aufgenommene Salzmenge, sondern eher die Salzkonzentration im Blut.

Ebenso wie der Zuckerkonsum in den letzten Jahrzehnten angestiegen ist, hat sich auch der Salzkonsum erhöht – um 30 Prozent. Die Einschränkung des Salzkonsums ist zu einer Standardempfehlung für die Blutdrucksenkung geworden und wird jetzt auch als Strategie zur Gewichtsabnahme anerkannt. Trotzdem zeigt unsere Forschung, dass nicht wirklich die Salzmenge wichtig ist, um den Blutdruck in die Höhe zu treiben, sondern das Gleichgewicht zwischen Salz und Wasser. Wenn wir folglich die Fruktosezufuhr geringhalten können und viel Wasser trinken, um zu verhindern, dass die Salzkonzentration im Blut zu hoch wird, haben wir eine gute Chance, einen Bluthochdruck zu verhindern, ohne dass wir Salz zu stark einschränken müssen.

Nicht die Salzmenge ist ausschlaggebend, um den Blutdruck in die Höhe zu treiben, sondern das Gleichgewicht zwischen Salz und Wasser.

Die Freisetzung von Harnsäure sowie Vasopressin durch den Überlebensaktivator erhöht zwar den Blutdruck kurzfristig, doch es gibt Hinweise, dass ein anderes System schließlich die Führung übernimmt. Insbesondere die Auslösung des Überlebensaktivators führt zu einer niederschwelligen Nierenentzündung, und die Arbeit meines Mitarbeiters Bernardo Rodriguez-Iturbe, der führend auf dem Gebiet der Hypertonie ist, hat nachgewiesen, dass diese Entzündung mit der Zeit zu einem sich selbst erhaltenden Prozess wird. Durch die Entzündung halten die Nieren Salz zurück, wodurch es zu einem dauerhaft erhöhten Blutdruck kommt. Das ist wahrscheinlich bei vielen Menschen der Fall, die seit Jahren unter einem Bluthochdruck leiden. In einem solchen Fall reicht es nicht aus, einfach den Harnsäurespiegel zu senken oder den Aktivator abzuschalten, um den Bluthochdruck zu kurieren. Trotzdem sollte die Reduzierung des Konsums von Zuckerzusätzen und Salz einen gewissen Nutzen haben, denn es kann nicht zu einer Verschlechterung kommen, wenn man den Überlebensaktivator abschaltet.

Leberkrankheiten

In den 1970ern bekamen die Ärzte eine neue Art der Lebererkrankung zu sehen, die seither weltweit dramatisch zugenommen hat. Heute ist sie die häufigste Ursache für ein Leberversagen und eine Lebertransplantation. Sie wird als nichtalkoholische Fettlebererkrankung bezeichnet und firmiert auch unter der (englischen) Abkürzung NAFLD (non-alcoholic fatty liver disease). Sie ist ebenfalls ein lautloser Killer. Das erste Stadium ist eine Fettansammlung in der Leber, die zu einer geringfügigen Vergrößerung des Organs führt und zu leicht abweichenden Werten bei den Leberfunktionstests. In diesem Stadium ist es den Betroffenen meist nicht bewusst, dass etwas nicht stimmt, außer es wird ärztlicherseits eine Fettleber durch ein bildgebendes Verfahren, etwa im Ultraschall, festgestellt. Im Laufe der Zeit entwickelt sich eine lokal begrenzte geringgradige Entzündung – die wiederum symptomlos abläuft. Unbemerkt kommt es dadurch zu einer Schädigung und Narbenbildung. Dann, normalerweise Jahre später, zeigen sich bei den Betroffenen plötzlich Anzeichen eines Leberversagens, der Zirrhose. Sie können verwirrt sein, unter Zittern, an Muskelschwund, einer starken Schwellung im Bauchraum durch Flüssigkeitsansammlung und manchmal an

Blutungen im Darm leiden. In einem solchen Stadium kann man sehr wenig tun, es bleibt praktisch nur eine Lebertransplantation.

Das Krankheitsbild ist der alkoholbedingten Lebererkrankung sehr ähnlich, da Alkohol auch zu einer Fettleber führt, die im Laufe der Zeit mit einer Entzündung, Narbenbildung und einer Zirrhose einhergeht. Tatsächlich sind beide Krankheiten nahezu identisch, obwohl sich Letztere etwas dramatischer darstellt und natürlich mit schwerem Alkoholkonsum verbunden ist.

Es ist sehr wahrscheinlich, dass NAFLD eine direkte Folge der ständigen Auslösung des Überlebensaktivators ist. Wie Sie sich vielleicht erinnern, ist eine der Hauptfunktionen des Überlebensaktivators das Ansammeln von Fett, wobei das Fettgewebe ein bevorzugter Ort ist, und die Leber ein anderer.

Eine Fettleber kann etwas Gutes haben, denn sie kann ein Energiespeicher sein. Denken Sie an den Kolibri, der von Nektar lebt und von allen Vögeln die stärkste Fettleber entwickelt, nur um das Fett während der Nacht zu verbrennen. Dass Fruktose bei Vögeln zu einer Fettleber führen kann, weiß man seit den Zeiten des Römischen Reichs. Plinius der Ältere schrieb, dass der römische Küchenchef Marcus Apicus Gänse mit Datteln fütterte, damit sie eine Fettleber bekamen, die im Laufe der Zeit zu einer berühmten Delikatesse wurde, Foie gras, die Gänsestopfleber, die wir heutzutage auch noch essen. Moderne Laborstudien haben ergeben, dass auch andere Tiere eine Fettleber bekommen, wenn sie mit Fruktose gefüttert werden.

Im Jahre 2006, als ich noch an der University of Florida war, hatte ich die Gelegenheit, eine Vorlesung von Manal Abdelmalek über NAFLD zu hören, einer großartigen jungen Ärztin, die sich eingehend mit dieser relativ neuen Krankheit beschäftigte. Während ihres Vortrags kam mir der Gedanke, dass NAFLD durch den Konsum von Nahrungsmitteln oder Getränken entstehen könnte, die HFCS und Saccharose enthalten. Nach der Vorlesung kamen wir ins Gespräch; sie erzählte mir, dass diese Möglichkeit noch niemand speziell in Betracht gezogen hatte, und so begannen wir zusammenzuarbeiten. Als sie ihre an der Studie beteiligten, von NAFLD Betroffenen dazu befragte, stellte sich heraus, dass sie eine beachtliche Vorgeschichte in Bezug auf den Konsum von außergewöhnlichen Mengen HFCS-haltiger Erfrischungsgetränke hatten und die meisten von ihnen Merkmale eines metabolischen Syndroms sowie einen hohen Harnsäurespiegel aufwiesen. Xiaosen Ouyang aus unserem Labor untersuchte auch Leberbiopsien von ihnen und stellte sehr große Mengen von Enzymen fest, die am Fruktosestoffwechsel beteiligt sind (insbesondere Fruktokinase). Es schien, als hätten wir ein überzeugendes Argument, dass NAFLD durch den Konsum von fruktosehaltigen Zuckerzusätzen verursacht wurde.

In der Folge wies Manal in einer Reihe von sehr gut konzipierten Studien nach, dass sich durch die Zufuhr von Erfrischungsgetränken mit HFCS nicht nur die Entwicklung einer Fettleber vorhersagen ließ, sondern auch eine Entzündung und Narbenbildung, die zu einer Zirrhose führen konnten. Sie wies weiter nach, dass Fettleberzellen unter einem chronischen Energiemangel (ATP) litten – ein verräterisches Zeichen dafür, dass der Überlebensaktivator am Werk war – und dass sich der ATP-Spiegel umgekehrt proportional zum Fruktosekonsum und zum Harnsäurespiegel verhielt. Seither bringen viele Studien die nichtalkoholische Fettlebererkrankung mit dem übermäßigen Konsum von Zuckerzusätzen in Zusammenhang. In einer Studie wurde sogar berichtet, dass sich die Fettleber bei Kindern besserte, wenn sie ihren Konsum reduzierten.

Nachdem der Beweis für den Zusammenhang zwischen Zuckerzusätzen und Fettleber erbracht war, begannen wir uns zu fragen, ob es zwischen HFCS und Saccharose in Bezug auf die Verursachung einer Fettleber einen Unterschied gab, da das Auftreten von NAFLD am stärksten mit der Einführung von HFCS korrelierte. Wir untersuchten das, indem wir Laborratten entweder Saccharose oder eine HFCS-Mischung mit Fruktose und Glukose im Verhältnis 50:50 gaben, sodass jede Gruppe die gleiche Menge Fruktose bekam. Unsere Studie ergab, dass die HFCS-Mischung eine schlimmere Fettleber verursachte als die Saccharose, obwohl auch sie den Fettspiegel erhöhte und zu einer Leberentzündung führte. Eine dritte Kontrollgruppe, die normal ernährt wurde, bekam überhaupt keine Fettleber.

Alle, die an einer Fettleber leiden oder mit NAFLD diagnostiziert wurden, sollten beachten, dass die Hauptursache für ihren Zustand sehr wahrscheinlich fruktosehaltige Zuckerzusätze sind. HFCS zeigt sich hier wirksamer als Saccharose, möglicherweise aufgrund von Unterschieden in der Resorption, da Saccharose vor der Aufnahme in den Darm zuerst in Fruktose und Glukose aufgespalten werden muss. Das spricht die Saccharose jedoch nicht frei, die trotzdem als ein Hauptrisikofaktor betrachtet werden sollte.

Chronische Nierenerkrankungen

Wie die anderen Krankheiten, die wir in diesem Kapitel betrachtet haben, haben auch die Fälle von chronischen Nierenerkrankungen im Laufe des letzten Jahrhunderts parallel zur Adipositas zugenommen. Ein Grund ist, dass sie insbesondere bei Menschen mit einem metabolischen Syndrom häufig auftreten und die beiden häufigsten Ursachen der Niereninsuffizienz Diabetes und Bluthochdruck sind. Da sich beide infolge der Auslösung des Überlebensaktivators entwickeln, ist es wahrscheinlich, dass Nierenerkrankungen ein weiteres indirektes Opfer des Aktivators sind.

Es gibt jedoch Hinweise, dass es durch Fruktose auch *direkt* zu einem Nierenschaden kommen kann. Fruktose wird nicht nur in der Niere, sondern auch in der Leber und im Gehirn verstoffwechselt, und die daraus entstehende Harnsäure verursacht lokale Entzündungsherde und oxidativen Stress. Wir haben festgestellt, dass eine fruktosereiche Ernährung im Laufe der Zeit zu einem Nierenschaden führen sowie einen bereits bestehenden beschleunigen kann. Außerdem haben wir festgestellt, dass die Niere in der Lage ist, über den Polyol-Weg Fruktose zu bilden, insbesondere im Rahmen von Diabetes und dass dies auch einen Nierenschaden nach sich ziehen kann – wahrscheinlich als Teil der Ursachen von Nierenerkrankungen durch Diabetes.

Schließlich ist der Überlebensaktivator dafür bekannt, dass er den Harnsäurespiegel erhöht und in zahlreichen Studien wurde berichtet, dass solch ein erhöhter Spiegel ein prognostisches Kriterium für die Entwicklung einer chronischen Nierenerkrankung ist. In anderen Studien wurde festgestellt, dass die Senkung des Harnsäurespiegels das Fortschreiten einer chronischen Nierenerkrankung bei Menschen mit einem erhöhten Spiegel oder Gicht verlangsamen kann. In jüngerer Zeit wurden diese Ergebnisse von zwei viel beachteten Studien in Zweifel gezogen, die keinen Nutzen belegten, doch keine dieser Studien schloss

Patientinnen und Patienten mit Gicht ein (die Menschen, die am wahrscheinlichsten davon profitieren würden) und beide Studien schlossen zusätzlich zu den Menschen mit einem hohen Harnsäurespiegel solche mit einem normalen Harnsäurespiegel ein (von denen nicht erwartet wurde, dass sie profitieren würden). Es bedarf weiterer Studien, die sich mit diesem Thema auseinandersetzen.

Atherosklerose, Herzinfarkte und plötzlicher Herztod

Bei den meisten Menschen, die am Herzen erkranken – im Unterschied zur Herzinsuffizienz aufgrund eines langjährigen Bluthochdrucks, wie bereits besprochen – geschieht das infolge einer Erkrankung der Herzkranzgefäße. Diese Krankheit wird in der Regel durch Atherosklerose verursacht, der Bildung von cholesterinreichen Fettablagerungen in den Arterien, die das Herz und andere Organe mit Blut versorgen. Diese Plaques sind Stellen, an denen Verklumpungen entstehen und die die Durchblutung sowie die Sauerstoffversorgung behindern können. Die Ablagerungen und Plaques können sich auch loslösen und ins Gehirn oder woandershin gelangen und einen Herzinfarkt oder Schlaganfall auslösen.

Wir wissen seit Jahren, dass eine familiäre Vorbelastung, ein hoher Cholesterinspiegel und Rauchen Hauptrisikofaktoren von Atherosklerose sind. In neuerer Zeit haben Forscher auch erkannt, dass ein dauerhafter geringgradiger Entzündungsherd ein zusätzlicher Risikofaktor ist – etwas, das stark mit dem Überlebensaktivator zusammenhängt.

Während eine schwere Entzündung nie gut ist, kann ein geringgradiger Entzündungsherd den Körper vor einigen Infektionen schützen, da er es für unsere weißen Blutkörperchen tendenziell leichter macht, Bakterien und Parasiten abzutöten. Eine Hauptursache für eine geringgradige Entzündung ist Harnsäure; so wird die leichte Entzündung dadurch wahrscheinlich zu einem weiteren Vorteil des Überlebensaktivators. Übersteuert er jedoch, ist dieser geringgradige Entzündungsherd kein Vorteil mehr. Solche Entzündungen in unseren Blutgefäßen sind zum Beispiel verantwortlich für atherosklerotische Plaques, die viel Cholesterin enthalten. Die Harnsäure und ihre Kristalle wurden bei vielen Gichtkranken in diesen Plaques festgestellt, daher scheint es wahrscheinlich, dass sie eine Rolle bei den dort auftretenden Schäden spielen.

Welche Rolle Fruktose und Harnsäure insgesamt bei der koronaren Herzkrankheit spielen, ist noch immer unbekannt. Es sind noch mehr klinische Studien erforderlich, doch die Vermutung liegt nahe, dass eine Erkrankung des Herzens eine weitere Folgekomplikation des Fettaktivators ist.

Krebs

Wie zu Beginn dieses Kapitels angemerkt, wird Adipositas mit mehreren Krebsarten in Verbindung gebracht, einschließlich Brust-, Darm- und Bauchspeicheldrüsenkrebs. Warum Adipositas etwas damit zu tun haben sollte, galt lange als Rätsel. Die Lösung ist jedoch vielleicht nicht, dass Adipositas Krebs verursacht, sondern eher, dass eine kontinuierliche Aktivierung des Überlebensaktivators das Risiko für Adipositas und Krebs erhöht.

Sie wissen vielleicht noch aus Kapitel 3, dass der Überlebensaktivator nicht nur die Fettakkumulation zur Speicherung von Energie und Wasser fördert, sondern Tiere auch in Situationen schützt, in denen es wenig Sauerstoff gibt. Wenn der Sauerstoffgehalt sinkt, beginnt der Körper über den Polyol-Weg Fruktose zu bilden. Diese Fruktose verursacht dann als Teil des Überlebensaktivators oxidativen Stress, der die Funktion der Mitochondrien bremst. Da die Mitochondrien Sauerstoff zur Energiebildung nutzen, sinkt auch der Sauerstoffbedarf, wenn die Mitochondrien weniger Energie bilden. Die Senkung der Energiebildung wird durch die Stimulierung der **Glykolyse** kompensiert, einer primitiveren und weniger effektiven Methode der Energiebildung, die keinen Sauerstoff benötigt.

So überlebt der afrikanische Nacktmull, ein Nagetier, in seinen überfüllten Höhlen tief im Untergrund, wo der Sauerstoffgehalt sehr niedrig werden kann. Er bildet große Mengen Fruktose, um den Sauerstoffbedarf zu minimieren, sodass er bis zu fünf Stunden in einer Luft leben kann, die nur fünf Prozent Sauerstoff enthält,* in der eine Maus nur etwa zehn Minuten überleben könnte. Ich habe den Verdacht, dass

* Um das an einem Vergleich zu zeigen: Der verfügbare Sauerstoffgehalt der Luft auf Meereshöhe beträgt 21 Prozent und auf dem Gipfel des Mount Everest etwa 7 Prozent.

andere Tiere ebenfalls unter sauerstoffarmen Bedingungen überleben können, indem sie über den Polyol-Weg Fruktose bilden – Tiere wie etwa der See-Elefant, der seinen Atem anhalten und bis zu 40 Minuten lang tauchen kann sowie Vögel, die in außergewöhnlichen Höhen fliegen können wie etwa die Streifengans, die über den Himalaya fliegt.

Wie bei den anderen Vorteilen, die der Überlebensaktivator bietet, gibt es auch in Bezug auf die Fähigkeit, Fruktose zu nutzen, um unter sauerstoffarmen Bedingungen zu überleben, eine paradoxe Wendung: Heutzutage kann das ein Nachteil für unser Überleben sein, denn dadurch erhöht sich unser Krebsrisiko. Viele Krebszellen müssen unter sauerstoffarmen Bedingungen überleben. Wenn sich Krebs zum Beispiel erstmals in einem neuen Gewebe ausbreitet, bekommt er so lange sehr wenig Sauerstoff, bis er die kleinen Blutgefäße bilden kann, die er zur Aufnahme von Sauerstoff und Nährstoffen benötigt, um zu wachsen. Fruktose ist die bevorzugte Energiequelle von Krebszellen, denn sie unterstützt das Tumorwachstum unter diesen sauerstoffarmen Bedingungen. HFCS zum Beispiel kann nachweislich das Wachstum von Darmtumoren in Mäusen beschleunigen, weil die Wirkung der Fruktose den Sauerstoffbedarf senkt. Manche Krebszellen, wie die des metastasierenden Dickdarmkrebses, von Bauchspeicheldrüsenkrebs und Brustkrebs, lieben ganz besonders Fruktose als Energiequelle, und das könnte erklären, warum fettleibige Menschen von diesen Krebsarten häufiger betroffen sind.

Es gibt nun ein aktives Interesse daran, herauszufinden, ob fruktosearme Ernährungsweisen die Krebsausbreitung verlangsamen oder verhindern können. Forscher beurteilen auch, ob Produkte des Fruktosestoffwechsels wie Harnsäure und Milchsäure eine Rolle bei der Förderung und Verbreitung des Tumorwachstums spielen können. Eine von meinem Mitarbeiter, dem Biologen Mehdi Fini, geleitete Studie ergab zum Beispiel, dass es bei Mäusen, die keine Urikase haben, zu einem sehr viel schnelleren Krebswachstum und einer rascheren Tumorverbreitung im Vergleich zu normalen Mäusen kommt, wenn man ihnen Brustkrebszellen injiziert.

Also scheint es, dass der Überlebensaktivator den Krebs zwar eventuell nicht verursacht, doch Fruktose und der Aktivator das Überleben und Wachstum von Krebszellen vielleicht fördern.

Es fällt auf, wie viele moderne Krankheiten sich zumindest teilweise auf einen exzessiven Konsum von fruktosehaltigen Zuckern oder Nahrungsmitteln, die den Körper selbst zur Fruktosebildung veranlassen, zurückführen lassen. Die Natur muss entsetzt sein. Was in einer bestimmten Umgebung zum Überleben beitrug, wurde in einer anderen zur Fehlanpassung und richtete Chaos in unserer Gesundheit an. Es gibt leider noch ein anderes ganzes Gebiet der Medizin, den der Überlebensaktivator beeinflussen kann – und das sind keine körperlichen Erkrankungen, sondern solche des Gehirns.

Kapitel 7

Wie der Überlebensaktivator Psyche und Verhalten beeinflusst

Es sieht so aus, als sei die übermäßige Beteiligung des Überlebensaktivators an vielen der heute am weitesten verbreiteten Krankheiten ein maßgeblicher Faktor. Doch Fruktose kann sich auch auf einen anderen Aspekt unserer Gesundheit weitreichend und mit ebenso schwerwiegenden Folgen auswirken, nämlich auf unsere Psyche und unser Verhalten. Sie erinnern sich, dass es zu den Hauptfunktionen des Überlebensaktivators gehört, Hunger sowie das Verlangen nach und das Beschaffen von Nahrung anzuregen. Wenn diese Verhaltensweisen übersteuern, können unsere Überlebensreaktionen zu Verhaltensstörungen werden. Und obwohl manche der Hinweise gegenwärtig auf Assoziationen oder erste Berichte beschränkt sind, weist alles zusammen darauf hin, dass Fruktose unser Verhalten, unsere geistigen Fähigkeiten, auch das Demenzrisiko und sogar unseren Wunsch nach einem Glas Wein beeinflussen kann.

Abhängigkeit und Alkoholismus

Viele Menschen stellen fest, dass Zucker abhängig macht. Ich bin einer von ihnen. Ich habe ein Verlangen nach Zucker, obwohl ich weiß, dass er schlecht für mich ist. Ich kann den ganzen Tag von Schokoladencremetorte mit Schlagsahne, Erdbeerkuchen und selbstgemachtem Apfelstrudel mit Vanilleeis träumen. Ich bin, wie der verstorbene Fitnessguru Jack LaLanne es ausdrückte, ein „Zuckerholiker". Es spielt keine Rolle, dass ich mein Leben lang Forschung betrieben habe, die Zucker als Hauptursache von Diabetes und anderen Krankheiten identifizierte. Ich liebe Zucker trotzdem.

Doch damit bin ich nicht allein. Meinen Kindern geht es genauso. Das Verlangen nach Zucker ist angeboren und wird von den Geschmacksknospen für die Geschmacksrichtung süß auf unserer Zunge beherrscht, die dem Gehirn immer dann Genuss signalisieren, wenn wir süß schmecken. Babys mögen lieber Zucker als Muttermilch (auch wenn diese schon leicht süßlich schmeckt, Anm. des Verl.).*

Zucker hat sogar Eingang in die Sprache bekommen, um Zuneigung auszudrücken: „meine Süße" oder auch mal „mein (Honig-)Bär" und, wie Rex Gildo schon wusste, „mit 'nem Teelöffel Zucker nimmst du jede Medizin", außerdem freuen sich die meisten Menschen über ihren Geburtstagskuchen. Und was könnte schöner sein als wie Charlie ein „goldenes Ticket" zur Schokoladenfabrik zu haben? Zucker findet immer einen Weg in unser Leben, sei es als wunderschönes Ballett („Tanz der Zuckerfee" aus Tschaikowskys „Nussknacker") oder in Form von Rock-'n'-Roll („Brown Sugar" von den Rolling Stones).

Das Verlangen nach Saccharose und Maissirup mit hohem Fruktosegehalt (HFCS) entspringt nicht einfach nur der Vorliebe für Süßes, denn, wie wir bereits besprochen haben, mögen Tiere ohne Geschmackssinn, trotzdem lieber Saccharose und HFCS als Futter ohne diese Zuckerzusätze. Saccharose hat schon eine besondere Fähigkeit, uns mit ihrem Geschmack zu ködern.

Unsere Vorliebe für Zucker – wie die beiden eben genannten Sorten – kann sich zu einer richtigen Sucht entwickeln. Das lässt sich am besten an Tieren zeigen, die ihn nur phasenweise bekommen, zum Beispiel an Laborratten, die nur nachts mit Zuckerwasser versorgt werden. Die Tiere warten gespannt auf ihr Zuckerwasser und kämpfen sogar darum, wer es zuerst bekommt. Im Laufe der Zeit trinken sie täglich mehr

* Muttermilch enthält Laktose, eine Zuckerart, in der keine Fruktose enthalten ist.

davon, so wie wir es bei drogenabhängigen Tieren sehen. Das ist nicht so überraschend, denn Studien haben ergeben, dass Saccharose und HFCS dieselben Hirnareale stimulieren wie Heroin. Bekommen die Ratten das abendliche Zuckerwasser nicht mehr, werden sie unruhig, kauern sich in einer Ecke mit zu Berge stehenden Haaren zusammen oder zeigen andere Anzeichen von Entzug. Den Nachweis, dass es sich um ein echtes Entzugssyndrom handelt, erbrachte Bart Hoebel, ein für seine Studien über das Verlangen nach Zucker bekannter Physiologe. Er stellte fest, dass Laborratten, die mit Zucker gefüttert wurden, auch einen Entzug erleben, wenn sie eine Injektion mit Naloxon bekommen haben, einem Medikament, das die Wirkungen von Opiaten im Gehirn blockiert und den Entzug von Heroinabhängigen beschleunigen kann.

Zucker kann zwar in ähnlicher Weise wie Heroin zu einer Abhängigkeit führen, doch es gibt eine besonders enge Beziehung zwischen Zucker und einer anderen Droge, dem Alkohol. Der Arzt Robert Lustig, Experte in Sachen Zucker und Fruktose, schrieb dazu, Zucker sei wie „Alkohol ohne den Kick“, da beide für Genuss sorgen und beide abhängig machen können. Er hat zusätzlich darauf hingewiesen, dass sowohl Fruktose als auch Alkohol zu einer Leberverfettung und zu Zirrhose führen. Wie wir im letzten Kapitel gesehen haben, wurde durch zahlreiche Studien tatsächlich nachgewiesen, dass man die Lebererkrankung, die von der einen Substanz verursacht wird, fast nicht von derjenigen unterscheiden kann, die der anderen geschuldet ist.

Saccharose und HFCS stimulieren dieselben Hirnareale wie Heroin.

Es sollte also nicht so überraschend sein zu erfahren, dass schwere Trinker im Vergleich zu Menschen, die wenig Alkohol trinken, ein über das normale Maß hinausgehendes Verlangen nach süßen Getränken haben. Wenn die Eltern Alkoholismus in ihrer Vorgeschichte haben, und hier insbesondere der Vater, dann geht das gleichermaßen mit einem über das normale Maß hinausgehenden Verlangen nach Zucker bei den Kindern einher.

Das legt nahe, dass ein Alkoholiker, der aufhört zu trinken, etwa wenn er mit einer alkoholbedingten Komplikation ins Krankenhaus kommt, sein Verlangen nach Alkohol eventuell durch den Konsum von

Erfrischungsgetränken oder den Verzehr vieler zuckerhaltiger Nahrungsmittel zu stillen versucht. Tatsächlich stelle ich bei der Visite im Krankenhaus fest, dass Menschen, die mit einer alkoholbedingten Leberinsuffizienz eingeliefert wurden, fast zwangsläufig zahlreiche Erfrischungsgetränke auf ihrem Nachttisch neben dem Bett stehen haben. (Das ist besonders schlimm, denn bei einer Leberinsuffizienz sind Erfrischungsgetränke das Letzte, was man trinken sollte, da sie die Lebererkrankung nur noch verschlimmern.)

Das Verlangen nach Zucker und nach Alkohol ist definitiv miteinander verflochten. Experimentelle Studien zeigen, dass von Saccharose abhängige Tiere auch mehr Alkohol trinken, wenn er ihnen angeboten wird. Man kann tatsächlich den Alkoholkonsum ganz einfach erhöhen, indem man Saccharose hinzufügt, die ebenfalls zu einer sehr viel schnelleren Entwicklung einer Lebererkrankung führt. Das ist besorgniserregend, da viele Menschen bei der Zubereitung von Cocktails wie Margaritas oder Piña coladas Saccharose zugeben, während manche anderen Alkoholarten eine natürliche Süße durch den Restzuckergehalt haben, wie etwa Rum, Portwein und Madeira. Der Zucker darin macht diese Getränke nicht nur zusätzlich attraktiv, sondern regt auch zu vermehrtem Alkoholkonsum an und führt zu einem höheren zucker- und alkoholbedingten Risiko für Komplikationen.

Die Tatsache, dass Zucker und Alkohol im Allgemeinen ausgetauscht oder kombiniert werden, ist mehr als nur zufällig. Wenn wir hier nochmal detektivisch herangehen, finden wir eine wichtige Spur in der Tatsache, dass Alkohol zu einer Dehydrierung führen kann.

Sie wissen wahrscheinlich, dass man, wenn man getrunken hat, vor dem Zubettgehen unbedingt viel Wasser trinken sollte, um das Risiko der Kopfschmerzen durch Dehydrierung am nächsten Morgen zu verringern. Alkohol führt nicht nur deshalb zur Dehydrierung, weil wir dann mehr Wasser lassen müssen, sondern auch, weil es dadurch im Verhältnis zum vorhandenen Wasser zu einer hohen Gesamtkonzentration von Alkohol und Salz im Blut kommt. Das ähnelt der Reaktion des Körpers auf eine salzreiche Ernährung, die er als Dehydrierung wahrnimmt und Durst auslöst. Da die Dehydrierung den Körper zur Fruktosebildung stimuliert, liegt es nahe, dass Alkoholkonsum eventuell eine weitere Möglichkeit dafür ist. Könnte das ein Grund dafür sein, dass Alkohol so verlockend ist?

Um die potenzielle Rolle von Alkohol bei der Fruktosebildung zu testen, gab Miguel Lanaspa aus unserer Forschungsgruppe Labormäusen Alkohol zu trinken. Sie dehydrierten mit zunehmendem Alkoholkonsum. Wie wir vermutet hatten, wurde dadurch der Polyol-Weg aktiviert und führte zu hohen Fruktosekonzentrationen in der Leber, obwohl die Mäuse gar keine Fruktose bekamen. Alkohol regt die Fruktoseproduktion an.

Wie Sie vielleicht aus dem letzten Kapitel noch wissen, führt Fruktose zur *nicht*alkoholischen Fettlebererkrankung (der NAFLD), während Alkohol eine alkoholbedingte Fettlebererkankung verursacht. Wie ebenfalls schon erwähnt wurde, sind beide jedoch vom Erscheinungsbild her fast identisch. Das führte uns zu der Frage, ob Alkohol eine Lebererkrankung verursacht, *weil* er die Fruktosebildung anregt. Um das zu überprüfen, gaben wir Mäusen Alkohol, die Fruktose nicht abbauen konnten. Erstaunlicherweise verursachte der Alkohol keine Lebererkrankung. Mit anderen Worten, Fruktose ist auch die Ursache einer alkoholbedingten Lebererkrankung.

Wir mussten uns jedoch noch auf eine andere Überraschung gefasst machen. Insbesondere stellten wir fest, dass die Mäuse, die Fruktose nicht verstoffwechseln konnten, ganz erheblich weniger Alkohol tranken, nämlich weniger als ein Viertel der Menge einer normalen Maus. Das deutet darauf hin, dass das Verlangen nach Alkohol mit dem Verlangen nach Fruktose zusammenhängt.

Diese Erkenntnis ist bedeutsam, denn sie wirkt sich auf die Behandlung von Alkoholismus aus – ein weltweit schwerwiegendes Problem, das viele Aspekte im Leben eines Menschen beeinflussen kann, unter anderem seine Arbeit, seine Freunde, seine Familie und natürlich die Gesundheit. Meist bekämpfen Menschen Alkoholismus durch Beratungsgespräche, indem sie sich Gruppen wie den Anonymen Alkoholikern anschließen oder an einem medikamentösen Behandlungsprogramm teilnehmen. Es sind einige Medikamente entwickelt worden, doch die meisten davon wirken auf verschiedene Substanzen im Gehirn, die das Verlangen steuern und sie können unerwünschte Nebenwirkungen haben. Doch wenn wir eine Möglichkeit finden, den Fruktosestoffwechsel zu blockieren, können wir Alkoholismus vielleicht heilen.*

Es ist eventuell auch hilfreich, einfach den Zuckerkonsum zu beschränken, um das Verlangen nach Alkohol zu verringern, doch hier steht eine Auswertung noch aus.

Alkoholismus ist eine Zuckerstörung.

Alkoholismus ist eine Zuckerstörung. Alkohol wirkt per se beruhigend. Das Verlangen danach und die Tatsache, dass er eine Lebererkrankung verursachen kann, sind jedoch dem Umstand geschuldet, dass er die Fruktosebildung anregt, die dann den Überlebensaktivator einschaltet.

Die Beobachtung, dass Alkohol eine weitere Fruktosequelle ist, erklärt auch, warum Alkoholkonsum mit einem erhöhten Risiko für das metabolische Syndrom einhergeht und besonders den Blutdruck und den Triglyceridspiegel erhöht. Das gilt besonders für Bier, da es zusätzlich zum Alkohol auch die umami-reiche Bierhefe enthält.

Die Ursprünge des Alkoholismus

Der Alkoholismus hat wie die Adipositas und das metabolische Syndrom seine Wurzeln in der Evolution und im Überlebensaktivator. Wie Sie sich vielleicht erinnern, waren unsere Primaten-Vorfahren durch die globale Abkühlung während des mittleren Miozäns in Europa und Asien dem Risiko ausgesetzt zu verhungern. Dann trat vor etwa 12 bis 15 Millionen Jahren die Urikase-Mutation auf, die es ihnen ermöglichte, aus den immer weniger werdenden Früchten, die ihnen noch zur Verfügung standen, mehr Fett zu bilden. Das half diesen Menschenaffen zu überleben und einige von ihnen konnten auf den afrikanischen Kontinent zurückkehren.

* Um all das vollkommen offenzulegen: Unsere Gruppe hat eine Firma gegründet (Colorado Research Partners, LLC), die Inhibitoren des Fruktosestoffwechsels entwickelt, um Alkoholismus zu stoppen. Die Forschung und die Medikamentenentwicklung wurde größtenteils von den National Institutes of Health, den Nationalen Gesundheitsinstituten, gefördert.

Leider hatten die vulkanische Aktivität und der Große Afrikanische Grabenbruch Ostafrika verändert, und die Tiere mussten den viel trockeneren Lebensraum der offenen Savanne durchqueren, wo das Überleben immer noch gefährdet war. Zu jener Zeit waren reife Früchte, die auf den Boden gefallen waren und begonnen hatten zu vergären, nicht essbar, da unsere Vorfahren Alkohol nicht verstoffwechseln konnten. Das änderte sich vor 10 Millionen Jahren, als eine Mutation auftrat, die unsere Fähigkeit zur Verstoffwechselung von Alkohol um das Vierzigfache erhöhte. Damit ergab sich ein zusätzlicher Überlebensvorteil, da nun vergärende Früchte essbar wurden und sich eine weitere Fruktosequelle erschloss, nämlich diejenige, die über den Polyol-Weg gebildet wurde, wenn der zugeführte Alkohol eine Dehydrierung verursachte. Diese Mutation verhalf dazu, eine brutale Zeit in unserer Geschichte zu überleben, hinterließ uns aber auch das Geschenk – und die gesundheitlichen Folgen –, Alkohol trinken zu können.

Verhaltensstörungen

Wie wir gesehen haben, wirkt sich das Einschalten des Überlebensaktivators bei Tieren in der Wildnis auf vielfältige Weise aus. Er stimuliert Hunger und Durst, steigert den Blutdruck, führt zu geringgradigen Entzündungsherden und maximiert natürlich die Fettspeicherung. Ein weiterer Aspekt des Aktivators ist, dass er zu Verhaltensänderungen führt.

Wenn bei einem Tier während des Winterschlafs das Fett knapp wird, muss es aufwachen, sein Nest verlassen und auf Futtersuche gehen. Findet es keines, stirbt es – dies ist eine verzweifelte Situation – und so muss das Tier bereit sein, bei seiner Suche in neue und unbekannte Gegenden vorzudringen, wo es dem Risiko einer Begegnung mit Fressfeinden ausgesetzt ist. Dementsprechend muss es in der Lage sein, seine Umgebung schnell einzuschätzen, rasche Entscheidungen zu treffen und sich ebenso rasch zu bewegen. Für eine längere Überlegung ist keine Zeit; das Tier muss spontan sein, denn je länger es in einem unbekannten Gebiet verweilt, desto größer wird die Gefahr. Zaghaftigkeit kann es sich nicht leisten und wenn es auf einen Fressfeind trifft, muss es sich vielleicht wehren. Ähnlich ist es, wenn es eine Beute erspäht: Es muss angreifen, selbst wenn das Risiko besteht, dass die Beute gewinnen könnte. Dieses Bündel von Verhaltensweisen – Spontaneität, Erkundungsverhalten, rasche Entscheidungsfähigkeit, Neugierverhalten und Risikobereitschaft – wird kollektiv als **Suchreaktion** bezeichnet.

Fruktosekonsum löst nachweislich Aspekte der Suchreaktion aus. Zum Beispiel ergab eine klinische Studie, in der mithilfe der Kernspinuntersuchung verglichen wurde, wie sich das Trinken von Fruktose im Vergleich zu Glukose bei gesunden Freiwilligen auswirkte, dass die Fruktosezufuhr eher mit einem unmittelbaren Hunger und einem größeren Wunsch nach hochkalorischen Nahrungsmitteln einherging. Außerdem zeigte der Bereich des Gehirns, der den Willen steuert (also der präfrontale Kortex), eine Verringerung der elektrischen Aktivität; diese entspricht dem erhöhten Risiko, einer Versuchung nachzugeben, weniger gut Nein sagen zu können sowie einer generellen Schwächung des Willens. Diese Veränderungen weisen darauf hin, dass Fruktose zu einer Erhöhung von Spontaneität, Neugierverhalten und Risikobereitschaft führt.

Wie Sie sich vielleicht erinnern, führt der Fruktosestoffwechsel zur Bildung von Harnsäure, und es gibt Hinweise, dass diese die Suchreaktion stimuliert. Wenn zum Beispiel bei Laborratten der Harnsäurespiegel im Blut steigt, werden die Tiere anfangs hyperaktiv. Eine von Angelina Sutin an der Florida State University durchgeführte Studie ergab, dass Mäuse mit einem hohen Harnsäurespiegel ein stärkeres Suchverhalten zeigen, in einem größeren Bereich umherwandern, erregbarer sind und spontane Sprünge machen, sich mehr mit neuen Gegenständen abgeben, die ihnen angeboten werden und mehr Erkundungsaktivität zeigen. Eine andere, von Roy Cutler an den National Institutes of Health geleitete Studie, bestätigte, dass Mäuse mit einem hohen Harnsäurespiegel einen größeren offenen Bereich durchstreiften als Mäuse, deren Spiegel normal war, und mehr Erkundungsverhalten zeigten. Sie stellten auch fest, dass Mäuse mit einem höheren Harnsäurespiegel eine größere Ausdauer im Laufrad zeigten.*

* Harnsäure kommt zwar wahrscheinlich der Ausdauer als Teil der Suchreaktion kurzfristig zugute, doch mit der Zeit scheinen die negativen Wirkungen des hohen Harnsäurespiegels die positiven zu überwiegen.

So ist es bei den Mäusen. Aber wie ist es bei uns? Dr. Sutins Forschungsgruppe wertete auch den Zusammenhang zwischen dem Harnsäurespiegel im Blut und den Persönlichkeitsmerkmalen bei Menschen aufgrund von zwei Studien verschiedener Gemeinschaften aus. Wieder ging ein höherer Harnsäurespiegel mit Merkmalen des Suchverhaltens, einschließlich Spontaneität, Neugierverhalten, Risikobereitschaft und der verminderten Fähigkeit zu überlegen (erst denken, dann handeln) einher.

Viele dieser Verhaltensweisen können in mancher Hinsicht als bewundernswert betrachtet werden. Es sind dieselben, mit denen wir Forscher, Astronauten und andere Menschen charakterisieren, die große persönliche Risiken für einen potenziell höheren Nutzen für sich und für die Menschheit auf sich nehmen. Menschen, deren Persönlichkeitstyp von Suchverhalten geprägt ist, sind solche, die Neuland betreten, wissenschaftliche Entdeckungen machen, neue Industriezweige hochziehen und unsere Welt für neue Ideen öffnen.

Dennoch ist es nur eine feine Grenze, die die erfolgreiche Suchreaktion des kühnen Abenteurers, der uns durch die gefährlichsten Situationen führt, von dem Menschen trennt, bei dem Störungen wie das Aufmerksamkeitsdefizit-Hyperaktivitätssyndrom (ADHS), eine bipolare Störung oder eine Manie aufgrund eines spontanen, hyperaktiven, manischen und/oder aggressiven Verhaltens diagnostiziert wurden. Ich leugne zwar die Rolle der Genetik und anderer Risikofaktoren bei diesen Verhaltensstörungen nicht, doch ich glaube, dass sie eine „hyperaktive“ Suchreaktion durch die übermäßige Stimulierung des Überlebensaktivators darstellen. Schauen wir uns die Hinweise an.

Das Aufmerksamkeitsdefizit-Hyperaktivitätssyndrom

Hierbei handelt es sich um eine Verhaltensstörung, bei der ein Kind oder Erwachsener Verhaltensweisen wie das Herumzappeln zeigt, nicht stillsitzen kann, pausenlos spricht (Hyperaktivität) und gleichzeitig zu Spontanhandlungen neigt, leicht ablenkbar und unaufmerksam ist oder sich nicht konzentrieren oder Aufgaben zu Ende bringen kann (Aufmerksamkeitsdefizit). ADHS kann sich negativ auf die schulischen Leistungen sowie auf den Erhalt des Arbeitsplatzes auswirken und geht mit einem erhöhten Suchtrisiko einher.

Heute ist ADHS extrem häufig. Seit 2011 ist Berichten zufolge in weiterbildenden Schulen einer von fünf Jungen und eines von 10 Mädchen betroffen. Von den Kindern zwischen vier und 17 Jahren haben 11 Prozent eine entsprechende Diagnose. Der Zustand verschwindet oft nicht mit zunehmendem Alter, und viele Erwachsene zeigen ebenfalls charakteristische Merkmale eines ADHS. Eine Erhebung ergab, dass es in einem Drittel der Haushalte jemanden mit ADHS in der Familie gibt.

In Bezug auf seine Ursache spielen wahrscheinlich viele Faktoren eine Rolle, doch ich glaube, ein wichtiger Faktor ist wohl der exzessive Fruktosekonsum. Zunächst einmal ist die Verbreitung von ADHS in den letzten Jahrzehnten parallel zum steigenden Konsum von Zucker und HFCS dramatisch gestiegen – tatsächlich leiden übergewichtige oder adipöse Menschen häufiger darunter. Eine Studie über die Ernährungsgewohnheiten in 17 verschiedenen Ländern ergab auch, dass in denjenigen mit hohem Zuckerkonsum Störungen der Impulskontrolle wie ADHS, Angststörungen und Abhängigkeit durch substanzbezogene Störungen am höchsten sind.

Studien im Inland zeigen auch, dass Menschen mit dem höchsten Zuckerkonsum im Allgemeinen Verhaltensprobleme haben, die zum ADHS passen. Zum Beispiel ergab eine Studie mit Zehntklässlern im norwegischen Oslo, dass 50 Prozent der Jungen und 20 Prozent der Mädchen mindestens ein Erfrischungsgetränk täglich zu sich nahmen, bei 10 Prozent der Jungen waren es täglich vier oder mehr. Bei der Auswertung in Bezug auf Hyperaktivität und Verhaltensprobleme zeigte sich ein direkter Zusammenhang zwischen solchen Problemen und dem Trinken von einer oder mehr Limonaden täglich. Außerdem wurde berichtet, dass Kinder und Erwachsene mit ADHS einen höheren Harnsäurespiegel haben. In einer Studie mit Kindern zwischen drei und fünf Jahren korrelierte der höhere Harnstoffspiegel im Blut mit größerer Hyperaktivität, einer kürzeren Aufmerksamkeitsspanne und geringerer Wutkontrolle.

Eine von der Psychologin Charlotte Van den Driessche geleitete französische Forschungsgruppe stellte 2019 fest, dass von ADHS Betroffene nicht einfach nur Hyperaktivität und Impulsivität, sondern auch ein Erkundungsverhalten zeigen, das ihnen rasche Einschätzungen ermöglicht, und dadurch so mit dem übereinstimmt, was für eine erfolgreiche

Nahrungsbeschaffung gebraucht wird. Aufgrund dieser Beobachtung nahm ihre Gruppe an, dass ADHS an sich eine Manifestation des Nahrungssuchverhaltens sein könnte, da sich alle genannten Fähigkeiten in einem Milieu, in dem Nahrung knapp ist, als nützliches Verhalten erweisen.

Der Gedanke, dass Zucker mit Hyperaktivität in Zusammenhang steht, ist nicht neu. Seit Jahrzehnten schreiben die meisten Eltern und Lehrer hyperaktives Verhalten bei Kindern dem Zuckerkonsum zu. Eine Studie ergab, dass 80 Prozent der Grundschullehrer glaubten, Zucker verursache Hyperaktivität und 20 Prozent der Meinung waren, dass er bei der Verursachung von ADHS eine Rolle spiele. Viele Menschen, vielleicht auch Sie, haben wahrscheinlich schon mit eigenen Augen gesehen, dass Kinder nach Genuss ihrer Halloween-Süßigkeiten (mit einem „Zucker-Hoch") innerhalb von Minuten hyperaktiv und manisch wurden und nur eine Stunde später plötzlich alle ihre Energie wieder verloren und „abstürzten". Eine neuere Studie mit Erwachsenen südamerikanischer oder spanischer Herkunft bestätigte diese Überzeugung. Die Kinder bekamen eine zuckerreiche, ballaststoffarme und bei anderer Gelegenheit eine zuckerarme, ballaststoffreiche Mahlzeit. In den ersten drei Stunden nach der zuckerreichen Mahlzeit stieg ihre Aktivität deutlich an und verlangsamte sich dann unter das normale Niveau. Im Gegensatz dazu blieb sie nach der zuckerarmen Mahlzeit über den gesamten Beobachtungszeitraum gleich.

Dennoch wird in der medizinischen Literatur ein kausaler Zusammenhang zwischen Zucker und Hyperaktivität als Mythos bezeichnet. Der Grund dafür ist, dass eine Reihe von Forschungsstudien, die in den 1980ern und Anfang der 1990er mit Kindern durchgeführt wurden, keinen Nachweis dafür erbringen konnte, dass sich Zucker auf die Hyperaktivität oder ähnliche Verhaltensprobleme auswirkte. Bei den meisten dieser Studien wurde den Kindern für kurze Zeit (von einer Einzeldosis bis zu einer täglichen Dosis über zwei oder drei Wochen) Zucker verabreicht und mit den Wirkungen von künstlichen Süßungsmitteln wie Aspartam oder Saccharin verglichen.

Ich glaube, diese Studien haben mehrere Probleme im Studiendesign, um damit nachzuweisen, dass Zucker und Hyperaktivität nichts miteinander zu tun haben. Zunächst einmal wurden die Veränderungen beim Harnsäurespiegel nicht bestimmt. Unsere Arbeit weist darauf hin, dass es durch Fruktose zur Hyperaktivität kommt, weil sie den Harnsäurespiegel erhöht. Normalerweise steigt er in der ersten Stunde nach einer Fruktosezufuhr an, was damit übereinstimmt, wann Hyperaktivität im Allgemeinen beobachtet wird. Wie viel Harnsäure gebildet wird, kann jedoch erheblich variieren, je nachdem wie viel Zucker aufgenommen wird, wie rasch die Aufnahme erfolgt, und ob der jeweilige Mensch an den Verzehr großer Zuckermengen gewöhnt ist. Außerdem bleibt bei einem langfristigen Zuckerkonsum der Grundspiegel der Harnsäure den ganzen Tag über hoch, seine normalerweise plötzliche Veränderung als Reaktion auf den Zucker funktioniert daher nicht mehr, es ist ein Gewöhnungseffekt eingetreten. In einem solchen Fall hat ein Kind (oder Erwachsener) eventuell charakteristische Merkmale von Hyperaktivität oder ADHS, zeigt aber nach dem Genuss von Zucker keine deutliche Verschlechterung dieser Symptome mehr. Da bei keiner dieser älteren Studien nach der Zuckerzufuhr der Harnsäurespiegel bestimmt wurde, sind sie schwer zu interpretieren.

Ein zweites Problem ist, dass den Kindern für diese Studien Saccharose verabreicht wurde. Wie Sie wissen, enthält sie sowohl Fruktose als auch Glukose. Fruktose führt zwar zu einem Nahrungssuchverhalten, doch Glukose bewirkt das Gegenteil: Sie stillt den Hunger und erhöht die Aktivität im Gehirn, die mit vermehrter Willenskraft einhergeht. Obwohl die mit der Fruktose zusammenhängenden Wirkungen normalerweise das Ergebnis dominieren, wenn sowohl Fruktose als auch Glukose gegeben wird, wie das bei Saccharose oder HFCS der Fall ist, sollte in Studien, die erforschen, inwieweit Zucker zu ADHS führen kann, nicht nur Haushaltszucker, sondern auch Fruktose allein, Glukose allein* und ein niedrigglykämisches Kohlenhydrat untersucht werden.

Und schließlich wurden in den meisten Studien, denen es nicht gelungen ist, die zuckerbedingte Hyperaktivität zu belegen, zuckerreiche Ernährungsweisen eher mit solchen verglichen, die künstliche Süßungsmittel enthielten, anstatt mit zuckerarmen. Künstliche Süßungsmittel sind vielleicht nicht so gut als Vergleich geeignet, da diese Substanzen eben-

* Wenngleich, um noch ein bisschen mehr Verwirrung zu stiften, ein Teil der Glukose im Körper wahrscheinlich in Fruktose umgewandelt wird.

falls die Genussreaktion im Gehirn stimulieren, aber keine Kalorien haben, und es gibt einige Hinweise, dass es dadurch zu Unzufriedenheit und Unruhe kommt. Theoretisch könnte die Unruhe manchen Anzeichen ähneln, die mit ADHS einhergehen, etwa, was das Konzentrationsvermögen und die Fähigkeit stillzusitzen betrifft, wodurch es schwierig wird, Unterschiede zwischen den beiden Gruppen nachzuweisen, selbst wenn Saccharose Anzeichen von ADHS verursachte.

Ich gebe zu, manche der Hinweise, dass ein hoher Konsum von fruktosehaltigen Zuckern zur Ausprägung von ADHS führt, beruhen auf Assoziationen, und wir brauchen tatsächlich mehr direkte klinische Nachweise. Trotzdem finde ich, es gibt gute Gründe für den Verdacht, dass Fruktose vielleicht eine Rolle spielt.

Die bipolare Störung

Eine weitere Verhaltensstörung, von der ich glaube, dass sie zum Teil durch Fruktose verursacht wird, ist die **bipolare Störung**. Sie ist charakterisiert durch Phasen der Manie, die von Phasen der Depression abgelöst werden. Die bipolare Störung ist weltweit eine häufige Erkrankung, von der drei Prozent der Menschen in den Vereinigten Staaten betroffen sind. Die manische Phase kann sich in Form von Hyperaktivität, Rededrang, Gedankenrasen, Ablenkbarkeit und Impulsivität darstellen und auch mit gewalttätigem Verhalten einhergehen. Tatsächlich überschneiden sich manche der Symptome mit denen von ADHS. Im Gegensatz dazu können die depressiven Phasen durchgehend schwerwiegend sein und mit unkontrollierbaren Gefühlen von Traurigkeit oder Hoffnungslosigkeit einhergehen, die zu Schlafstörungen, Appetitlosigkeit und sogar zu Suizidgedanken führen können.

Ich halte es für möglich, dass die manische Phase, ebenso wie ADHS, ein ausgeprägtes Nahrungssuchverhalten als Reaktion auf übermäßige fruktosehaltige Zuckermengen oder auf die körpereigene Fruktosebildung sein könnte. Auch die bipolare Störung hat parallel zum Anstieg des Zuckerkonsums im Laufe der letzten 50 Jahre zugenommen. Eine Studie aus den Vereinigten Staaten hat festgestellt, dass die Hospitalisierungsrate aufgrund dieser Störung zwischen 1996 und 2004 bei Kindern um das Siebenfache und bei Erwachsenen um 56 Prozent gestiegen ist. Eine weitere Studie, diesmal aus Dänemark, ergab nahezu eine

Verdopplung der Fälle von bipolarer Störung bei Kindern zwischen Ende der 1990er und 2014. Ein Teil dieser Zunahme mag zwar der größeren Sensibilisierung für diese Störung sowie einem erweiterten diagnostischem Spielraum und damit einer häufigeren Diagnosestellung geschuldet sein, doch die Beobachtung von steigenden Hospitalisierungszahlen legt nahe, dass die Häufigkeit steigt.

Forscher haben die Zuckerzufuhr auch mit dem Risiko einer bipolaren Störung in Zusammenhang gebracht. Zum Beispiel wurden in einer Studie aus Neuseeland 89 Erwachsene, die mit einer bipolaren Störung diagnostiziert worden waren, mit 445 Personen gleichen Alters und Geschlechts verglichen, die keine bipolare Störung hatten. Die mit bipolarer Störung Diagnostizierten nahmen viel mehr Saccharose und Kohlenhydrate im Rahmen ihrer normalen Ernährung zu sich als die Menschen der Kontrollgruppe. Der Unterschied beim Konsum von zuckerhaltigen Getränken war besonders aussagekräftig, da die bipolaren Menschen fast drei am Tag zu sich nahmen, während die Kontrollgruppe nur auf eines täglich kam.

Menschen mit einer bipolaren Störung haben auch häufig einen erhöhten Harnsäurespiegel im Blut. Eine Verbindung zwischen Gicht und Manie wurde im 19. Jahrhundert von Sir Alfred Baring Garrod festgestellt, dem Arzt, der entdeckte, dass Gicht durch einen hohen Harnsäurespiegel verursacht wird. In der manischen Phase ist der Harnsäurespiegel tendenziell höher. Lithium – die Primärtherapie bei bipolarer Störung in den 1940ern und auch heute noch in Gebrauch – wurde ursprünglich als Mittel zur Gichtbehandlung eingeführt, denn es steigert die Ausscheidung der Harnsäure mit dem Urin und senkt damit den Spiegel. So wurde entdeckt, dass es auch Menschen mit manischen Anfällen helfen konnte. Seitdem wird von manchen Fachleuten aus der Wissenschaft vermutet, dass Harnsäure eventuell an der bipolaren Störung beteiligt ist; das führte zu mehreren Studien, deren Ziel die Feststellung war, ob Allopurinol (ein Medikament, das den Harnsäurespiegel senkt) als zusätzliche Therapie zu Lithium oder anderen Behandlungsformen bei bipolarer Störung von Nutzen sein könnte. Interessanterweise zeigten mehrere dieser Studien einen Nutzen.

Ein besonders faszinierender Beleg ist die Erkenntnis, dass es bei Menschen mit bipolarer Störung zur Bildung von Fruktose im Gehirn kommt. Insbesondere Studien über die Rückenmarksflüssigkeit dieser Menschen haben einen hohen Spiegel von Fruktose sowie Sorbitol ergeben, der Substanz im Polyol-Weg, aus der Fruktose gebildet wird. Fruktose wurde auch in postmortalem Gehirngewebe von Menschen mit einer bipolaren Störung gefunden, und zwar in größeren Mengen als in den Gehirnen von Menschen, die nicht an dieser Störung litten.

Es ist in Anbetracht dessen, dass Fruktose Suchreaktionen stimulieren kann, zwar relativ einfach, darüber zu spekulieren, inwiefern sie zur manischen Phase beitragen könnte, doch es ist sehr wenig darüber bekannt, in welcher Weise die Fruktose an der depressiven Phase oder dem Hin und Her zwischen Manie und Depression beteiligt ist. Man könnte vermuten, dass hier die Veränderungen in der Energie eine Rolle spielen, von der die schwankenden ATP-Spiegel begleitet werden, die bei wiederkehrenden und hohen Belastungen mit Fruktose auftreten. Wir brauchen ganz eindeutig mehr Studien, insbesondere, wenn es darum geht, die Assoziation von der Kausalität zu trennen. Die Möglichkeit, dass Fruktose vielleicht an einer bipolaren Störung beteiligt ist, sollte jedoch in Betracht gezogen werden.

Aggression

Zu einem gewalttätigen Verhalten gehört oft Impulsivität, daher sollte die Möglichkeit, dass diese manchmal durch übermäßigen Fruktosekonsum ausgelöst werden könnte, nicht ausgeschlossen werden.

Die Zufuhr von Erfrischungsgetränken wurde mit gewalttätigem Verhalten gegenüber Gleichaltrigen, Familienmitgliedern und Beziehungspartnern in Zusammenhang gebracht. Zum Beispiel wurde der Zuckerkonsum in der Kindheit direkt in Beziehung zu gewalttätigem Verhalten im Erwachsenenleben gesetzt. In einer Studie wurden 17 000 Menschen über einen Zeitraum von mehr als 25 Jahren, ab 10 Jahren bis zum Alter von 35 Jahren beobachtet. Fast 70 Prozent derjenigen, die ein gewalttätiges Verhalten entwickelten, aßen im Alter von 10 Jahren mehr als eine Süßigkeit täglich, im Vergleich zu den lediglich etwa 40 Prozent, die das nicht machten. Eine andere Studie ergab, dass der Konsum von mehr als fünf Erfrischungsgetränken pro Woche mit der erhöhten Wahrscheinlichkeit Waffen zu tragen in Verbindung gebracht wird. Ebenso geht ein erhöhter Harnsäurespiegel mit aggressivem

Verhalten einher. In einer Studie mit 106 Beteiligten, die infolge von Gewaltdelikten ins Krankenhaus kamen, war der Harnsäurespiegel bei denjenigen deutlich höher, die mehr Gewalttaten begingen als bei denjenigen, die sich weniger gewalttätig verhielten.

Natürlich zeigen diese Studien Zuordnungen und diese sind keine Beweise für Ursache und Wirkung. Es könnte zum Beispiel auch sein, dass sowohl ein erhöhter Zuckerkonsum als auch ein vermehrtes aggressives Verhalten das Ergebnis des sozioökonomischen Status ist, da Armut mit beidem in Zusammenhang gebracht wurde. Gewisse indirekte Nachweise können wir jedoch bekommen, wenn wir uns wieder der Natur zuwenden – und uns insbesondere Ameisen anschauen. Innerhalb eines Ameisenstaates müssen die Arbeiterameisen die Futtersuche übernehmen und manche entfernen sich dafür 30 Meter und weiter vom Ameisenhaufen. Sie suchen und bringen Honigtau (ein süßes Sekret, das Saccharose enthält und von Insekten wie Blattläusen gebildet wird) sowie Nektar (der ebenfalls reich an Saccharose ist) und Insekten (in erster Linie eine proteinhaltige Mahlzeit) zurück. Die für die Futterbeschaffung zuständigen Ameisen selbst ernähren sich jedoch hauptsächlich von Saccharose, und Experimentalstudien haben ergeben, dass die Aktivität der Futtersuche und der Grad der Aggressivität positiv damit korrelieren, wie viel Zucker die Ameise bekommt. In einer Studie wurden Ameisen mit schockgefrosteten Grillen gefüttert und bekamen entweder normales Wasser, Wasser mit 2 Prozent oder mit 20 Prozent Saccharose. Nach 12 Wochen waren die Ameisen, die Wasser mit 2 Prozent Saccharose bekamen, aktiver als diejenigen, die nur Wasser bekamen und auch aggressiver; sie bedrohten und attackierten manchmal andere Ameisen, die in ihren Lebensraum gebracht wurden. Die Ameisen, die Wasser mit 20 Prozent Saccharose bekamen, waren – ähnlich wie die mit dem 2-prozentigen Wasser – ebenfalls aggressiv gegenüber Neuankömmlingen (obwohl sie trotz ihres höheres Zuckerkonsums nicht aggressiver waren). Eine potenzielle Erklärung ist, dass die Ameisen, die 20 Prozent Saccharose bekamen, viel mehr Fett ansetzten als die anderen Gruppen und daher eine verringerte Aktivität zeigten – auch wenn sie immer noch aktiver waren, als die Ameisen, die nur Wasser tranken.*

---

* Der Zusammenhang zwischen Zucker und Fettleibigkeit bei Ameisen unterscheidet sich nicht von dem bei Säugetieren. Zum Beispiel gehen viele Ameisenarten in den nördlichen

Wie auch bei den anderen, bereits besprochenen Verhaltensstörungen ist noch mehr Forschungsarbeit über die potenzielle Beteiligung der Fruktose an aggressiven Verhaltensweisen erforderlich. Hier liegt eine besondere Dringlichkeit vor, wenn man sich die gegenwärtige Zunahme von Massenschießereien und Gewalt, besonders an den amerikanischen Schulen und an anderen öffentlichen Orten anschaut – obwohl es natürlich wesentlich ist, dass diese Vorkommnisse vielfältige soziale, ökonomische und genetische Ursachen haben und es falsch wäre, nur die Ernährung dafür verantwortlich zu machen

Wahrnehmungsfähigkeit und Demenz

Ein weiteres Thema ist, ob Fruktose und die ständige Stimulierung des Überlebensaktivators Einfluss auf die Wahrnehmungsfähigkeit nehmen können.

Eine der unheimlichsten Krankheiten, von denen unsere Gesellschaft gegenwärtig heimgesucht wird, ist Alzheimer, die häufigste Form der Demenz, die in der Rangfolge der Todesursachen inzwischen an sechster Stelle steht. Alzheimer ist eine Krankheit, die handlungsunfähig macht und es gibt keine wirksame Behandlung. Charakterisiert wird sie durch das progressive Absterben von Hirnnervenzellen und eine Schrumpfung des Gehirns. Sie geht einher mit der Bildung von Beta-Amyloid-reichen Plaques (einer bestimmten Art von Protein) zwischen und einer Ansammlung von Tau-Protein (einer anderen Proteinart) in den Nervenzellen. Die Krankheit beginnt meist mit dem Verlust des Kurzzeitgedächtnisses und schreitet im Laufe von ein paar Jahren zu einer voll ausgeprägten Demenz fort.

Die meisten Fachleute glauben, dass Demenz verhindert werden könnte, wenn wir Möglichkeiten fänden, um die Amyloid-Ablagerungen oder die Ansammlung der Tau-Proteine im Gehirn zu blockieren. Mehrere Behandlungen, die bei der Verhinderung oder Reduzierung

---

Breiten im Herbst von einer proteinhaltigen Ernährung mit Insekten zu einer mit Saccharose über, wahrscheinlich, um Fett für den Winter zu speichern. Ebenso haben Ameisen, die in der Sahara leben, extrem hohe Fettspeicher, wahrscheinlich um sich mit Wasser zu versorgen. Ameisen sehen jedoch nicht dick aus, da sich das alles in ihrem Exoskelett (dem Außenskelett, einer Stützstruktur) befindet!

der Amyloid-Plaques ansetzen, sind jedoch fehlgeschlagen. Folglich kommt es zu Fragen, ob diese Plaques tatsächlich die Krankheitsursache sind und zu einer Suche nach anderen potenziellen Erklärungen.

Viele Fachleute haben festgestellt, dass frühe Alzheimer-Fälle häufig zwei bemerkenswerte Charakteristiken zeigen. Zum einen gibt es Regionen im Gehirn von Betroffenen, in denen die Aufnahme und Verstoffwechselung von Glukose vermindert ist, was dazu führt, dass manche Forscher Alzheimer als „Diabetes des Gehirns“ oder „Diabetes Typ 3“ bezeichnen. Zum anderen sind die Energiefabriken in den Nervenzellen des Gehirns in Anzahl und Funktion verringert, was zu einer verminderten ATP-Bildung führt. Beide Erkenntnisse legen nahe, dass hier eventuell der Überlebensaktivator zugange ist.

Tatsächlich gehört zu den Risikofaktoren für die Alzheimersche Krankheit der massive Konsum von Nahrungsmitteln, die dafür bekannt sind, dass sie den Überlebensaktivator einschalten, wie zum Beispiel Zucker, hochglykämische Kohlenhydrate und Salz. Krankheiten wie Adipositas und Diabetes gehen auch mit einem erhöhten Alzheimer-Risiko einher. Wenn Fruktose eine tiefere Ursache von Adipositas und Diabetes ist und diese mit einem erhöhten Alzheimer-Risiko einhergehen, dann liegt es nahe, dass man Fruktose als Ursache von Alzheimer verdächtigen sollte.

Experimentelle Studien unterstützen auch eine Verbindung zwischen Zucker und Wahrnehmungsfähigkeit. Zum Beispiel zeigen Laborratten, die zuckerhaltige Getränke bekommen, ein gestörtes Denken. Einer meiner Kollegen, der Physiologe Kieron Rooney, gab Ratten einen Monat lang nur zwei Stunden am Tag eine zehnprozentige Saccharoselösung, das ist eine Konzentration, die der eines Erfrischungsgetränks ähnelt. Die Ratten hatten daraufhin Schwierigkeiten, den Weg durch ein Labyrinth zu finden. Noch alarmierender war jedoch, dass dieser Zustand auch sechs Wochen, nachdem die Zuckergetränke eingestellt wurden, weiter anhielt. Ähnlich erging es Kindern, die viele Erfrischungsgetränke bekamen; sie zeigten schlechtere Leistungen beim Lesen, Schreiben, der Sprachlehre und in Mathematik.

Diese Studien legen nahe, dass sich der Konsum von zuckerhaltigen Getränken auf die Wahrnehmungsfähigkeit auswirken kann und diese Auswirkungen bestehen bleiben können. Das bedeutet jedoch nicht unbedingt, dass Saccharose eine Demenz verursacht. Selbst die Erkenntnis, dass der Genuss eines oder mehrerer zuckerhaltiger Getränke täglich mit einem schlechteren episodischen Gedächtnis (der Erinnerung an frühere Erfahrungen oder Ereignisse) und einem geringeren Hirnvolumen einhergeht, ist nicht zwingend.

Es gibt jedoch zunehmend Hinweise, die Fruktose mit Alzheimer in Zusammenhang bringen. Das Gehirn von Alzheimer-Betroffenen zeigt einen erhöhten Fruktosespiegel, der vier- bis sechsmal höher sein kann als der, der im Gehirn von Menschen ähnlichen Alters gefunden wurde, die nicht an Alzheimer leiden. Die höchsten Werte wurden in Gehirn-Regionen gefunden, die klassischerweise von der Krankheit betroffen sind (wie der Hippocampus, Anm. des Verlags). Es gibt auch Hinweise, dass große Mengen dieser Fruktose über den Polyol-Weg im Gehirn gebildet werden. Wie bei der bipolaren Störung wurden auch große Mengen von Sorbitol, dem Vorläufer der Fruktose, gefunden. Wie wir wissen, löst Fruktose, sobald sie gebildet ist, den Überlebensaktivator aus und senkt die ATP-Menge in den Zellen. Zudem ist der Spiegel des Enzyms für das „Zusammenkehren" von AMP, das sonst wieder zu ATP umgewandelt werden würde, um den Energiepegel aufrechtzuerhalten, im Gehirn von Alzheimer-Betroffenen doppelt so hoch wie bei den gleichaltrigen Kontrollgruppen.

Ich glaube, Fruktose führt folgendermaßen zu Alzheimer: Sie erinnern sich vielleicht, dass die Stimulierung des Überlebensaktivators das Gehirn schützt, falls es nichts zu essen gibt. Die Glukose im Blut wird dann nicht mehr von den Muskeln und der Leber aufgenommen, sondern für die Nutzung durch das Gehirn aufgespart. Der Aktivator macht das, indem er die Insulinwirkungen blockiert, denn Muskel- und Leberzellen brauchen Insulin, um Glukose aufzunehmen und zu nutzen, ein Großteil des Gehirns dagegen nicht.

Fruktose verursacht eventuell eine Resistenz gegenüber den Wirkungen des Insulins nicht nur im Muskel und in der Leber, sondern auch im Gehirn, sodass dies die tiefere Ursache der Alzheimerschen Krankheit sein könnte.

Es gibt jedoch Ausnahmen: Die Gehirnregionen für die Erinnerung und die Entscheidungsfähigkeit *brauchen* tatsächlich Insulin, um Glukose aufzunehmen.* Studien des Neurophysiologen Fernando Gomez-Pinilla von der UCLA, der Universität von Kalifornien in Los Angeles, zeigten, dass Ratten, die mit Fruktose gefüttert werden, ihre Reaktionsfähigkeit gegenüber Insulin in diesen Regionen des Gehirns verlieren, was zu einer geringeren Glukoseaufnahme führt. De facto kann Fruktose vielleicht eine Resistenz gegenüber der Insulinwirkung nicht nur im Muskel und in der Leber verursachen (was wir als systemische Insulinresistenz oder Prädiabetes bezeichnen), sondern auch in den Schlüsselregionen des Gehirns für das Gedächtnis, und dies ist vielleicht die tiefere Ursache von Alzheimer.

Aber welchen Überlebensvorteil hätte das Einschränken der Glukose für diese speziellen Gehirnregionen? Wie wir gesehen haben, sind Impulsivität und Erkundungsverhalten Verhaltensweisen bei der Nahrungssuche. Ein Tier mit einem beeinträchtigten Gedächtnis könnte eher bereit sein, gefährliche Gebiete zu erkunden (da es sich nicht an die potenziellen Gefahren erinnert, die ihm begegnen könnten), und eines mit einer beeinträchtigten Entscheidungsfähigkeit könnte impulsiver reagieren. Wenn Fruktose in der Lage ist, die Nahrungssuche zu fördern, indem sie in diesen Gehirnregionen eine Insulinresistenz verursacht, dann liegt es nahe, dass es sich dabei um eine Überlebensreaktion handelt.

Anfänglich würde die kurzfristige Funktionshemmung in diesen Hirnregionen aufgrund der Stimulierung des Überlebensaktivators einen Überlebensvorteil bieten, doch bei einer wiederkehrenden oder dauerhaften Stimulierung könnte das zu einer Schädigung des Gehirns führen. Würden diese wertvollen Nervenzellen auf Dauer weniger Glukose aufnehmen, könnten sie schließlich aushungern und in ihrer Funktion beeinträchtigt werden. Das würde durch den oxidativen Stress, den der Fruktosemetabolismus auf die Mitochondrien ausübt und die damit verbundene Reduzierung der ATP-Bildung verstärkt. Sobald der ATP-Spiegel weit genug sinkt, stirbt die Nervenzelle ab. Das Ergebnis ist Alzheimer. Von dieser Perspektive aus sind die nachfolgenden Veränderungen im Gehirn von Alzheimer Betroffenen, wie die Ansammlung von Amyloid-Plaques und Tau-Proteinen sekundär, und die hauptsächliche,

* Falls es Sie interessiert, zu diesen besonderen Regionen gehören der Hippocampus, das Striatum, der Hypothalamus und der sensorische Kortex.

der Alzheimerschen Krankheit zugrundeliegende Ursache ist die chronische Stimulierung des Überlebensaktivators.

Die Harnsäure-Paradoxien

Wenn der Fruktosestoffwechsel bei der Alzheimerschen Erkrankung tatsächlich eine Rolle spielt, ist der Gedanke vernünftig, dass ein erhöhter Harnsäurespiegel ebenfalls ein Risikofaktor sein sollte, denn er ist ein Produkt des Fruktosestoffwechsels. Zur Unterstützung dieser Idee stellte sowohl eine Studie in Taiwan als auch eine in den USA, die die Behauptungen von Medicare, der amerikanischen Gesundheitsorganisation, evaluierte, fest, dass Menschen, die Medikamente zur Senkung des Harnsäurespiegels nehmen, ein deutlich geringeres Demenzrisiko haben.

Es gibt Menschen, die glauben, dass Harnsäure kein prognostisches Kriterium für eine Demenz, sondern eher für Genialität und Leistung ist. In einem Brief, den der Metallurge und Physiker Egon Orowan 1955 an die Zeitschrift *Science* schrieb, hob er hervor, dass Harnsäure in seiner chemischen Struktur dem Koffein sehr ähnlich ist und dass es als Stimulans für das Gehirn wirken könnte. Orowan brachte vor, dass der Grund, warum die Menschen im Vergleich zu anderen Lebensformen so fortgeschritten sind, am Verlust des Urikase-Gens liegt; der daraus folgende höhere Harnsäurespiegel wirkt sich vielleicht, so seine Behauptung, segensreich auf die Gehirnfunktion aus. Es gibt auch vereinzelte Berichte, dass viele herausragende Persönlichkeiten an Gicht litten, darunter Forschungsreisende (Christoph Kolumbus), Herrscher (Alexander der Große, die englische Königin Victoria), Künstler (Michelangelo, Peter Paul Rubens), Komponisten (Ludwig van Beethoven), Autoren (Charles Dickens, Goethe), Erfinder (Benjamin Franklin, Leonardo da Vinci) und Wissenschaftler (Isaak Newton, Galileo). Beobachtungen wie diese führten zu mehreren Studien, in denen es darum ging, ob ein höherer Harnsäurespiegel mit einer höheren Intelligenz einhergeht. Alle diese Studien erbrachten negative Erkenntnisse – ein höherer Harnsäurespiegel hat nichts mit einer höheren Intelligenz zu tun.

Manche Studien legten jedoch tatsächlich nahe, dass Menschen mit einem hohen Harnsäurespiegel in Prüfungen tendenziell besser abschneiden und Erfolgsmenschen sind (beachten Sie bitte, dass Intelligenz und Erfolg zwei Paar Stiefel sind). In einer Studie fand man bei Gymnasiasten, die von der Leistung her im oberen Viertel ihrer Klasse rangierten, einen deutlich höheren Harnsäurespiegel als bei den Mitschülern; sie erzielten bessere Noten, als bei ihrem IQ erwartet wurde und nahmen mit größerer Wahrscheinlichkeit ein Studium auf. Sie waren auch tendenziell selbstbewusster, geselliger und verbrachten mehr Zeit mit Freizeitaktivitäten. In einer anderen Studie mit mehr als 50 Universitätsprofessorinnen und -professoren, in der mithilfe eines umfangreichen Evaluierungssystems Tatkraft, Erfolg und Führungsqualitäten beurteilt wurden, war ein höherer Harnsäurespiegel ein aussagekräftiges prognostisches Kriterium für diese Merkmale, unabhängig von Alkohol, Koffein, Schlafdauer und Körpergewicht. Andere Studien stützen diesen Gedanken ebenfalls, dass ein hoher Harnsäurespiegel eventuell auf die Wahrscheinlichkeit hinweist, ein Erfolgsmensch zu werden, auch wenn einige wenige Studien keine statistisch relevanten Zusammenhänge fanden.

Dies mag zwar wie ein Paradoxon erscheinen, doch ich habe den Verdacht, dass der Zusammenhang von Harnsäure mit Erfolg auf der einen Seite und Demenz auf der anderen widerspiegeln könnte, in welchem Ausmaß und wie lange der Überlebensaktivator eingeschaltet ist. Manche Merkmale des Futtersuchverhaltens, wie die kurze Reaktionszeit, die Offenheit und die Risikobereitschaft könnten im Klassenzimmer hilfreich sein und als Erfolgsprognose gelten. Erkundungs- und Neugierverhalten kurbeln vielleicht die Kreativität an. Im Laufe der Zeit könnten sich diese Verhaltensweisen jedoch zu einem eher dysfunktionalen Zustand entwickeln, wie ADHS oder zu einer Krankheit wie Alzheimer. Daher würde ich einen erhöhten Harnsäurespiegel nicht als Vorteil betrachten, zumindest nicht auf lange Sicht.

Ein weiteres Paradoxon ist, dass Menschen mit einem hohen Harnsäurespiegel zwar ein größeres Demenzrisiko haben, doch dieser bei einer manifesten Demenz oft niedrig ist. Das ist etwas leichter zu verstehen, da zahlreiche Studien ergeben haben, dass Alzheimer-Betroffene oft monatelang vor der Diagnosestellung erheblich an Gewicht verlieren. Da die Harnsäurekonzentration im Blut hauptsächlich durch die Nahrungsaufnahme bedingt ist, ist zu erwarten, dass der Harnsäurespiegel dieser Menschen zurzeit der Diagnose eher niedrig ist.

Es gibt noch ein letztes Harnsäure-Paradoxon, das in Betracht zu ziehen ist. Bei einem erhöhten Harnsäurespiegel gibt es zwar die Prognose von Schlaganfall und Demenz, doch liegen einige widersprüchliche Nachweise vor, dass bei Auftreten eines Schlaganfalls dessen Ausmaß durch die Verabreichung von Harnsäure begrenzt werden könnte. Das weist darauf hin, dass Harnsäure in Krisenzeiten vorteilhaft sein kann. Manche Studien legen nahe, dass sie den oxidativen Stress im Gebiet des Schlaganfalls blockieren könnte. (Harnsäure ist ein einzigartiges Molekül, da es außerhalb der Zelle oxidativen Stress blockiert, obwohl es ihn innerhalb der Zelle verursacht.) Aufgrund meiner Studien über die Harnsäure habe ich jedoch den Verdacht, ihre Vorzüge entstehen eher dadurch, dass sie mitwirkt, die Schutzfunktionen des Überlebensaktivators zu stimulieren, etwa den Sauerstoffbedarf der Gehirnzellen zu reduzieren.

In letzter Zeit besteht ein zunehmendes Interesse an der Rolle von Fruktose, Kohlenhydraten und Harnsäure im Gehirn. Führend auf diesem Gebiet ist David Perlmutter, der renommierte Neurologe und Autor von *Dumm wie Brot* und *Drop Acid* (zu Deutsch etwa *Meiden Sie Säure*, derzeit nur in englischer Sprache erhältlich), der ausführlich darüber schrieb, inwiefern Kohlenhydrate und Zucker eine Rolle bei Demenz spielen können sowie über die Wirkungen von Fruktose und Harnsäure. Ein weiterer Experte ist der Hausarzt William Wilson, der durch jahrelange klinische Praxis zu der Überzeugung gekommen ist, dass zuckerhaltige Nahrungsmittel und hochglykämische Kohlenhydrate zu vielen Verhaltensstörungen wie Depressionen, ADHS und Angststörungen beitragen, die er insgesamt dem „CARB-Syndrom" (dem durch Kohlenhydrate bedingten reversiblen Gehirnsyndrom) zuschreibt.* Wilson ist überzeugt, dass es durch die Einschränkung des Konsums von zuckerhaltigen Nahrungsmitteln (solchen, die Fruktose enthalten) und hochglykämischen Kohlenhydraten (solchen, die Fruktose bilden können) zu Verbesserungen dieser Störungen kommen kann. Der nächste Schritt wären klinische Studien, um zu sehen, ob er richtig liegt.

Aus diesen letzten beiden Kapiteln wird ein eindeutiges Muster ersichtlich. Während der Überlebensaktivator in vorübergehenden Krisenzeiten

---

* Wilsons Website für Interessierte (in englischer Sprache): carbsyndrome.com

hilfreich ist, kann sein ständiger oder übermäßiger Einsatz zu medizinischen Problemen führen. Solange Obst und gelegentlich Honig nur und insbesondere saisonbedingter Bestandteil unserer Ernährung war, war die Entwicklung einer dauerhaften Adipositas oder der mit ihr einhergehenden Krankheiten nicht sehr wahrscheinlich. Mit der Umstellung auf eine Ernährung, die Nahrungsmittel enthält, welche den Überlebensaktivator anschalten (wie Zucker, hochglykämische Kohlenhydrate und Salz) und das ganze Jahr über verfügbar sind, kamen wir in Schwierigkeiten. Dadurch konnte der Aktivator im Dauerbetrieb bleiben und den Anstieg von Adipositas sowie vieler nicht übertragbarer Krankheiten befeuern.

Wenn der Überlebensaktivator überaktiv wird, nehmen wir nicht einfach nur zu. Die Folge sind auch viele Krankheiten. Die vermehrte Fettspeicherung führt zu Adipositas, einem erhöhten Triglyceridspiegel und einer Fettleber, die Insulinresistenz zu einem Diabetes Typ 2 und Alzheimer. Durch die Auswirkungen auf den Blutdruck kommt es zu Bluthochdruck und seinen Komplikationen Schlaganfall und Herzinsuffizienz, während geringgradige Entzündungsherde zur Entwicklung einer koronaren Herzkrankheit beitragen. Die (archaische) Nahrungssuchreaktion führt zu Verhaltensstörungen, während die durch Alkohol gebildete Fruktose das Suchtrisiko erhöhen kann. Und schließlich nutzen Tumore die Fähigkeit der Fruktose, uns bei Sauerstoffarmut zu schützen, zur Unterstützung ihres krankhaften Wachstums und ihrer Verbreitung.

Heute sind es diese Krankheiten, von der unsere Gesellschaft am häufigsten betroffen ist. Als Arzt bin ich sprachlos, wie viele davon Betroffene auf unseren Krankenstationen liegen. So viele von ihnen haben mehr als eine Krankheit; unsere Assistenzärztinnen und Assistenzärzte beschreiben sie mit einer Liste von Kürzeln (etwa so: „52 J., DM, Hypert., NAFL, KHK, Apopl., eingeliefert mit HI"*), die sich wie eine fremde Sprache anhören, aber unser „Alltagsjargon" sind. Es gibt Wenige, die erkennen, dass alle diese Krankheiten Teil einer Epidemie sind, die eine tiefere Ursache hat.

---

* 51 Jahre, Diabetes mellitus in der Vorgeschichte, Bluthochdruck, nichtalkoholische Fettleber, koronare Herzkrankheit und Schlaganfall, eingeliefert mit einem Myokardinfarkt (Herzinfarkt).

Die gute Nachricht ist, wir haben überzeugende Nachweise, dass die kontinuierliche Stimulierung des Überlebensaktivators ein hauptsächlicher „Motor" dieser Krankheiten ist und – dank der Forschungen meiner Studiengruppe und vieler anderer – haben wir das Wissen, das wir brauchen, um ein Anschalten des Aktivators zu verhindern und ihn auch wieder abzuschalten. Das ist das Thema unserer letzten Kapitel.

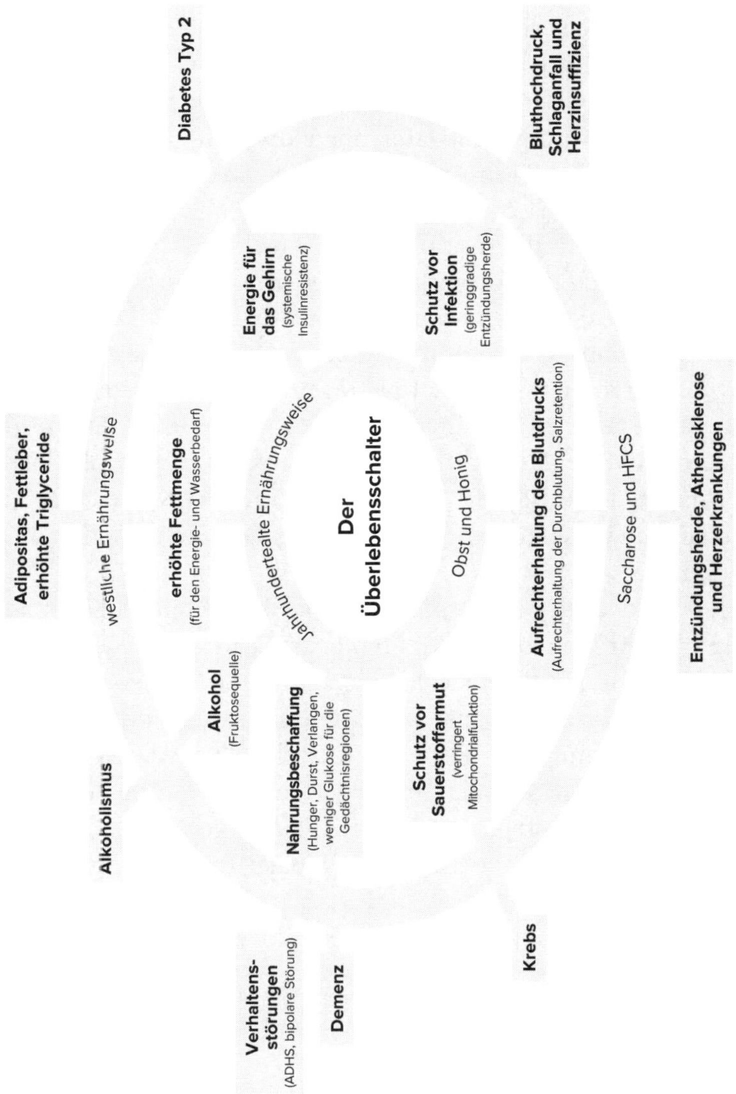

TEIL III

DIE NATUR ÜBERLISTEN

Kapitel 8

Welcher Zucker steckt in unserer Nahrung?

Die (amerikanische) Gesellschaft ernährt sich insgesamt sehr zuckerhaltig. Eine Studie, die mehr als 85 000 abgepackte Nahrungsmittel untersuchte, ergab, dass 68 Prozent davon Fruktose, Glukose oder eine Kombination kalorienreicher Süßungsmittel aus Fruktose und Glukose enthielten. Tatsächlich enthalten mehr als 77 Prozent aller Nahrungsmittel, die wir zu uns nehmen, kalorienreiche Süßungsmittel. Der Amerikanischen Herzgesellschaft zufolge entspricht die Menge an insbesondere Zuckerzusätzen, die der (amerikanische) Durchschnittsmensch täglich aufnimmt, 22 Teelöffeln, das sind 15 bis 20 Prozent der gesamten Kalorienzufuhr. Bei benachteiligten Bevölkerungsgruppen und Minderheiten sowie Heranwachsenden und jungen Erwachsenen ist es tendenziell sogar mehr (wahrscheinlich wegen der kostengünstigeren und, wie wir gesehen haben, sehr zuckerhaltigen abgepackten Nahrungsmittel). Bei manchen Menschen besteht die Ernährung zu einem Viertel aus Zuckerzusätzen.

Viele medizinische Fachgesellschaften empfehlen, den Konsum von Zuckerzusätzen zu reduzieren. Die Amerikanische Herzgesellschaft rät Frauen nicht mehr als sechs Teelöffel (25 Gramm oder 100 Kalorien) und Männern höchstens neun Teelöffel (37 Gramm oder 150 Kalorien) Maissirup mit hohem Fruktosegehalt und Saccharose täglich zu konsumieren. Die Empfehlungen der Weltgesundheitsorganisation sind sogar noch strenger. Sie schlägt als ideales Ziel eine Reduzierung von Zuckerzusätzen und natürlichem Zucker, wie er in Honig und Fruchtsäften enthalten ist, auf weniger als 5 Prozent der Gesamtkalorienzahl (etwa 7 Teelöffel, 28 Gramm, für einen Mann, der täglich 2200 Kalorien zu sich nimmt). Diese und andere Empfehlungen der medizinischen Fachwelt und der öffentlichen Gesundheitsorganisationen wurden von Versuchen der Politik begleitet, den Zuckerkonsum durch Besteuerung zu reduzieren oder keine zuckerhaltigen Getränke mehr in den Schulen anzubieten sowie durch einen eher generellen Versuch, die Öffentlichkeit umzuerziehen. Bis zu einem gewissen Grad funktionieren diese Ansätze auch. Zum Beispiel sinkt der Konsum von Erfrischungsgetränken seit 2005 zunehmend. Doch es ist klar, dass wir noch einen langen Weg vor uns haben.

In Anbetracht der Bedeutung, die eine Reduzierung des Fruktosekonsums für unsere Gesamtgesundheit hat, ist es wichtig, sich nochmal anzusehen, in welchen Formen Fruktose auftritt und wie man sie in unseren Nahrungsmitteln erkennt. Das umfassendere Ziel dieses Kapitels ist jedoch, von der Wissenschaft zu lernen, wie man die Auswirkungen des Fruktosekonsums auf unseren Körper minimiert und einige Fragen, Missverständnisse und Kontroversen in der Literatur zum Thema Zucker aufzuklären.

Die Zuckerarten und das richtige Lesen von Nährwertangaben

Der erste Schritt zur Reduzierung unserer Zuckermenge ist, dass wir feststellen können, wie viel Zucker wir aktuell zu uns nehmen. Das beginnt damit, dass wir die verschiedenen Zuckerarten, die Nahrungsmitteln zugesetzt werden, erkennen und verstehen können. Beginnen wir also mit einigen allgemeinen Richtlinien dafür.

Fast alle Zucker können Adipositas verursachen. Dazu gehören diejenigen, die nur Fruktose, solche, die Fruktose und Glukose und solche, die nur Glukose enthalten (die im Körper in Fruktose umgewandelt werden kann), wie wir bereits wissen. Es gibt nur eine Ausnahme, das sind die Zucker, die in Milch und Milchprodukten enthalten sind, zum

Beispiel die Laktose. Laktose enthält keine Fruktose und obwohl sie Glukose enthält (zusammen mit einem weiteren Zucker, der Galaktose), sieht es nicht so aus, dass sie das Adipositasrisiko erhöht.

Die amerikanische Lebensmittel- und Arzneimittelbehörde (FDA) hat vor kurzem die Etiketten der „Nährwertkennzeichnung“ geändert und sowohl den **Gesamtzuckergehalt** als auch die **Zuckerzusätze** pro Portion aufgenommen. Zum Gesamtzuckergehalt gehören alle Zucker, die in einem Nahrungsmittel vorliegen, dazu können gesunde gehören wie die Laktose in der Milch, daher ist es äußerst wichtig, sich die Menge der Zuckerzusätze anzusehen. Diese werden in Gramm sowie als Prozentsatz der empfohlenen täglichen Höchstmengen angegeben, die laut Definition der FDA aktuell bei 50 Gramm (200 Kalorien) oder 10 Prozent einer durchschnittlichen täglichen Kalorienzufuhr von 2000 Kalorien liegen. Allerdings werden die Zucker in Fruchtsäften oder die Konzentrate in Fruchtmarmeladen und Fruchtgelees, in Kompotten (wie Apfelkompott) oder reinem Fruchtsaft und die im Honig enthaltenen Zucker unter dem Begriff Zuckerzusätzen nicht erfasst. Daher sollten Sie sich bei Nahrungsmitteln, die Honig oder Fruchtkonzentrate enthalten, auch den Gesamtzuckergehalt anschauen.

Der Blick auf die Zuckerzusätze ist zwar eine schnelle und einfache Möglichkeit festzustellen, wie viel HFCS und Saccharose in einem bestimmten Nahrungsmittel enthalten sind, doch es ist zugleich hilfreich, die verschiedenen Namen der zahlreichen Zucker zu kennen, die wir zu uns nehmen und für welche Arten sie stehen. Es gibt zum Beispiel viele verschiedene Typen von (und Namen für) Saccharose (Haushaltszucker), darunter raffinierte Saccharose (Farinzucker, Kristallzucker, granulierter Zucker, Puderzucker, Sandzucker, Feinkristallzucker), teilweise gereinigte Saccharose (Karamell, brauner Zucker, Melassesirup, Sirup, Muscovado [eine Vollrohrzuckerart], Turbinadozucker [teilweise raffinierter Zucker], Demerara [brauner Zucker], Rohrohrzucker, Zuckerrohrsaft, Panocha [brauner Kandiszucker], Panela [aus eingekochtem Zuckerrohrsaft], Piloncillo [unraffinierter gepresster Rohrzucker]) sowie Saccharose aus anderen Quellen (Ahornsirup, Palmzucker, Dattelzucker, Zuckerhirsesirup, Kokosblütenzucker).

Es gab Diskussionen darüber, dass weniger gereinigte Zuckerarten wie der braune Zucker gesünder seien, da manche argumentieren, dass diese Zucker Substanzen enthalten könnten, die die Wirkungen des Zuckers verringern. Dafür gibt es jedoch kaum Nachweise, daher empfehle ich, alle Formen der Saccharose als von gleicher biologischer Wirkung zu betrachten, die alle gleichermaßen reduziert werden sollten.

Verschiedene Zuckerarten			
Fruktose	**Fruktose-Glukose-Kombinationen**	**Glukose und hochglykämische Zuckerarten**	**Zucker auf Milchbasis**
Fruchtzucker	Saccharose (Haushaltszucker)	Dextrose (Glukose)	Milchzucker (Laktose)
Trockenobst	Maissirup mit hohem Fruchtzuckergehalt (HFCS)	Maissirup	Galaktose
Fruchtsäfte		Reissirup	
Agavennektar/ Agavendicksaft		Sirup aus braunem Reis	
Honig		Maltose	
		Malzzucker	
		Maltotriose	
		Gerstenmalzsirup	
		Trehalose	

Beachten Sie bitte, dass Nahrungsmittel, auf denen nur Fruktose als Inhaltsstoff angegeben ist, auch geringe Mengen anderer Zuckerarten enthalten können, etwa Saccharose und Glukose.

Wenn man den Zuckergehalt verschiedener Nahrungsmittel kennt, ist das schon einmal ein guter Anfang, doch wir können noch viel mehr tun, um die Menge unseres Fruktoseverzehrs und seine Auswirkungen auf unseren Körper zu minimieren, außer einfach auf die Nährwertangaben zu schauen und Nahrungsmittel mit weniger Zuckerzusätzen auszuwählen. Steigen wir etwas tiefer ein, um die besonderen Feinheiten der Fruktose besser kennenzulernen: Wie wir uns mithilfe des Wissens, das wir uns angeeignet haben, klug für die Zuckerarten entscheiden, die gut für uns sind und welches die beste Form ist, sie zu essen.

Frage 1: Müssen wir den Gehalt an Zucker (und speziell Fruktose) in Obst und Gemüse berücksichtigen?

Diese Nahrungsmittel werden weitgehend als gesund angesehen und oft empfohlen, doch viele von ihnen enthalten Fruktose (ja, auch Gemüse!). Außerdem fressen viele Tiere Früchte, um den Überlebensaktivator einzuschalten. Oberflächlich betrachtet legt das nahe, dass speziell Obst besonders schlecht sein könnte.

Für die Antwort müssen wir uns ein wenig genauer mit den biologischen Hintergründen beschäftigen, die zum Einschalten des Überlebensaktivators durch die Fruktose führen.

Was die Gewichtszunahme aufgrund von Fruktose betrifft, so ist die Leber der „Tatort". Wenn der Aktivator in der Leber eingeschaltet wird, steuert er alle Aspekte des metabolischen Syndroms, auch die Anhäufung des Bauchfetts, den Prädiabetes und die Fettleber. Wie wir bereits wissen, regelt nicht die Leber unser Verlangen nach Zucker; es zeigt sich eher, dass es mit dem Fruktosestoffwechsel im Gehirn und im Darm in Zusammenhang steht. Wenn es jedoch um die Gewichtszunahme und die übrigen negativen gesundheitlichen Auswirkungen geht, ist hier die Leber der Schlüssel.

Wir wissen, dass die Leber „das Sagen hat", denn unsere Forschungsgruppe hat Studien durchgeführt, in denen wir speziell die Fruktokinase, das Enzym, das die Fruktose verstoffwechselt, nur in der Leber blockiert haben. Wir stellten fest, wenn wir die Fruktokinase in der Leber ausschalteten, dann waren Tiere, denen wir Fruktose gaben, vollkommen vor der Gewichtszunahme geschützt, denn sie kompensierten die Aufnahme der Fruktose dadurch, dass sie weniger fraßen. Die Fruktose verursachte keinen Hunger, wie das normalerweise der Fall wäre, und die Tiere entwickelten auch keine Leptinresistenz, also nahmen sie nicht zu. Die Mäuse sammelten auch kein Fett im Fettgewebe oder in der Leber an und sie bekamen keinen Prädiabetes.

Das heißt also, um Adipositas und das metabolische Syndrom zu verhindern, müssen wir die Fruktosemenge minimieren, die in der Leber verstoffwechselt wird. Das ist wichtig, wenn wir prüfen, wie viel Fruktose wir mit unserer Nahrung aufnehmen. Je weniger Fruktose wir zuführen, desto weniger wird in der Leber verstoffwechselt. Doch es gibt einen Haken.

Immer wenn wir Fruktose zu uns nehmen, wird eine kleine Menge im Bereich von vier bis fünf Gramm, wie jede andere Kalorie im Darm verstoffwechselt, bevor sie in der Leber ankommen kann und aktiviert den Aktivator bemerkenswerterweise nicht. Faktisch fungiert der Darm als Schutzschild. Das bedeutet, dass wir uns über Nahrungsmittel, die nur geringe Mengen an Fruktose enthalten, etwa Karotten, Zuckererbsen, Kürbis und andere Gemüse, keine Sorgen zu machen brauchen.

Um Adipositas und das metabolische Syndrom zu verhindern, müssen wir die Fruktosemenge minimieren, die in der Leber verstoffwechselt wird.

Bei Obst ist es ein wenig anders als bei Gemüse. Es enthält tendenziell mehr Fruktose pro Portion, und davon kann zwar einiges vom Darm abgebaut werden, doch es kommt trotzdem noch etwas in der Leber an, besonders bei dem Obst, das mindestens acht Gramm Fruktose enthält (s. die nachfolgende Tabelle). Ganze Früchte enthalten jedoch Substanzen, die tendenziell die Wirkungen der Fruktose blockieren wie Vitamin C*, pflanzliche Inhaltsstoffe wie **Flavonoide****, Kalium*** und Ballaststoffe. Kiwi enthält zum Beispiel wenig Fruktose und viel Vitamin C. Heidelbeeren und Erdbeeren enthalten besonders viel Flavonoide und Kirschen zusätzliche Substanzen, die den Harnsäurespiegel senken können. Viele Obst- und Gemüsesorten sind auch reich an löslichen Ballaststoffen, was die Resorption von Fruktose und damit auch ihren Stoffwechsel verringern oder verlangsamen kann. Trotzdem empfehle ich die Begrenzung des Obstkonsums mit einem hohen Fruktosegehalt (>8 g/ Portion), eventuell verzehren Sie jeweils nur der Hälfte der Portion auf einmal oder wählen stattdessen Obst mit einem geringeren Fruktose-

* Es schützt, wie wir aus Kapitel 4 wissen, die Energiefabriken vor oxidativem Stress durch den Fruktosestoffwechsel. Vitamin C stimuliert auch die Ausscheidung von Harnsäure über den Urin.

** Manche von ihnen können medizinische Eigenschaften und andere gesundheitliche Vorteile haben, einschließlich der Verhinderung von oxidativem Stress.

*** Wir stellten fest, dass Kalium wie Vitamin C einige Wirkungen des Überlebensaktivators blockieren kann. Das Ziel bei Kalium ist jedoch, den Spiegel im Normbereich zu halten, da sowohl ein niedriger als auch ein hoher Kaliumspiegel im Blut die Herzfrequenz beeinflussen kann. Nehmen Sie Kalium als Ergänzungsmittel nicht ohne ärztlichen Rat ein.

gehalt. Bei Feigen wäre ich zurückhaltend, denn sie haben den höchsten Fruktosegehalt von allen Früchten – eine Tasse enthält so viel Fruktose wie 0,35 l eines Erfrischungsgetränks. (Erinnern Sie sich an die Rolle, die Feigen und ihr Verschwinden im Leben unserer frühen Vorfahren spielten. Feigen waren als Nahrungsmittel in der Geschichte für das Überleben heißbegehrt; manche nomadische Beduinenstämme trugen „Feigenketten" um den Hals, wenn sie die Wüste durchquerten.)

Obst		
Hoher Fruktosegehalt (>8g Fruktose pro Portion)	**Mittlerer Fruktosegehalt (4-8g Fruktose pro Portion)**	**Geringer Fruktosegehalt (<4g Fruktose pro Portion)**
Feigen, getrocknet (170g) 23g	Medjool Datteln (1 Stück) 7,8g	Erdbeeren (110g) 3,8g
Aprikosen, getrocknet (170g) 16g	Heidelbeeren (160g) 7,4g	Kirschen (150g) 3,8g
Mango (halbe) 16g	Banane 7g	Sternfrucht 3,6g
Trauben, grün oder rot (200g) 12g	Honigmelone (ein Achtel) 7g	Brombeeren (1/2 Tasse) 3,5g
Rosinen (50g) 12g	Papaya (halbe) 6g	Kiwi 3,4g
Birne 12g	Orange 6g	Clementine 3,4g
Wassermelone (1 Scheibe) 11g	Pfirsich 6g	Himbeeren (160g) 3,0g
Kaki 11g	Nektarine 5g	Cantaloup-Melone (ein Achtel) 2,8g
Apfel 9,5g	Mandarine 5g	Pflaume 2,6g
	Boysenbeeren (113g = ½ Tasse) 5g	Dattel, Deglet noor 2,6g
	Grapefruit (halbe) 4g	Aprikose 1,3g
	Ananas (1 Scheibe) 4g	Guave 1,2g
		Dörrpflaume 1,2g
		Preiselbeeren (140g=1 Tasse) 0,7g
		Zitrone 0,6g
		Limette 0g

Eine Portion bezieht sich auf die angegebene Menge oder auf eine einzelne Frucht.

Die meisten Trockenfrüchte sollten ähnlich wie Süßwaren betrachtet und ebenso selten gegessen werden. Sie enthalten viel Fruktose, und der Trocknungsprozess kann viele der Nährstoffe zerstören, die in frischem Obst vorhanden sind und die Wirkungen der Fruktose abschwächen. Frische Cranberries enthalten zum Beispiel wenig Fruktose, wenn sie gerade geerntet wurden, doch etwa 50g getrocknete Cranberries können bis zu 25g Zucker enthalten. Und natürlich werden viele mit Zuckersätzen verkauft, um den herben Geschmack abzumildern.

Beim Verzehr von Früchten unterscheiden wir uns von den Tieren, die versuchen dadurch ihren Überlebensaktivator einzuschalten. Tiere in der Wildnis bevorzugen reife Früchte und – Sie erinnern sich – wenn Früchte reifen, steigt ihr Fruktosegehalt, während der Gehalt an Vitamin C sinkt. Wir tendieren eher zu säuerlichem Obst. Die meisten von uns essen auch nur ein oder zwei Früchte oder eine oder zwei Portionen einer Obstsorte auf einmal. Tiere verzehren viele Früchte auf einmal, und ihre Fruktoselast ist viel größer. So kann zum Beispiel ein Grizzlybär hunderttausend Büffelbeeren an einem Tag fressen – schon ein paar mehr als Sie und ich schaffen würden.

Wir werteten die Rolle von Obst mit Magdalena Madero, der Chefin der Nephrologie am National Institute of Cardiology Ignacio Chávez in Mexico City aus. Sie leitete eine klinische Studie, für die sie zwei Gruppen von übergewichtigen und adipösen Frauen auf eine fruktosearme Ernährung setzte, um zu sehen, ob das einen Einfluss auf die Gewichtsabnahme haben würde. Beiden Gruppen waren Limonaden, Obstsäfte und süße Nahrungsmittel nicht erlaubt und sie mussten ihre Kalorienzufuhr leicht einschränken, eine Gruppe durfte ganze Früchte essen. Von daher nahm diese Gruppe tendenziell in bescheidenem Maße Fruktose zu sich. Am Ende der Studie hatten beide Gruppen abgenommen (die Gruppe, die ganze Früchte essen durfte, nahm sogar mehr ab!) und zeigte ähnliche Verbesserungen in Bezug auf das metabolische Syndrom. Wir glauben, dass bei der Gruppe mit der geringen Fruktosezufuhr die Vorteile der ganzen Früchte (Vitamin C, Flavonoide, Kalium und Ballaststoffe) die Risiken der geringen Mengen an Fruktose, die sie enthielten, überwogen.

Wir sollten zwar ganze Früchte in unsere Ernährung aufnehmen, doch ich empfehle Obstsäfte, Smoothies und fruchthaltige Getränke einzuschränken. Jedes dieser Getränke enthält normalerweise verschiedene Obstsorten, daher ist ihr Gesamtfruktosegehalt höher. Beim Herstellungsprozess von Obstsaft wird auch ein großer Teil der Ballaststoffe entfernt. Und Studien weisen darauf hin, dass sowohl fruchthaltige Getränke (denen oft Zucker zugesetzt wird) und in geringerem Maß natürliche Fruchtsäfte das Adipositas- und Diabetesrisiko erhöhen. Das gilt besonders für Kinder, eine Erkenntnis, die zu der Empfehlung der Amerikanischen Gesellschaft für Kinderheilkunde führte, dass Kinder unter sechs Jahren nicht mehr als etwa 180 ml und ältere Kinder nicht mehr als etwa einen Viertelliter bis 350 ml Saft täglich zu sich nehmen sollten. Ich persönlich würde die Menge sogar noch weiter einschränken.

Quintessenz: Betrachten Sie Gemüse als fruktosefrei. Essen Sie frisches Obst, aber begrenzen Sie den Gesamtfruktosegehalt des Obstes, das Sie bei einer Mahlzeit oder einem Imbiss zu sich nehmen, auf acht Gramm. Trockenobst, Fertigprodukte, die Obst enthalten, Marmeladen und Gelees mit Obst und Säfte können sehr viel Fruktose enthalten. Ein Apfel am Tag hält zwar den Arzt fern, aber bei fünf Äpfeln klappt das nicht mehr.

Frage 2: Ist es ein Unterschied, ob man Zuckerzusätze in flüssiger oder in fester Form zu sich nimmt?

Mit anderen Worten, was ist der Unterschied zwischen dem Naschen von Gummibärchen mit 20 Gramm HFCS und dem Trinken von Limonade mit 20 Gramm HFCS?

Wenn es beim Einschalten des Überlebensaktivators einfach nur um die Kalorien ginge, wäre die Wirkung von HFCS die gleiche. Leider ist dem nicht so. Zucker zu sich zu nehmen ist in flüssiger Form oft viel schlimmer als in fester. Woran könnte das liegen?

Der Überlebensaktivator wird durch ein Absinken des ATP-Spiegels in der Leber ausgelöst, daher kommt es am meisten darauf an, wie viel Fruktose in die Leber gelangt. Ist es viel, sinkt der ATP-Spiegel beträchtlich, und der Schalter läuft sofort auf Hochtouren. Ist es nur wenig, fallen die Stoffwechselwirkungen milder aus. Das bedeutet, auch wenn wir diesen Prozess immer so beschrieben haben, als würde er durch simples Ein- und Ausschalten gesteuert, handelt es sich eigentlich eher um einen Dimmer, der, je nach Situation, eine starke oder leichte Reaktion auslösen kann.

Mit anderen Worten, die Leber reagiert darauf, in welcher Konzentration sie die Fruktose bekommt, nicht in welcher Menge. Sickert sie langsam hinein, ist die Konzentration geringer, als wenn die gesamte Fruktosemenge auf einmal ankommt.

Das ist der Grund dafür, dass Erfrischungsgetränke den Aktivator leichter einschalten als Zucker in fester Form. Sie enthalten eine Menge Zucker (ein halber Liter Limonade enthält ungefähr 17 Teelöffel HFCS, 9 Teelöffel davon sind Fruktose). Sie werden meist innerhalb weniger Minuten getrunken und erfordern als Flüssigkeit nur eine minimale Verdauungsleistung. Das führt zu einer raschen Überflutung der Leber mit Fruktose und Glukose. Im Gegensatz dazu muss festes Essen verdaut werden und braucht daher länger, bis es in der Leber ankommt. (Das ist ein Grund, warum ganze Früchte den Aktivator tendenziell nicht einschalten: Die enthaltenen Ballaststoffe verlangsamen die Resorption.) Daher geht der Aktivator nicht so stark in Betrieb.

Zucker in flüssiger Form ist oft viel schlimmer als in fester, denn die Leber reagiert darauf, in welcher Konzentration sie die Fruktose bekommt, nicht in welcher Menge.

Eine von dem Ernährungswissenschaftler und Genetiker John Speakman durchgeführte experimentelle Studie bestätigte, dass Mäuse, die Zucker in flüssiger Form erhielten, viel dicker wurden als solche, die ihn in fester Form bekamen. Auch in klinischen Studien wurde der Konsum von flüssigem Zucker (in Form von entsprechenden Getränken) mit festem Zucker (in Form von Süßigkeiten und Nachspeisen) bei Menschen verglichen und in jedem Fall gab es Hinweise, dass Zucker in flüssiger Form mit höherer Wahrscheinlichkeit zu Adipositas und/oder Prädiabetes führt. In einer Studie bekamen nach dem Zufallsprinzip ausgewählte junge Erwachsene vier Wochen lang täglich entweder etwa einen Viertelliter eines Erfrischungsgetränks oder Gummibärchen mit der gleichen Zuckermenge. Nach einer „Auswasch"-Phase von vier

Wochen, in der sie sich wieder wie gewohnt ernährten – also keine zusätzlichen Zuckergaben erhielten– wurde getauscht, und die Gruppe, die vorher Getränke bekommen hatte, bekam nun Gummibärchen und die Gummibärchen-Gruppe bekam die Getränke, wiederum für die Dauer von vier Wochen. Am Ende der acht Wochen stellten die Forscher fest, dass diejenigen, die Zucker in *flüssiger Form* konsumierten, etwa 17 Prozent mehr Kalorien zu sich nahmen, als während der Zeit, in der sie die Gummibärchen aßen. Nach den vier Wochen Flüssigzucker brachten sie mehr Gewicht auf die Waage und hatten mehr Fett angesetzt. Dagegen kam es während der vier Gummibärchen-Wochen nicht zu einer Gewichtszunahme.

Zucker in flüssiger Form verursacht zwar mit größerer Wahrscheinlichkeit Adipositas als Zucker in fester Form, doch es macht auch etwas aus, wie schnell die Flüssigkeit getrunken wird. Um das zu zeigen, verabreichte unser Mitarbeiter Mehmet Kanbay an der Koç University in Istanbul Freiwilligen Apfelsaft, der einen ähnlichen Fruktosegehalt wie Limonade hatte. Die Hälfte der Gruppe trank 500 ml in fünf Minuten, während die andere Hälfte eine Stunde lang alle 15 Minuten 125 ml trank. Am Ende der Stunde hatten beide Gruppen *gleich viel Apfelsaft* getrunken, doch der Unterschied zwischen ihnen war frappierend. Bei denjenigen, die den Apfelsaft schnell tranken, kam es zu einem raschen Anstieg von Harnsäure und Vasopressin, dem Fetthormon. Dagegen gab es bei denjenigen, die ihn über eine Stunde hinweg tranken, weniger starke Veränderungen. Da der Anstieg von Harnsäure und Vasopressin einen Nachweis darstellt, dass der Überlebensaktivator eingeschaltet wurde, ist es folglich sicherer, Limonaden langsam zu trinken anstatt schnell, wenn man sie schon trinken muss.

Vor etlichen Jahren gab es einmal einen Vorschlag in New York City, Limonaden aufgrund ihres hohen Zuckergehalts zu besteuern. Die entsprechende Industrie argumentierte dagegen, es sei unfair, ihre Produkte herauszugreifen, wo doch andere Nahrungsmittel ebenfalls große Mengen Zucker enthielten und dieses Argument trug dazu bei, dass eine solche Steuer abgelehnt wurde. Wir wissen jetzt, inwiefern das Argument der Industrie falsch ist.

Es gibt noch eine weitere Schlussfolgerung, die wir aus dieser Arbeit ziehen könnten, nämlich, dass es in Bezug auf die Fruktose vielleicht möglich ist, „den Kuchen gleichzeitig zu essen und zu behalten". Das heißt, wenn Sie einen sehr zuckerhaltigen Nachtisch nur langsam genug essen, könnte es sein, dass Sie das Auslösen des Überlebensaktivators vermeiden. Der Kuchen würde nur Kalorien liefern, ohne die negativen Konsequenzen des Überlebensaktivators. (Das Problem ist natürlich, dass es fast unmöglich ist, einen Nachtisch langsam zu essen!) Dasselbe gilt auch für das Nippen an einer Limonade über eine Stunde hinweg, anstatt sie schnell zu trinken. Daran liegt es auch, dass es vielleicht schlimmer ist, die Limonade allein zu trinken, anstatt zu einer Mahlzeit; wenn sich der Zucker in flüssiger Form mit dem Essen mischt, wird er langsamer resorbiert.

Quintessenz: Zucker in flüssiger Form ist schlimmer als Zucker in fester Form. Und wenn man ein zuckerhaltiges Getränk in sich hineinschüttet, ist das die wirksamste Methode, den Überlebensaktivator einzuschalten. Meiden Sie alle zuckerhaltigen Limonaden, Energydrinks, Fruchtsäfte sowie gezuckerten Tee und Kaffee. Und wenn Sie mal „sündigen" müssen, dann trinken Sie ganz langsam und essen Sie unbedingt etwas dazu.

Frage 3: Gibt es einen Grund dafür, dass ich das Gefühl habe, in meiner Jugend konnte ich ungestraft Zucker essen, und heutzutage scheine ich zuzunehmen, bei fast allem was ich esse?

Das bilden Sie sich nicht ein! Wir nehmen leichter zu, wenn wir älter werden. Dafür gibt es wahrscheinlich viele Gründe und einer der wichtigeren ist eine Veränderung des Körperstoffwechsels, von dem in Kapitel 10 ausführlicher die Rede sein wird. Es gibt jedoch einen weiteren Grund: Je mehr Fruktose wir zu uns nehmen, desto effizienter verstoffwechseln wir sie.

Wie wir bereits wissen, wird Saccharose im Darm zu Fruktose und Glukose abgebaut. Beide Zucker werden dort dann getrennt resorbiert und schließlich zur Leber transportiert. Es gibt Anhaltspunkte dafür, dass vorhandene Glukose die Resorption von Fruktose unterstützen kann und umgekehrt. Wird jedoch nur Fruktose verabreicht, ist die Resorption ziemlich begrenzt, ein Teil davon verweilt oft im Darm und wird in den Stuhl abgegeben – was wir häufig bei Kindern sehen. Je mehr Fruktose wir jedoch zu uns nehmen (ob in reiner Form oder als Saccharose oder HFCS), desto leichter können wir sie resorbieren und verstoffwechseln, wenn wir das nächste Mal wieder damit in Kontakt kommen.

Dasselbe gilt für unsere Fähigkeit Fruktose zu bilden; Je mehr Fruktose wir bilden, desto besser können wir es. Normalerweise wird in der Leber sehr wenig Fruktose gebildet, da der dafür verantwortliche Polyol-Weg nur in geringem Maße aktiv ist. Wird er jedoch wiederholt stimuliert – sagen wir, wenn die Leber in hohen Glukose-Konzentrationen aus hochglykämischen Nahrungsmitteln „gebadet" wird – dann ändert sich das. Im Laufe der Zeit beginnt der Körper aus diesen hochglykämischen Kohlenhydraten immer leichter Fruktose zu bilden. Ein ähnlicher Prozess kann bei salzigen Nahrungsmitteln, bei solchen mit der Geschmacksrichtung umami und bei Fruktose selbst ablaufen. Je öfter diese Nahrungsmittel den Polyol-Weg stimulieren, desto leichter wird es für uns, Fruktose aus diesen Nahrungsmitteln zu bilden, die viele von uns gemeinhin essen.

Der Effekt, dass wenn wir einer ständigen Belastung durch Fruktose ausgesetzt sind, dadurch ihre Bildung, Resorption und Verstoffwechselung beschleunigt wird, ist ein hochwirksames sich selbst verstärkendes System, das uns im Laufe der Zeit immer dicker macht. Um das zu demonstrieren, gab die Physiologin Gaby Sánchez-Lozada vom Staatlichen Kardiologischen Institut in Mexico City Laborratten zwei Wochen lang normales Leitungswasser oder fruktosehaltiges Wasser zu trinken. Während dieser Zeit wurden die Tiere, die Fruktose erhielten, diesem Zucker gegenüber empfindlicher und steigerten ihre Fähigkeit, ihn zu resorbieren und zu verstoffwechseln. Dann nahm sie dieser Gruppe das Fruktosewasser weg, sodass alle Ratten über Nacht das gleiche Futter bekamen, bevor sie beiden Gruppen Limonade gab, die der vorherigen Fruktosemenge entsprach. Die Ratten, die vorher Fruktose bekommen hatten, zeigten eine massive Reaktion. Ihr ATP-Spiegel in der Leber sank enorm, was deutlich dafür sprach, dass der Überlebensaktivator eingeschaltet war. Die Blut- und Leberfettwerte sowie der Harnsäurespiegel stiegen und sie zeigten einen erhöhten oxidativen Stress in der Leber. Dagegen kam es bei den Ratten, die in den ersten beiden Wochen keine Fruktose erhalten hatten, zu einer wesentlich gemäßigteren Reaktion auf die Limonade

Die potenzielle klinische Relevanz dieser Erkenntnisse wurde in einer Studie demonstriert, die wir zusammen mit den Kinderärztinnen Jillian Sullivan und Shikha Sundaram durchführten, die oft Kinder mit Fettlebererkrankungen und Adipositas behandeln. Wir verglichen, wie gut die Fruktose bei schlanken Kindern, adipösen Kindern und adipösen Kindern mit einer Fettleber resorbiert und verstoffwechselt wurde, und die Ergebnisse waren frappierend. Die schlanken Kinder resorbierten sie nicht sehr gut und verstoffwechselten sie langsam. Die adipösen Kinder resorbierten sie dagegen viel leichter und die Kinder mit Adipositas und einer Fettleber resorbierten und verstoffwechselten Fruktose sogar in noch größerem Ausmaß. Andere Erklärungen sind zwar möglich, doch die Beobachtung, dass Adipositas und eine Fettleber mühelos mit der Resorption und Verstoffwechselung von Fruktose korrelieren, unterstützt den Gedanken, dass uns eine höhere vorherige Belastung mit fruktosehaltigen Zuckern empfindlicher für die Auswirkungen der Fruktose macht.

Diese erhöhte Fruktose-Sensitivität durch andauernde Belastung kann vielleicht teilweise erklären, warum wir gegenüber den Wirkungen der Fruktose in der Jugend so resistent sind, es aber im Laufe der Zeit wahrscheinlicher wird, dass der Aktivator anspringt. Das kann eventuell auch erklären, warum manche Menschen, die von jeher viele Zuckerzusätze zu sich genommen haben, nicht besonders viel abnehmen, wenn sie Zucker reduzieren, da selbst geringe Mengen von Zucker ihren Überlebensaktivator einschalten können. Es kann außerdem ein zusätzlicher Grund sein, warum viele Tiere sich den Bauch mit Früchten vollschlagen, bevor sie in den Winterschlaf gehen: Je mehr sie fressen, desto effektiver resorbieren und verstoffwechseln sie die Fruktose und desto mehr Fett setzen sie an.

Die gute Nachricht ist, dass es eine einfache Lösung gibt. Diese erhöhte Sensitivität kann dadurch rückgängig gemacht werden, dass Sie Fruktose fünf Tage bis zwei Wochen lang von Ihrem Speiseplan streichen. Studien mit Tieren zeigen, dass sie ihr System schnell neu starten, wenn die Fruktose aus ihrem Futter entfernt wird. Bei Menschen ist wahrscheinlich die strenge zweiwöchige Einschränkung von Kohlenhydraten so wichtig, die empfohlen wird, wenn man mit einer kohlenhydratarmen Ernährung beginnt, weil dem Körper dadurch ermöglicht wird, sein ursprüngliches Milieu wiederherzustellen, etwas, was ich als „Neustart des Systems“ bezeichne.

Quintessenz: Je mehr Fruktose wir zu uns nehmen, desto sensitiver werden wir gegenüber ihren Wirkungen. Mit anderen Worten, je mehr Sie den Zucker mögen, desto mehr mag er Sie. Zum Glück können Sie Ihr System durch eine kurzfristige Einschränkung der Kohlenhydrate „neu starten“.

Frage 4: Sind künstliche Süßungsmittel unbedenklich? Können sie mir helfen abzunehmen?

Künstliche Süßungsmittel enthalten ganz wenig Kalorien und dienen normalerweise als Ersatz für Saccharose oder HFCS in Getränken oder Nahrungsmitteln, die süß schmecken, aber weniger Kalorien haben sollen. Die Bezeichnung „kalorienfreie Süßungsmittel“ wird manchmal lieber verwendet als „künstliche Süßungsmittel“, denn manche von ihnen stammen von natürlichen Produkten ab. Zu den gängigsten auf dem Markt befindlichen künstlichen Süßungsmitteln gehören Saccharin, Aspartam, Stevia und Sucralose, doch es gibt auch noch andere (s. nachfolgende Tabelle).

Obwohl sie so wenig Kalorien haben, schalten *manche* von ihnen den Überlebensaktivator ein. Zum Beispiel ist Sorbitol, das oft in zuckerfreien Siruparten verwendet wird, Teil des Polyol-Weges und wird im Körper tatsächlich in Fruktose umgewandelt. Die Resorption von Sorbitol ist unterschiedlich, doch sie kann erheblich sein. Tagatose ist ein weiterer künstlicher Zucker, der Fruktose ersetzen kann und den Überlebensaktivator direkt einschaltet, weil er wie Fruktose durch Fruktokinase verstoffwechselt wird. Saccharin aktiviert ihn zwar nicht, doch Berichten zufolge verursacht dieser Süßstoff bei Tieren eine Insulinresistenz, wahrscheinlich weil er auf die Darmbakterien wirkt. Bei Mäusen hat die übermäßige Zufuhr von Saccharin auch schon zu Blasentumoren geführt. Ich empfehle, diese drei Süßstoffe zu meiden.

Ich bin auch kein großer Fan von Aspartam und Advantam, die chemisch miteinander verwandt sind. Werden diese Süßstoffe im Körper abgebaut, entsteht als eines ihrer Nebenprodukte Methanol, das giftig ist. Es gibt vereinzelte Berichte, dass es bei Menschen, die Aspartam verwenden, zu Kopfschmerzen, Konzentrationsproblemen, Unruhe und sogar Gedächtnisstörungen kommen kann. Werden Laborratten damit gefüttert, haben sie auch Probleme, sich den Weg durch ein Labyrinth zu merken. (Das könnte erklären, warum in klinischen Studien aus den 1980er kein Unterschied zwischen Saccharose und Aspartam nachgewiesen werden konnte, was die Verursachung von ADHS-Symptomen betrifft, wie in Kapitel sieben beschrieben wurde.)

Künstliche Süßungsmittel (kalorienfreie Süßstoffe)			
Synthetische Bestandteile	**Natürliche Bestandteile**	**Zuckeralkohole**	**Chemische Ähnlichkeit mit Fruktose**
Saccharin*	Stevia	Sorbit**	Allulose
Aspartam	Mönchsfrucht	Xylit	Yacon-Sirup**
Sucralose	Invertzucker	Maltit	Tagatose**
Acesulfam		Erythrit	
Advantam			

Was die anderen Süßstoffe betrifft, verwendet meine Familie tendenziell Sucralose oder Stevia. Sucralose schmeckt süß und enthält ganz wenig Kalorien. Diesem Zucker wurde Chlor hinzugefügt und seine Verwendung ist umstritten; manche Fachleute äußerten Bedenken, dass er nicht ausreichend getestet wurde. Bei den Studien, die gemacht wurden, ergaben sich jedoch keine Bedenken. Stevia ist ein häufig verwendetes Süßungsmittel und wird von manchen Menschen bevorzugt verwendet, da es ein Naturprodukt ist und von der in Brasilien beheimateten Steviapflanze stammt. Der einzige Nachteil von Stevia ist, dass es – wie auch

* Kann durch die Wirkungen auf die Darmbakterien eine Insulinresistenz verursachen.

** Kann in Fruktose umgewandelt werden oder im Körper wie Fruktose wirken.

bei der Mönchsfrucht, einem anderen natürlichen Süßungsmittel – zu einem leicht bitteren Nachgeschmack kommen kann. Ich mag auch Zuckeralkohole (außer Sorbit) und besonders Maltit, das oft kohlenhydratfreien Eiscremes zugesetzt wird. Zuckeralkohole können bei manchen Menschen jedoch zu einem Blähbauch und Durchfällen führen, insbesondere nach einer großen Portion.

Yakon-Sirup ist ein interessantes Süßungsmittel, denn es besteht aus einer Kette von Fruktosemolekülen, den sogenannten **Fruktanen**. Der Mensch kann sie nicht abbauen, um Fruktose zu gewinnen, doch manche Bakterien können das und wer diese im Darm hat, könnte die im Yakon-Sirup sowie in anderen Nahrungsmitteln wie Weizen und Zwiebeln enthaltenen Fruktane theoretisch in resorbierbare Fruktose umwandeln. Die Menge ist relativ gering, doch würden Sie hauptsächlich mit Yakon-Sirup süßen, dann könnte das zu einem Problem werden.*

Die neueste Ergänzung in der Reihe der Süßstoffe ist die Allulose. Sie ist der Fruktose chemisch ähnlich, doch anders als diese schaltet sie den Überlebensaktivator nicht ein und ist daher vielleicht eine gute Wahl. Während jedoch die meisten künstlichen Süßungsmittel viel süßer als Saccharose sind und daher in geringen Mengen verwendet werden können, ist Allulose nicht so süß wie Saccharose, und daher braucht man größere Mengen, um denselben Süßungsgrad zu erreichen. Viel davon wird mit dem Urin ausgeschieden und über die potenziellen Langzeitwirkungen auf die Nieren und die Blase ist nicht viel bekannt. Ich würde diesen Süßstoff mit vorsichtigem Optimismus betrachten.

Somit ist die Antwort auf den ersten Teil von Frage 4, dass wir zwar nie ganz sicher sein können, doch manche künstlichen Süßungsmittel wohl keine Gefahr darstellen. Aber schützen sie Menschen davor

---

* Interessanterweise ernähren sich die Bakterien, die Zahnkaries verursachen, von der Fruktose, die wir zu uns nehmen und nutzen sie als Hauptenergiequelle; sie speichern sie als Fruktane in den Zahnzwischenräumen als „Vorrat" und vertilgen sie, wenn wir gerade nichts essen. Die in fettem Weidegras enthaltenen Fruktane, die Pferde mithilfe von Darmbakterien in Fruktose umwandeln, können auch an Erkrankungen von Pferden beteiligt sein. In Zusammenarbeit mit Tanja Hess von der Colorado State University fanden wir Hinweise, dass die aus den Fruktanen im Gras gebildete Fruktose eventuell für das metabolische Syndrom beim Pferd sowie für die Hufrehe, eine Arthritis, verantwortlich ist, die das Tier außer Gefecht setzt und häufig Rennpferde befällt. Ein Opfer war auch Secretariat, das zu den besten amerikanischen Rennpferden gehörte.

zuzunehmen? Im Grunde genommen hat jede Studie zu diesem Thema gezeigt, dass die Gewichtszunahme geringer ausfällt, wenn man saccharose- oder HFCS-haltige Getränke durch solche mit künstlichen Süßstoffen ersetzt, da diese weniger Kalorien enthalten und den Überlebensaktivator meist nicht einschalten. Unsere Forschungsgruppe hat auch bestätigt, dass Labortiere durch Sucralose und Saccharin nicht zunehmen. Diese Studien legen nahe, dass künstliche Süßstoffe vielleicht für jemanden hilfreich sein können, der abnehmen möchte.

Das Problem ist jedoch, dass sie das Verlangen nach Süßem nicht unterbinden, sondern es sogar fördern könnten. Zum Beispiel hat eine neuere Analyse der Nationalen Erhebung zur Beurteilung des Gesundheits- und Ernährungszustands in den USA (NHANES, National Health and Nutrition Exam Survey) ergeben, dass Kinder, die Diätgetränke zu sich nahmen, im Durchschnitt mehr Kalorien durch Zucker konsumierten als Kinder, die hauptsächlich Wasser tranken. Das erklärt wahrscheinlich, warum manche Studien ergaben, dass Menschen, die Diätlimonaden trinken, ein größeres Risiko haben zuzunehmen.

Bei starkem Verlangen nach etwas Süßem ist die beste Alternative eine ganze Frucht, nicht künstliche Süßstoffe. Obst kann den Süßhunger und das Verlangen nach Zucker abmildern, wahrscheinlich wegen der Wirkungen einiger der Flavonoide, die darin enthalten sind.

Quintessenz: Verwenden Sie künstliche Süßungsmittel mit Vorsicht, wenn überhaupt. Sie selbst verursachen keine Gewichtszunahme, aber sie unterbinden auch nicht das Verlangen nach Zucker und fördern es vielleicht sogar. (Oh, was für ein süßes Leid.)

Frage 5: Ich verstehe, dass Limonaden schlecht sind, aber was ist mit Sportgetränken?

Sollten Sportler sie trinken und können sie auch zu Adipositas führen?

Leistungssport und intensive sportliche Freizeitbeschäftigung sind anstrengend. Bei einer strapaziösen sportlichen Betätigung schwitzen wir, um die im Körper gebildete Hitze abzuleiten, doch dabei verlieren wir Wasser und Salz. Infolgedessen können wir dehydrieren. Selbst eine leichte Dehydrierung (ein Verlust von zwei Prozent des Körperwassers) beeinträchtigt unsere Konzentration- und Leistungsfähigkeit nachweislich.

Das erste Sportgetränk wurde Mitte der 1960er von Robert Cade, einem Arzt an der University of Florida, entwickelt. Ihm wurde klar, dass die Mitglieder des Football-Teams der Universität in der Hitze Floridas dehydrierten, und manche Spieler verloren während der Spiele mehr als viereinhalb Kilo. Obwohl sie Wasser tranken und Salztabletten nahmen, reichte das nicht aus, um die Dehydrierung zu verhindern. Cade hatte im Rahmen einer überregionalen wissenschaftlichen Tagung einen Vortrag besucht und erfahren, dass die Resorption von Salz im Darm deutlich erhöht wird, wenn die Rehydrierungsflüssigkeit gleichzeitig Glukose enthält. Außerdem verbrennen wir beim Sport Glukose (in Form von Glykogen) im Muskel und in der Leber, und Cade erkannte, dass dieser Energieträger mit etwas Glukose bei den Sportlern wiederaufgefüllt werden konnte und sie gleichzeitig vor einem zu niedrigen Blutzuckerspiegel schützte. Das brachte ihn und sein Team dazu, das erste Sportgetränk zu entwickeln, das Wasser, Salz und Glukose enthielt. Anfänglich schmeckte es nicht allzu gut, da Glukose nicht so süß ist. Mit der Zeit wurde es jedoch durch den Zusatz von Aromastoffen und geringen Mengen Fruktose verbessert, und das heute bekannteste Sportgetränk Gatorade war geboren.*

Um diese Zeit wurden viele Studien gemacht, um die optimalen Inhaltsstoffe für Sportgetränke zur Verbesserung der Leistungsfähigkeit herauszufinden. Eine der ersten Erkenntnisse war, dass die optimale Leistungsfähigkeit bei einer Glukosekonzentration von 6 Prozent lag; alles darüber war dafür nämlich hinderlich. Dann wurde entdeckt, dass die Zugabe von kleinen Mengen Fruktose zur Glukose die Leistung weiter verbesserte, da die Fruktose die Glukoseresorption im Darm erhöhte und

* Cade war ein kreatives Genie und sehr bescheiden und humorvoll. Ich hatte die große Freude, sein enger Freund zu sein und und mit ihm an der University of Florida zusammenarbeiten zu können. Eine Geschichte, die er mir erzählte, handelte von der frühen Gatorade-Entwicklung. Einer der ersten Fußballspieler, die sein Sportgetränk zu trinken bekamen, stellte fest, dass es „wie Pisse“ schmeckte und goss es sich während des Spiels über den Kopf anstatt es zu trinken. Cade lächelte nur und sagte, dass er vielleicht trotzdem von dem Getränk profitiert habe, weil es ihn abkühlte.

dadurch mehr Glukose in den Muskel gelangte – die Leistung stieg selbst bei gleichbleibender Kalorienzufuhr. Zusätzliche Studien zeigten, dass der Fruktosegehalt immer unter dem von Glukose liegen musste, denn eine größere Menge Fruktose verschlechterte die Leistung dramatisch.

Es wird zwar noch diskutiert, doch mein ideales Sportgetränk wäre eines mit etwa 4 Prozent Glukose und 1 bis 2 Prozent Fruktose sowie einer Salzkonzentration von etwa einem halben Gramm pro Liter. Das wären etwa 4 bis 5 Gramm Fruktose in zirka einem Viertelliter Getränk – eine Menge, die gering genug ist, dass sie eher im Darm verstoffwechselt wird als den Überlebensaktivator einschalten würde.

Dagegen enthalten Limonaden, die dehydrierend wirken und die Leistung verschlechtern, etwa 6 Prozent Fruktose und 5 Prozent Glukose. Ebenso verhielt es sich, wenn unsere Laborratten, die durch Hitzestress leicht dehydriert waren, Lösungen mit 5 Prozent Fruktose und 3 Prozent Glukose bekamen; solche Lösungen verschlimmerten die Dehydrierung und schädigten die Nieren.

Quintessenz: Sportgetränke können eine Dehydrierung während einer intensiven sportlichen Betätigung verhindern und behandeln und sind auch für kranke Menschen geeignet, die aufgrund von Durchfällen oder Erbrechen dehydriert sind. Die Zufuhr von etwas Glukose und geringen Mengen Fruktose verbessert die Leistung und erhöht das Adipositasrisiko nicht. Ich empfehle Sportgetränke jedoch nicht für Menschen, die grade keinen Sport treiben oder nicht krank sind.

Frage 6: Es gibt Berichte, dass Zucker die Leistungsfähigkeit verbessern kann. Wie ist das in Anbetracht dessen möglich, dass Zucker die schulische Leistungsfähigkeit nachweislich beeinträchtigt?

Sie haben vielleicht davon gehört, dass gemäß einiger Studien Zucker die geistige Leistungsfähigkeit verbessern kann, insbesondere bei intensiver sportlicher Betätigung oder wenn er Kindern verabreicht wird, die nicht frühstücken. Das wird manchmal als Argument herangezogen, um den Zuckerkonsum zu fördern.

Doch der „Zucker" in diesen Studien war kein Haushaltszucker (Saccharose) oder fruktosehaltig wie etwa HFCS, sondern vielmehr Glukose. Viele Studien wurden auch mit Kindern gemacht, bei denen sich das Auslassen des Frühstücks nachweislich negativ auf die schulische Leistung ausgewirkt hat. Die Verabreichung von Glukose kann dies verhindern; zu viel Glukose kann allerdings die Leistung tatsächlich verschlechtern. Gemäß diesen Erkenntnissen zeigte eine randomisierte Studie, dass Heranwachsende, die ein niedrigglykämisches Frühstück bekamen, bei Standardtests, die das Arbeitsgedächtnis und die Aufmerksamkeit bewerteten, besser abschnitten, als Kinder, die ein hochglykämisches oder gar kein Frühstück bekamen. Interessanterweise lag der höchste Wert des Blutzuckerspiegels bei Kindern, die ein niedrigglykämisches Frühstück bekamen, bei etwa 115 mg/dl; im Vergleich dazu lag er bei den Kindern mit einem hochglykämischen Frühstück bei 125 mg/dl.

Ähnliche Studien wurden mit Erwachsenen, einschließlich Studierenden und älteren Menschen durchgeführt. Sie ergaben, dass sich das Gedächtnis sowie die Reaktionszeit von fastenden Menschen verbessert, die Glukose bekommen. Wieder zeigt es sich, dass das von der Menge der Glukose abhängt, denn große Mengen Glukose bieten nachweislich keinen Vorteil.

Quintessenz: Ein niedriger Blutzuckerspiegel verschlechtert die geistige Leistungsfähigkeit, ein hoher Blutzuckerspiegel ebenfalls. Frühstücken Sie, aber machen Sie einen Bogen um Nahrungsmittel mit einem hochglykämischen Index!

Frage 7: Sind manche Menschen gegenüber den fruktosehaltigen Zuckern resistent? Was sind die potenziellen Ursachen der Zuckerresistenz?

Es gibt einige Menschen, die sich aus mehreren Gründen als „resistent" gegenüber Zucker zeigen. Junge Menschen scheinen zum Beispiel

Zucker ohne Probleme essen zu können. Doch wie wir gesehen haben, ist eine Erklärung dafür, dass sie vorher nicht so häufig Fruktose zu sich genommen hatten. Bei Menschen jeden Alters, die keine großen Mengen fruktosehaltigen Zucker zu sich nehmen, werden die Systeme zur Resorption und Verstoffwechselung von Fruktose nicht „aktiviert". Infolgedessen fällt ihre Stoffwechselreaktion relativ milde aus, wenn sie mal Zucker essen.

Ein anderer häufiger Grund ist, dass junge und/oder sportliche Menschen tendenziell gesündere Mitochondrien haben. Ihre gesünderen Energiefabriken sind resistenter gegenüber dem von der Fruktose angetriebenen oxidativen Stress, der den Überlebensaktivator auslöst. Ich würde jedoch keinen dieser Fälle als echte Zuckerresistenz betrachten, denn wenn die Menschen weiterhin fruktosehaltige Zucker zu sich nehmen, dann treten die Folgen des Fettaktivators in Erscheinung.*

Eine weitere Gruppe, die für resistent gehalten wird, sind die Hadza, moderne Jäger und Sammler, die in Tansania leben. Sie ernähren sich von Pflanzen, Feigen, Honig und kleineren und größeren wildlebenden Tieren. Honig ist ein wichtiger Teil ihrer Ernährung, insbesondere für die Männer; er kann ein Sechstel ihrer Kalorienzufuhr ausmachen (und manchmal auch mehr). Wie man erwarten würde, leiden die Hadza aufgrund eines so hohen Fruktosekonsums an erheblicher Karies und Zahnfleischerkrankungen. Doch sie bleiben schlank und relativ frei von Diabetes und Herzkrankheiten.

Meiner Meinung nach sind die Hadza überhaupt nicht zuckerresistent. Die Fruktose aus dem Honig, den sie verzehren, sorgt vielmehr dafür, dass sie genügend Fett bilden, um zu überleben. Jagdbare Tiere sind für sie nicht so leicht zu finden, die Männer verbringen einen Großteil des Tages mit der Nahrungssuche und legen dafür große Entfernungen (etwa 16 Kilometer) zu Fuß zurück. Obwohl sie sich so viel

---

* Junge und speziell sportliche Menschen mit gesunden Mitochondrien sind relativ resistent gegenüber den Wirkungen der Fruktose; daher bekommt man eine solche Schwankungsbreite in Studien zu sehen, bei denen Menschen Fruktose gegeben wird. Die HFCS-Industrie gibt Fruktose vorzugsweise den Jungen, Sportlichen und Gesunden, die aufgrund einer Einmalgabe oder einer kurzzeitigen Verabreichung von Fruktose nur minimale Stoffwechselwirkungen zeigen – wohingegen dieselbe Menge Fruktose bei einem Menschen mit Adipositas oder einer Insulinresistenz zu einer erheblichen Stoffwechselreaktion führt.

bewegen, zeigen Studien insbesondere, dass sie täglich die gleiche Kalorienmenge zu sich nehmen und verbrennen wie jemand, der den ganzen Tag in einem New Yorker Büro sitzt. Das ist jedoch genau die Situation, in der man die Auslösung des Überlebensaktivators erwarten würde: Sie verbrauchen zwar vielleicht viel Energie bei der Nahrungssuche, doch ihr Körper reduziert die Energiemenge, die sie in Ruhe verbrauchen, sodass die Nahrung, die sie zu sich nehmen, ihnen helfen kann, länger zu überleben. Ich glaube, die Hadza essen gerade genug Honig, dass sie überleben können. Ohne ihn wären sie dem Risiko ausgesetzt zu hungern.

Im Gegensatz zu den Hadza haben die Kuna, die das Inselterritorium San Blas an der nördlichen Küste von Panama besiedeln, vielleicht eine Möglichkeit gefunden, tatsächlich zuckerresistent zu werden. Frühe Berichte, die auf die 1940er Jahre zurückgehen und behaupten, dass die auf diesen Inseln lebenden Menschen vor Bluthochdruck geschützt seien, brachten Wissenschaftler auf die Frage, ob sie über ein Schutzgen verfügen könnten.

Norman Hollenberg, einer der führenden Persönlichkeiten auf dem Gebiet der kardiovaskulären Medizin von der Brigham- und Frauenklinik in Boston, ging in den 1990ern nach Panama, um dieses Thema zu erforschen und entdeckte, dass die Kuna nicht nur gegenüber Bluthochdruck, sondern auch gegenüber Adipositas und Diabetes resistent zu sein scheinen. Er stellte jedoch auch fest, dass sich bei den Kuna, die nach Panama City gezogen waren, in hohem Maße Adipositas und Diabetes entwickelten, was nahelegt, dass der Schutz nicht genetisch bedingt ist, sondern vielmehr einer Besonderheit in der Lebensweise dieses Volkes auf den Inseln geschuldet war. Als er und sein Team sich die Ernährung ansahen, fanden sie heraus, dass die Kuna auf San Blas viel Salz (überschlägig 12g täglich) und eine Menge Saccharose (Haushaltszucker) aßen. Die Ernährungsfachkraft der Gruppe stellte jedoch fest, dass sie täglich auch große Mengen bitteren Kakao tranken – fünf bis zehn Tassen. Hollenberg und nach ihm andere entdeckten, dass der Kakao eine besondere Art von Flavonoid, das sogenannte **Epikatechin**, enthält, das als Stimulans für das Mitochondrienwachstum wirkt und die Anzahl der Energiefabriken im Körper erhöht sowie den Energieschutz optimiert.

Unsere Gruppe betrieb mithilfe der Wissenschaftler Guillermo Ceballos, Francisco Villarreal, George Schreiner und Sundeep Dugar weitere Studien. Freiwillige mit einem metabolischen Syndrom und einem hohen Triglyceridspiegel im Blut wurden nach dem Zufallsprinzip ausgewählt und bekamen vier Wochen lang entweder Epikatechin als Ergänzungsmittel oder ein Placebo. Am Ende dieses Zeitraums beobachteten wir eine Verbesserung bei den Triglyceriden und den Entzündungsmarkern unter Epikatechin sowie eine Verbesserung des Nüchternblutzuckers bei den Menschen, die eine Insulinresistenz gehabt hatten. Wir wiesen auch nach, dass Epikatechin die Wirkungen der Fruktose auf die Leberzellen unterbinden kann, indem es die Energiefabriken vor oxidativem Stress schützt. Kurz gesagt, Epikatechin bietet einen gewissen Schutz vor der Ausprägung eines metabolischen Syndroms. (Davon wird in Kapitel 10 noch eingehender die Rede sein.)

Schließlich gibt es noch eine weitere seltene Art einer echten Zuckerresistenz, die nur bei 1 von 100 000 Menschen oder noch weniger beobachtet wird, die sogenannte „**essenzielle Fructosurie**" aufgrund eines Gendefekts. Solche Menschen können keine Fruktokinase bilden, das Enzym, das die Fruktose abbaut, und so kann der Überlebensaktivator schlichtweg nicht anspringen. Die Menschen führen ein normales Leben, können aber folgenlos Fruktose essen, da viel davon mit dem Urin ausgeschieden wird. Bis heute wurde noch von keinem Menschen mit essenzieller Fructosurie berichtet, der Adipositas oder Diabetes Typ 2 bekommt.

Quintessenz: Eine Zuckerresistenz ist selten, es gibt sie aber. Die meisten Menschen, die denken, sie seien zuckerresistent, sind es nicht und bekommen ein metabolisches Syndrom, wenn sie weiterhin über einen längeren Zeitraum fruktosehaltigen Zucker konsumieren. Es gibt Möglichkeiten, resistenter gegenüber Zucker zu werden, zum Beispiel, wenn man weniger Fruktose in fester oder flüssiger Form zu sich nimmt, seine Energiefabriken durch sportliche Betätigung gesund hält und möglicherweise durch eine Nahrung in fester oder flüssiger Form, die reich an bestimmten Flavonoiden ist.

Frage 8: Gibt es eine Möglichkeit, unser Verlangen nach Zucker zu unterbinden?

Das Verlangen nach Zucker ist der Hauptgrund dafür, dass die Menschen ihren Konsum nicht reduzieren können. Können wir irgendetwas dagegen tun?

Wir können das Verlangen gegenwärtig zwar nicht sofort unterbinden, aber wir können es reduzieren. Eine der besten Methoden ist, zu einer kohlenhydratarmen Ernährungsweise zu wechseln oder die Zufuhr von Zuckerzusätzen drastisch zu reduzieren. Das geht mit anfänglichen schweren Entzugserscheinungen einher, die mehrere Tage andauern können, doch tendenziell nach der ersten oder zweiten Woche nachlassen.

Beachten Sie bitte, wenn Sie Zuckerzusätze reduzieren und durch künstliche Süßstoffe ersetzen, kann das, wie wir bereits besprochen haben, das Verlangen nach Zucker vielleicht weiter fördern. Wenn Sie hier also erfolgreich sein wollen, müssen Sie eventuell künstliche Süßstoffe aus Ihrem Speiseplan streichen. Da Alkohol in engem Zusammenhang mit dem Wunsch nach Zucker steht, ist es gleichermaßen hilfreich, auch den Alkoholkonsum einzuschränken.

Sie könnten auch versuchen, Ihr Verlangen nach Zucker mit ganzen Früchten zu lindern. Manche Hinweise legen nahe, dass das möglich ist und dabei das metabolische Syndrom nicht verschlimmert wird.

Andere Methoden sind unter anderem, große Mengen Wasser zu trinken oder Gemüse oder Salat zu essen, um ein Völlegefühl vorzutäuschen und sich abzulenken, zum Beispiel durch Sport und Bewegung oder einen Besuch bei Freunden. Manche Forscher haben es auch mit verschiedenen Nahrungsergänzungsmitteln versucht, etwa Glutamin, doch ich kenne keine überzeugenden Nachweise, dass sie wirksam sind.

Es könnte sich jedoch gerade eine Möglichkeit am Horizont abzeichnen, um das Verlangen zu unterbinden. Wir wissen, dass Tiere, die Fruktose nicht verstoffwechseln können, kein Verlangen danach zu haben scheinen und auch kein metabolisches Syndrom entwickeln, wenn sie sie fressen. Das hat zu Bemühungen von Seiten der pharmazeutischen Industrie geführt, Medikamente zu entwickeln, die den Fruktosestoffwechsel hemmen. Ein Vorteil solcher Hemmstoffe ist, dass dadurch auch die Wirkungen der Fruktose, die wir selbst bilden, wenn wir hochglykämische oder salzige Nahrungsmittel essen, gehemmt werden. Heute versuchen mehrere große Konzerne, Medikamente herzustellen, die die Fruktosewirkungen unterbinden können und dadurch vielleicht auch gleich das Verlangen nach Süßem. Unsere Gruppe ist mit der Entwicklung eines Medikaments beschäftigt, das auf die Fruktokinase abzielt und dazu gedacht ist, das Verlangen nach fruktosehaltigen Zuckern und Alkohol zu blockieren (Letzteres funktioniert, wie wir aus dem vorherigen Kapitel wissen, auch über den Fruktose-Weg).

Quintessenz: Es gibt noch keine zuverlässige Möglichkeit, unser Verlangen nach Zucker zu unterbinden. Vorläufig ist die beste Alternative der Versuch, es mit allen uns zur Verfügung stehenden Tricks zu dämpfen. Meine Empfehlung ist, es mit einer ganzen Frucht zu versuchen, wenn das Verlangen nach Zucker zu stark wird.

Wir können vielleicht (im Augenblick) das Verlangen nicht völlig unterbinden, aber bitte verzweifeln Sie nicht, denn das Wissen über den Überlebensaktivator ermöglicht es uns trotzdem, eine Methode zu finden, um der Adipositas zu entkommen. Im nächsten Kapitel ergründen wir Möglichkeiten, den Aktivator zu drosseln, eine weitere Gewichtszunahme und gesundheitliche Probleme zu verhindern, während wir im letzten Kapitel das anwenden, was wir bereits wissen, um Wege zum Abnehmen zu finden, das neue Gewicht beizubehalten und auch unsere Gesundheit zu verbessern.

Kapitel 9

Die optimale Ernährung, um den Fettaktivator zu blockieren

Zum Schutz der Tiere vor dem Risiko, an Hunger, Dehydrierung, Ersticken oder anderen Bedrohungen zu sterben, hat die Natur eine biologische Reaktion (eine Art von „Notruf“) entwickelt, die wir als Überlebensaktivator bezeichnet haben. Dieser wird hauptsächlich durch den Verzehr oder die Bildung von Fruktose ausgelöst; eine Dehydrierung und die Erhöhung des Blutzuckerspiegels „animieren“ den Körper ebenfalls dazu, Fruktose zu bilden. Der Verzehr von herzhaften, also umami-reichen Nahrungsmitteln kann diesen biologischen Aktivator ebenfalls auslösen, denn sie stimulieren die Harnsäurebildung, die eine wichtige Rolle dabei spielt, wie sich die Fruktose auswirkt. Warum wir und andere Spezies bestimmte Vorlieben für süße, salzige und herzhafte Nahrungsmittel entwickelt haben, liegt daran, dass dieser Weg für das Überleben so wichtig ist.

Der Aktivator hat eine ziemlich große Wirkkraft. Zunächst stimuliert er das Verlangen und die Spontaneität und schwächt gleichzeitig die Willenskraft, was die Suche nach Nahrung und Wasser sogar unter gefährlichen Umständen fördert. Er verursacht eine Leptinresistenz im Gehirn, sodass wir selbst nach dem Essen hungrig bleiben und daher mehr Nahrung aufnehmen als wir brauchen, was den Aufbau unserer Fettspeicher ermöglicht. Durch Absenkung unseres Energiebedarfs in

Zeiten der Ruhe können wir Energie speichern und die bereits angelegten Fettspeicher beibehalten, selbst wenn wir bei der Nahrungssuche Energie verbrauchen. Es kommt auch zu biologischen Veränderungen, die nichts mit dem Speichern und Verbrennen von Kalorien zu tun haben; dazu gehört die Bildung einer Insulinresistenz (um Glukose für das Gehirn aufzusparen), die Erhöhung des Blutdrucks (um den Kreislauf aufrechtzuerhalten), die Anregung, Entzündungsherde zu bilden (zum Schutz vor Infektionen) und der oxidative Stress in den Mitochondrien, der die Energiebildung verlangsamt.

Die Konsequenz dieses komplizierten Prozesses ist, dass die Kalorien, die wir aufnehmen, statt zur sofortigen Energiebildung zur Fettbildung weitergeleitet werden, während wir gleichzeitig weniger Fett verbrennen. Wir kompensieren den Umstand, dass wir infolgedessen weniger Energie zur Verfügung haben, durch vermehrtes Essen (um unsere Energie wieder aufzufüllen) sowie dadurch, dass wir uns eines primitiven Systems zur Energiebildung bedienen, das ohne Sauerstoff auskommt.

Dies ist ein ideales System, um Tiere, uns eingeschlossen, in der Wildnis zu schützen, doch seine Beteiligung ist nur für begrenzte Zeiträume vorgesehen. Heute stimulieren wir es ständig und das hat nachteilige Folgen, die Adipositas und viele unserer gegenwärtigen Krankheiten (metabolisches Syndrom, Bluthochdruck und andere) beschleunigen. Um uns jetzt davor zu schützen, müssen wir diesen zum Fettaktivator gewordenen Überlebensaktivator stoppen. Und dieser Aufgabe wenden wir uns hier zu.

Zuerst müssen wir uns daran erinnern, dass der Prozess, den wir besprechen, nicht durch einen einfachen Schalter ein- und ausgeschaltet wird; man sollte sich vielmehr einen Dimmer vorstellen, da der Aktivierungsgrad je nach der Fruktosemenge, die wir zu uns nehmen oder bilden sowie je nach der Geschwindigkeit, in der das jeweils geschieht, variieren kann. Außerdem hängt die Reaktion des Individuums auf den Aktivator von seinem Gesundheitszustand ab. Ein gesunder Mensch, der Sport treibt und ausgezeichnete Energiefabriken hat, ist im Vergleich zu einer Person, die bereits Übergewicht und einen Prädiabetes hat, weniger empfindlich gegenüber den Auswirkungen der Fruktose.

Wahrscheinlich haben ältere Leute, insbesondere solche mit anderen Grundkrankheiten, ein höheres Risiko als junge.

Ich möchte auch einräumen, dass es außer dem Fettaktivator sicher noch andere Faktoren gibt, die zu einer Adipositas beitragen. Dazu gehören die sozioökonomische Situation, der Bildungsgrad, die kulturellen Gepflogenheiten, die Genetik, der „Gehege-Effekt" (s. nachfolgender Kasten) und sogar die Bakterien, die in unserem Darm beheimatet sind (das Mikrobiom). Dennoch glaube ich aufgrund der Studien, die ich durchgeführt und begutachtet habe, dass der Fettaktivator wahrscheinlich der Hauptfaktor in Bezug auf die Beschleunigung der Adipositas, des metabolischen Syndroms und der daraus folgenden Krankheiten ist.

Wie also halten wir die Auslösung des Überlebensaktivators so gering wie möglich? Wie sollte unsere Ernährung aussehen – und zugleich relativ leicht eingehalten werden können –, um einer Gewichtszunahme vorzubeugen und unsere Gesundheit auf lange Sicht zu maximieren?

Der Gehege-Effekt

Zu den Gründen für eine Gewichtszunahme, die am meisten übersehen werden, gehört ein Phänomen, das ich als den „Gehege-Effekt" bezeichne. Tiere, die in einem begrenzten Raum gehalten werden, wo Nahrung leicht verfügbar ist, werden oft dick. Deshalb ist Fettleibigkeit in den Zoos weit verbreitet und das ist auch der Grund, warum manche Haustiere fettleibig werden. Anders als beim Überlebensaktivator, der ein biologischer, über den Hunger gesteuerter Weg ist, ausreichend Nahrung aufzunehmen, fördert der Gehege-Effekt die Nahrungsaufnahme als Gewohnheit, als Reaktion auf die Langeweile durch den Aufenthalt in einem begrenzten Raum. (Wenn Sie natürlich dann Nahrungsmittel zu sich nehmen, die den Überlebensaktivator auslösen, kommt der biologische Wunsch zu essen noch dazu.) Viele von uns leben in ihren eigenen „Gehegen" und das mag eine Rolle bei unserer Nahrungsaufnahme spielen.

Die großen Drei

Beginnen wir mit einem Blick auf die drei wichtigsten Nährstoffe: Kohlenhydrate, Fette und Proteine. Es ist möglich, sich gesund zu ernähren, ohne dass einer davon ernsthaft eingeschränkt werden muss, und das ist hier unser Ziel. Doch was die Auslösung des Überlebensaktivators betrifft, sind nicht alle Kohlenhydrate, Fette und Proteine gleichwertig.

Gute Kohlenhydrate – schlechte Kohlenhydrate

Die westliche Ernährung besteht gegenwärtig zu 45 bis 65 Prozent aus Kohlenhydraten. Fünfzehn bis 20 Prozent davon sind Zuckerzusätze, der Rest sind komplexe Kohlenhydrate, zu denen stärkehaltige und nicht stärkehaltige Gemüse, Getreide und Nüsse gehören. In den meisten Büchern über gesunde Ernährung wird im Allgemeinen den Kohlenhydraten die Hauptschuld an der Adipositas-Epidemie gegeben, daher geht es bei vielen Ernährungsvorschlägen vor allem darum, sie und insbesondere Zucker und stärkehaltige Nahrungsmittel in irgendeiner Weise einzuschränken sowie die Protein- und/oder Fettzufuhr entsprechend zu erhöhen.

Unsere Studien bestätigen diese Ergebnisse, geben aber auch anderen Nahrungsmitteln, die keine Kohlenhydrate sind, die Schuld an der Auslösung des Aktivators. Maßgeblich ist, dass nicht alle Kohlenhydrate schlecht sind. Sorgen machen sollten wir uns um die fruktosehaltigen Zucker wie etwa Saccharose und HFCS sowie um solche Kohlenhydrate, die zu einer raschen und deutlichen Erhöhung des Blutzuckerspiegels führen. Ich glaube, andere kann man nicht nur gefahrlos essen, sie sind auch förderlich für die Gesundheit.

Mithilfe des glykämischen Index eines Nahrungsmittels, der in Kapitel 5 besprochen wurde, können wir zwischen Kohlenhydraten unterscheiden, die zu einer starken Erhöhung des Blutzuckerspiegels führen und solchen, die das nicht tun. Zu den hochglykämischen Kohlenhydraten gehören Reis, Kartoffeln, Brot, Getreideprodukte und Chips, zu den niedrigglykämischen die meisten nicht stärkehaltigen Gemüse (wie Brokkoli und Spargel), Salatgemüse (wie Kopfsalat, Gurken und Tomaten), die grünen Busch- und Stangenbohnen und Hülsenfrüchte (wie z. B. weiße Bohnen und Linsen) sowie Kerne und Nüsse. Ein weiterer Faktor ist jedoch noch in den Blick zu nehmen, nämlich, ob ein

Nahrungsmittel eine hohe **glykämische Last** hat.* Diese berücksichtigt nicht nur, mit welcher Wahrscheinlichkeit das Nahrungsmittel den Blutzuckerspiegel erhöht (also seinen glykämischen Index), sondern auch, wie viele Kohlenhydrate eine Normalportion des Nahrungsmittels enthält. Die Wassermelone hat zum Beispiel einen hohen glykämischen Index, doch eine Scheibe erhöht den Blutzuckerspiegel nicht zu sehr, da diese eine Scheibe nicht viele Kohlenhydrate enthält; ihre glykämische Last ist nicht sehr hoch. Andererseits haben Spaghetti nur einen mäßig hohen glykämischen Index, doch da bei einer Mahlzeit oft sehr viele gegessen werden, können sie den Blutzuckerspiegel problemlos so stark erhöhen, dass der Überlebensaktivator ausgelöst wird.

Einige der häufigeren hochglykämischen Nahrungsmittel und ihre glykämische Last sind in der nachfolgenden Tabelle aufgelistet. Solche mit einem hohen glykämischen Index (definiert als >70) oder einer hohen glykämischen Last (definiert als >20) sollten bei Ihrer Ernährung eingeschränkt werden. Ausführlichere Listen mit beiden Parametern sind im Internet abrufbar.**

Nicht alle Kohlenhydrate sind schlecht.

Wenn man zwischen den Kohlenhydraten wählt, sind ein paar interessante zusätzliche Dinge zu berücksichtigen. So haben zum Beispiel sogenannte Instant-Haferflocken oder Schnellkoch-Reis, die vor dem Essen nur kurz erhitzt werden brauchen, im Allgemeinen einen höheren glykämischen Index als die Sorten, die herkömmlich zubereitet werden. Das kommt daher, dass das Getreide vorverarbeitet wurde, damit es schnell gekocht werden kann; dadurch werden die Ballaststoffe zerstört oder entfernt. Es gibt auch verschiedene Arten von Stärke. Stärke besteht aus

* Die glykämische Last errechnet sich aus der Angabe der in einer Portion enthaltenen Kohlenhydrate in Gramm, multipliziert mit dem glykämischen Index in Prozent. Eine glykämische Last von 20 oder mehr wird als hoch betrachtet und würde dem Verzehr von 20 g Weißbrot entsprechen. Spaghetti haben zum Beispiel einen niedrigen glykämischen Index (42), doch die Menge, die in einer Portion verzehrt wird, ist hoch (48 g), also ist die Last auch hoch (48 x 0,42 = 20)

** Zum Beispiel unter https://www.villavita-med.de/downloads/provita-glykaemischer-index.pdf Für die Englisch sprechende Leserschaft hat der Autor folgende Web-Adresse angegeben: https://www.health.harvard.edu/diseases-and-conditions/glycemic-index-and-glycemic-load-for-100-foods

Beispiele von Kohlenhydraten mit hohem glykämischen Index und/oder hoher glykämischer Last			
Kohlenhydrate	**Portionsgröße**	**Glykämischer Index**	**Glykämische Last**
Kartoffel, gebacken	1 mittelgroße	100	33
Instant-Haferflocken	90g	83	30
Cornflakes	etwa 28-30 g	80	23
Wassermelone	152 g	76	8
Reis, weiß	200	73	35
Weißbrot	2 Scheiben	71	20
Pfannkuchen	1 Pfannkuchen	70	39
Bagel	1 Bagel	69	24
Zuckermais	110 g	60	20
Spaghetti	60 g gekocht	48	20

Portionsgröße: Beim Inhalt 1 Tasse gehen wir von 236 ml bzw. g aus. Praktisch ist es, sich eine Tasse entsprechend zu markieren und bis dahin aufzufüllen. (Anm. des Verl.)

vielen Glukosemolekülen, die im Darm abgebaut werden; eine Hauptart (Amylopektin) wird leichter abgebaut als eine andere Hauptart (Amylose) und hat daher einen höheren glykämischen Index. Die meisten weißen Reissorten enthalten hauptsächlich Amylopektin und sind hochglykämisch, doch Langkornreis (wie Basmati-Reis) hat einen höheren Amylosegehalt und daher tendenziell einen niedrigeren glykämischen Index.

Erwähnenswert ist auch, dass Menschen Kohlenhydrate sehr unterschiedlich gut abbauen. Ein Grund dafür ist die Genetik. Sie erinnern sich zum Beispiel daran, dass manche Menschen die Amylose in der Stärke viel leichter abbauen können als andere, weil sie eine große Menge des Enzyms Amylase bilden (s. Kapitel 5). Die Zusammensetzung Ihrer Darmbakterien können die Art, wie Sie Kohlenhydrate abbauen, ebenfalls verändern. Das hat manche Ernährungsfachleute zu der Empfehlung bewogen, die Glukose mit entsprechenden Messgeräten kontinuierlich zu überwachen, um festzustellen, wie Ihr eigener Blutzucker auf verschiedene Arten von Nahrungsmitteln reagiert.

Im Gegensatz zu den hochglykämischen Kohlenhydraten sind die meisten Gemüsesorten niedrigglykämisch und sollten gesund sein, insbesondere grüne Gemüse. Sie enthalten zwar auch etwas Fruktose, aber in geringen Mengen, die für die Auslösung des Überlebensaktivators unzureichend erscheinen, und zahlreiche Studien zeigen, dass sie das Risiko für Adipositas und Herzkrankheiten senken.

Die Überwachung Ihrer persönlichen Blutzuckerreaktion

Da der Blutzuckerspiegel als Reaktion auf Kohlenhydrate bei den Menschen auffällig schwankt, möchten Sie sich vielleicht ein Blutzuckermessgerät zulegen, um Ihren ganz persönlichen Wert ständig zu überwachen. Es wird hinten am Oberarm angebracht und liefert im Laufe des Tages im Minutentakt Informationen über Ihren Blutzuckerspiegel. (Lassen Sie sich von Ihrer Ärztin, Ihrem Arzt oder im Fachhandel entsprechend beraten, Anm. d. Übers.)

Ich persönlich fand dieses Gerät sehr nützlich, um festzustellen, welche speziellen Nahrungsmittel meinen Blutzuckerspiegel anheben (und daher das Potenzial haben, den Aktivator auszulösen), aber auch, wann ich Gefahr laufe, in einen niedrigen Blutzuckerwert (<60 mg/dl) abzurutschen, was zu Benommenheit und Verwirrtheit führen kann (Letzteres kann beim Sport, beim Fasten oder bei einer eingeschränkten Kohlenhydratzufuhr auftreten).

Ein gutes Ziel ist, den Blutzuckerspiegel über den größten Teil des Tages zwischen 70 und 110 mg/dl zu halten. Erwartungsgemäß steigt er nach einer Mahlzeit an, doch eine oder zwei Stunden nach dem Essen sollte er unter 140 mg/dl und idealerweise unter 120 mg/dl liegen. Wir kennen zwar den genauen Zuckerspiegel in der Leber oder im Blut nicht, bei dem der Überlebensaktivator ausgelöst wird, doch wenn der genannte Zielbereich beibehalten wird, führt das sicher dazu, dass sich nur minimale Mengen Fruktose als Reaktion auf eine Kohlenhydratzufuhr bilden.

Gute Fette – schlechte Fette

Bevor wir über die verschiedenen Fettarten sprechen, ist es wichtig, dass wir uns ganz allgemein mit Fett befassen und damit, wie es mit dem Aktivator zusammenhängt.

Beim Rätseln über die Ursache der epidemischen Ausbreitung von Adipositas und der kardiovaskulären Erkrankungen war Fett ursprünglich der Hauptverdächtige, denn es ist am energiereichsten. Ein Löffel Fett hat mehr als doppelt so viele Kalorien wie ein Löffel Zucker, nämlich 9 Kalorien pro Gramm, im Gegensatz zu den Kohlenhydraten und den Proteinen mit jeweils 4 Kalorien pro Gramm.

Aber der Verzehr von fetthaltigen Nahrungsmitteln allein löst den Aktivator nicht aus oder führt von sich aus zu keiner Gewichtszunahme. Unser Mitarbeiter, der Physiologe Phil Scarpace, hat tatsächlich Studien durchgeführt, bei denen Labortiere Schweinefett ohne Zuckerzusätze zu fressen bekamen und nicht dick wurden, da sie leptinempfindlich blieben und ihre Kalorienzufuhr dem Bedarf anpassten. Ist allerdings der Aktivator bereits durch fruktosehaltige Zucker oder salzhaltige Nahrungsmittel eingeschaltet, dann führt die Zugabe von fetthaltigen Nahrungsmitteln wegen ihres hohen Kaloriengehalts zu einer raschen Gewichtszunahme. Wir konnten das mithilfe von Phil nachweisen, der den Tieren zuerst Fruktose gab, um sie leptinresistent zu machen, dann die Fruktose absetzte und sie mit Schweinefett ernährte. Aufgrund der Leptinresistenz hatten sie ihren Appetit nicht unter Kontrolle, fraßen mehr von dem Fett als Laborratten das normalerweise taten und setzten schnell Fett an.

Mit anderen Worten, ist das Feuer erst einmal entzündet (also der Aktivator ausgelöst), brennt es durch das Fett größer und heller. Daher ist eine zucker- und fettreiche Ernährung die beste Möglichkeit, um ein Labortier zu mästen. Das ist auch für uns von Bedeutung, denn die westliche Standardernährung enthält normalerweise viele Zuckerzusätze und auch Fett.

Die Fruktose ist hier der Bösewicht. Das Fett ist nur ein „Komplize".

Bei einer kohlenhydratarmen Ernährung (die wenig Fruktose und hochglykämische Kohlenhydrate enthält) wird der Überlebensaktivator nicht ausgelöst, und Sie haben weniger Hunger. Selbst wenn Sie sich also fettreich ernähren, werden Sie trotzdem nicht zunehmen. Daran liegt es auch, dass Sie bei einer fettarmen Ernährungsweise nur dann abnehmen, wenn Sie gleichzeitig die Kalorienzufuhr einschränken, wohingegen eine Kalorienbeschränkung (also das Vermeiden von Fett) bei einer kohlenhydratarmen Ernährung nicht erforderlich ist. Die Fruktose ist hier der Bösewicht. Das Fett ist nur ein „Komplize".

Es gibt verschiedene Arten von Fett. **Gesättigtes Fett** ist der Hauptanteil in Butter, Kokosöl, Palmöl, Vollmilch, Käse, frittierten Nahrungsmitteln und rotem Fleisch. Zwar ist keine Wechselwirkung zwischen gesättigten Fetten und dem Überlebensaktivator bekannt, doch sie sind an der Erhöhung von LDL (des „schlechten" Cholesterins) beteiligt, das nachweislich ein Risikofaktor für koronare Herzerkrankungen ist. Folglich stimme ich mit den meisten medizinischen Gesellschaften überein, die eine Beschränkung der gesättigten Fette auf höchstens 10 Prozent der täglichen Kalorienzufuhr empfehlen.

Transfette sind Fette, die durch einen chemischen Prozess, der sogenannten Hydrierung oder Härtung entstehen, wodurch sie von einer flüssigen in eine feste Form gebracht werden, damit sie länger haltbar sind.

Sie kamen früher in pflanzlichen Backfetten, Margarine und vielen abgepackten Nahrungsmitteln vor. Sie galten einmal als sicher, doch später stellte man fest, dass sie das Risiko von Diabetes und Herzkrankheiten erhöhten und wurden von der FDA (Food and Drug Administration, die US-Behörde für Lebens- und Arzneimittel, Anm. des Verl.) verboten, obwohl sie, während ich dies schreibe, in manchen Restaurants immer noch zum Braten verwendet werden können. (Seit April 2021 darf per EU-Verordnung der Transfett-Anteil maximal 2 Gramm pro 100 Gramm Fett betragen. S. https://www.riffreporter.de/de/gesellschaft/ab-april-transfett-limit Anm. d. Übers.) Manche Nahrungsmittel enthalten geringe Mengen an natürlichen Transfetten, insbesondere Rindfleisch, Lammfleisch und Milchprodukte, doch einige Studien ließen darauf schließen, dass diese keine Bedrohung darstellen. Mir ist keine Möglichkeit bekannt, wie Transfette mit dem Überlebensaktivator interagieren, doch dankenswerterweise ist die Frage in den Vereinigten Staaten ja jetzt irrelevant, da sie vom Markt verbannt wurden.

Es gibt auch einfach und mehrfach ungesättigte Fette. **Einfach ungesättigte Fette** befinden sich in Olivenöl, Rapsöl und Erdnussöl sowie in Avocados und Sonnenblumenkernen. Olivenöl wird in der Mittelmeerregion bevorzugt und steht mit einem verringerten Risiko für Herzkrankheiten in Zusammenhang.* Zu den **mehrfach ungesättigten Fetten** gehören Omega 3- und Omega 6-Fettsäuren. **Omega 3** befindet sich hauptsächlich in Fisch, insbesondere in fettem Fisch wie Lachs, Makrele und Thunfisch sowie in Walnüssen, Leinsamen und ungehärtetem Sojaöl. **Omega 6** findet sich dagegen vorwiegend in Maisöl, Distelöl sowie allen Arten von Sojaöl.

Omega 3-Fettsäuren blockieren viele der Wirkungen von Fruktose.

Omega 3-Fettsäuren ragen als sehr gesundes Fett heraus, das viele Wirkungen der Fruktose blockieren kann. Zahlreiche Studien legen nahe, dass Omega 3-Fettsäuren gesundheitsfördernd sind und sich heilsam auf die Triglyceride im Blut, Bluthochdruck, Herz- und Nierenkrankheiten auswirken. Es sieht so aus, dass sie auch einige der negativen Effekte blockieren können, die Fruktose auf die Wahrnehmung hat, zumindest in Studien mit Tieren. Kolibris haben einen hohen Omega 3-Fettsäurespiegel in den Muskeln und er könnte ihre Mitochondrien vor dem oxidativen Stress schützen, der sonst durch die große Menge an zuckerreichem Nektar entstehen würde, den sie täglich trinken. Omega 3-Fettsäuren sind außerdem nicht nur gut für das Gehirn und unsere Energiefabriken, sie haben auch wichtige entzündungshemmende Eigenschaften.

Im Gegensatz dazu fallen die Studien über Omega 6-Fettsäuren unterschiedlich aus. Einige haben Nachweise dafür ergeben, dass Omega 6-Fettsäuren entzündungsfördernd wirken, woraufhin manche Gesundheitsfachleute argumentieren, der Schlüssel zum Umgang mit Entzün-

* Obwohl Raps- und Olivenöl hauptsächlich einfach ungesättigte Fette enthalten, wird Olivenöl bevorzugt, da Rapsöl bei Hitze leichter oxidieren und manche seiner gesundheitsfördernden Wirkungen verlieren kann. Außerdem können die meisten stark raffinierten Rapsöle durch die Bearbeitung eventuell schützende Mikronährstoffe und Polyphenole verlieren, was den Gehalt an Antioxidantien stark verringert.

dungen sei die Erhöhung des Verhältnisses von Omega 3- zu Omega 6-Fettsäuren in der Ernährung. Andere Studien wiesen jedoch darauf hin, dass Omega 6-Fettsäuren vorteilhaft sein können. In Anbetracht der uneinheitlichen Meinungen über Omega 6-Fettsäuren in der Literatur empfehle ich, dass wir uns nicht darauf konzentrieren, in welcher Menge wir Omega 6-Fettsäure konsumieren, sondern vielmehr Wert darauf legen sollten, Nahrungsmittel mit einem hohen Omega 3-Fettsäuren-Gehalt zu uns zu nehmen.

Gute Proteine – schlechte Proteine

Normalerweise decken wir 15 bis 20 Prozent unserer täglichen Kalorienzufuhr durch Proteine; sie sind nicht nur wichtig für den Muskelaufbau, sondern auch zur Bildung verschiedener Eiweißstoffe für den Ablauf von lebenswichtigen biologischen Prozessen. Eine Erhöhung der Proteinmenge in der Ernährung kann auch beim Abnehmen helfen, da Proteine im Vergleich zu Fetten und Kohlenhydraten die einzigartige Fähigkeit besitzen, den Hunger zu stillen. Es herrscht jedoch Uneinigkeit darüber, ob das daran liegt, dass Protein eine besondere Fähigkeit hat, das Sättigungsgefühl zu fördern oder ob eine Erhöhung des Proteinkonsums generell zu einer gleichzeitigen Reduzierung von Kohlenhydraten führt.

Die Proteinzufuhr ist zwar für viele wesentliche Funktionen von großer Bedeutung, aber es gibt sowohl gute Proteine als auch schlechte Proteine. Die meisten Studien legen nahe, dass rotes Fleisch (wie Rindfleisch, Schweine- und Lammfleisch) eindeutig ungesund ist. Es wurde mit einem erhöhten Risiko für Adipositas, Diabetes, Herzkrankheiten, Nierenkrankheiten und Krebs in Zusammenhang gebracht, doch im Allgemeinen wurde keine Verbindung zu anderen Proteinarten, einschließlich anderer tierischer Proteine (wie Geflügel und die meisten Fischarten), Milch und Milchprodukten und Gemüseproteinen beobachtet.

Ein Grund, warum sich rotes Fleisch hier eventuell unterscheidet, ist, dass es tendenziell viel Inosinmonophosphat (IMP) enthält, eine der Umami-Substanzen; sie kann in Harnsäure umgewandelt werden und den Überlebensaktivator auslösen.

Schalentiere und manche Fischarten wie Thunfisch enthalten ebenfalls viel IMP. Im Gegensatz dazu sind diese Substanzen in Geflügel und Gemüseproteinen in geringerem Maße enthalten. Es überrascht nicht, dass der Konsum von rotem Fleisch mit der Entwicklung von Gicht einhergeht, während das bei Geflügel, Milchprodukten und Gemüseproteinen nicht der Fall ist.

Rotes Fleisch ist tendenziell reich an einer Umami-Substanz, die den Überlebensaktivator auslösen kann.

Der Verzehr von rotem Fleisch kann auch zur Bildung von toxischen Substanzen führen. Eine davon, **TMAO** (Trimethylamin-N-oxid), ist ein Risikofaktor für Herzkrankheiten. Welche Funktion es beim Menschen hat, ist zwar unbekannt, doch es spielt eine Rolle für das Überleben von Fischen, da es ihr Gewebe vor den Wirkungen des Wasserdrucks in den Tiefen des Ozeans schützt. Es ist also möglich, dass es auch mit dem Überlebensaktivator in Zusammenhang steht.

In Anbetracht all dessen empfehle ich Geflügel, Milchprodukte und Gemüseproteine anstelle von rotem Fleisch. Ich esse auch lieber Fisch als rotes Fleisch, denn Fisch kann zwar reich an Umami sein, doch er enthält tendenziell auch viele Omega 3-Fettsäuren. Beispiele für proteinreiche Pflanzen sind unter anderem Artischocken, Spargel, Bohnen aller Art (auch Tofu, der fermentierte Sojabohnenquark), Kohlarten (Brokkoli, Blumenkohl, Rosenkohl, Weiß-, Rotkohl und Pak Choi [Senfkohl]), andere Kohlarten, Linsen sowie alle getrockneten und frischen Erbsen, Pilze, Nüsse und Samen/Kerne, Erdnüsse, Haferflocken, Kartoffeln, Quinoa, Spinat und Getreidesorten wie Hirse und Wildreis.

Erfolgreiche Ernährungsweisen im Vergleich

In Anbetracht dessen, was wir jetzt über die drei wichtigsten Nährstoffe wissen, halte ich es für sinnvoll, einige der bekannteren und erfolgreicheren gängigen Ernährungsweisen unter die Lupe zu nehmen sowie ihre Vorzüge und Mängel in Bezug auf den Überlebensaktivator zu beurteilen. Mithilfe dieser Informationen können wir dann die ideale Ernährungsweise entwickeln, die eine Auslösung des Aktivators blockiert und daher die Gewichtszunahme sowie die Ausprägung eines metabolischen Syndroms verhindert.

Noch eine Anmerkung, bevor wir beginnen: Die ideale Ernährungsweise ist eine, die eine Kalorienreduzierung nicht erzwingt, sondern vielmehr zu einer natürlichen Einschränkung der Kalorien führt, indem sie den Hunger stillt – wie es der Fall ist, wenn der Überlebensaktivator blockiert wird (denn eine der wichtigsten Folgen des Aktivators ist das Auslösen von Hunger, also das Verlangen nach Essen sowie eine Leptinresistenz). Das soll nicht heißen, dass man durch Ernährungsweisen, die eine Kalorienreduzierung erfordern, nicht abnehmen kann, denn wenn Sie Kalorien reduzieren müssen, nehmen Sie zwangsläufig ab, egal ob Sie auf einer Pappschachtel herumkauen oder ein Steak essen.* Der Punkt ist, dass solche Ernährungsweisen das Grundproblem außer Acht lassen, das die Gewichtszunahme fördert.

Vergleichen wir also einige der bekannteren Diäten in Bezug darauf, ob sie den Überlebensaktivator blockieren können. Ich werde dabei nicht die konventionellen kalorienarmen, fettarmen Ernährungsweisen besprechen, da diese tendenziell hochglykämische Kohlenhydrate und fruktosehaltige Zucker enthalten, die den Aktivator auslösen und sehr schlecht geeignet sind, Merkmale eines metabolischen Syndroms zu verhindern (wahrscheinlich ein Grund, warum sie Herzkrankheiten nicht verringern, auch wenn sie das LDL senken). Streichen Sie die traditionellen fettarmen Diäten einfach von Ihrer Liste.

Kohlenhydratarme und ketogene Ernährungsweisen

Das Ziel kohlenhydratarmer Ernährungsweisen ist es, die Gesamtzufuhr von Kohlenhydraten zu reduzieren. Dazu gehören solche mit nur geringer Einschränkung (bei denen die Kohlenhydrate lediglich 30 bis 45 Prozent der Kalorienzufuhr oder 130 bis 180 g täglich ausmachen), die klassischen (20 bis 30 Prozent Kohlenhydrate oder etwa 80 bis 130g täglich) und die ketogenen – oder „Keto“-Diät – genannten (5 bis 10 Prozent Kohlenhydrate oder 25 bis 50g täglich). Die extremsten ketogenen

* Die meisten Veränderungen des Gewichts sind einer veränderten Kalorienzufuhr geschuldet, doch mit der Zeit ist es auch wichtig, dass sich der Stoffwechsel verändert. Wie Sie Ihren Stoffwechsel verbessern können ist Thema des nächsten Kapitels.

Ernährungsweisen erfordern eine drastische Steigerung der Fettzufuhr (65 bis 70 Prozent), um die Reduzierung der Kohlenhydrate auszugleichen, da es sehr schwierig ist, die Proteinzufuhr auf über 20 bis 25 Prozent des Kalorienbedarfs zu erhöhen.

Der Schwerpunkt kohlenhydratarmer Ernährungsweisen liegt auf der Einschränkung von fruktosehaltigen Zuckern und hochglykämischen Kohlenhydraten, also der beiden Hauptauslöser des Überlebensaktivators. Sie erfordern keine Kalorienbeschränkung, da der Appetit ganz natürlich abnimmt, und zudem bessern sie alle Merkmale des metabolischen Syndroms. Sie sind auch hervorragend bei Diabetes geeignet und in manchen Fällen wird sogar ein Diabetes Typ 2 rückgängig gemacht.

Ich bin zwar ein großer Fan der klassischen kohlenhydratarmen Ernährung, doch sie hat auch einige Nachteile. Zunächst einmal kann es schwierig sein, sie einzuhalten. Obwohl es Menschen gibt, die jahrelang erfolgreich dabeibleiben, ist die Fluktuation doch hoch.

Kohlenhydratarme Ernährungsweisen erhöhen tendenziell auch den LDL-Spiegel (das „schlechte" Cholesterin), und in seltenen Fällen ist er im Zuge dieser Ernährung schon auf 600 mg/dl und höher gestiegen.* Bei vielen Menschen ändert sich der LDL-Spiegel jedoch nur geringfügig, LDL-Partikel sind auch tendenziell größer und daher ist es weniger wahrscheinlich, dass sie eine Herzerkrankung verursachen.

Die meisten Sorgen mache ich mir wegen der ketogenen Ernährungsweisen (im Vergleich mit den klassischen kohlenhydratarmen), vor allem darüber, ob sie langfristig eine gute Wahl sind. Normalerweise hält unser Körper einen gewissen Blutzuckerspiegel aufrecht, um für den Körper, insbesondere für das Gehirn und für den Muskel, genügend Energie bereitzustellen. Um diesen Spiegel zu halten, speichern wir Glukose als Glykogen in der Leber und im Muskel, setzen sie bei Bedarf zwischen den Mahlzeiten frei und bilden bei Bedarf auch etwas Glukose aus Protein und Fett. Jemand, der sich streng kohlenhydratarm ernährt,

---

* Ende der 1920er Jahre machten der Polarforscher Vilhjalmur Stefansson und sein Freund ein Jahr lang eine Diät, die zu 1 Prozent aus Kohlenhydraten, zu 20 Prozent aus Protein und zu 80 Prozent aus Fett bestand. Ihr Blut wurde „milchig", der Cholesterinspiegel stieg auf 800 mg/dl oder höher. Sie glaubten zwar, dass sie sich wie die Inuit ernährten, doch deren Fettzufuhr beträgt nur ungefähr 50 Prozent.

braucht fast den gesamten Inhalt seiner Glykogenspeicher auf. Trotzdem kann der Blutzuckerspiegel durch den Protein- und Fettkonsum aufrechterhalten werden, doch im Allgemeinen steht weniger Glukose zur Verfügung.

Das Gehirn nutzt bevorzugt Glukose als Energielieferant, ist also weniger Glukose verfügbar, sollte das eine Gefahr für das Gehirn darstellen. Es kann jedoch eine weitere Energiequelle nutzen, die Ketone, die gebildet werden, wenn der Körper Fett verbrennt. Durch ketogene Ernährungsweisen kommt der Körper in einen Glukosemangelzustand, der zur Verbrennung von Fett und infolgedessen zu einem hohen Ketonspiegel im Blut, einer sogenannten Ketose, führt – daher hat diese Ernährungsweise ihren Namen.

Es gibt einige Hinweise, dass ketogene Ernährungsweisen gut vertragen werden und sie werden seit langem in der Epilepsiebehandlung eingesetzt. Trotzdem sind die Langzeitwirkungen der Ketose nicht hinreichend erforscht. Auch die sportliche Leistungsfähigkeit wird durch eine Ketose beeinflusst, da Glukose und Muskelglykogen besonders wichtig im Hochleistungssport ist.

Die Menge der Harnsäure im Blut steigt im Zuge einer Ketose ebenfalls. Wir hatten bereits gezeigt, dass eine der Auswirkungen von Harnsäure die Anregung der Glukosebildung ist, demzufolge könnte diese Erhöhung einen kompensatorischen Mechanismus darstellen, um den Blutzuckerspiegel aufrechtzuerhalten. Insofern empfehle ich im Rahmen einer ketogenen Diät keine Senkung des Harnsäurespiegels, außer, es kommt zu einer Gicht. Harnsäure kann sich noch anders auswirken, zum Beispiel durch die Förderung von Verhaltensweisen, wie sie mit einer Suchreaktion einhergehen, was über längere Zeiträume vielleicht nicht ideal ist.

Außerdem ist es langfristig vielleicht auch nicht vorteilhaft, den Konsum von ganzen Früchten und Gemüse zu reduzieren. Tatsächlich haben Studien ergeben, dass Menschen, die dauerhaft weniger als 40 Prozent Kohlenhydrate essen, eventuell ein erhöhtes Sterblichkeitsrisiko haben. Gute Studien mit Menschen, die sich wirklich kohlenhydratarm (weniger als 30 Prozent Kohlenhydrate) oder ketogen (weniger als 10 Prozent Kohlenhydrate) ernährt haben, sind allerdings nicht durchgeführt worden.

Die paläolithische oder Steinzeit-Ernährung (eine proteinreiche Ernährungsweise)

Die auch kurz als Paläo-Diät bezeichnete Ernährungsweise beruht auf der Art, wie Jäger und Sammler sich ernährt haben. Vor etwa 1,8 Millionen Jahren trat während einer Periode der Erdabkühlung der *Homo erectus* zum ersten Mal in Erscheinung. Seinem Namen entsprechend ging er aufrecht. Er führte auch Werkzeuge mit sich, jagte und entdeckte das Feuer – das nicht nur zum Schutz vor Raubtieren diente, sondern auch zum Kochen von Nahrungsmitteln, wodurch Fleisch und Pflanzen leichter verdaulich wurden. Für unsere Ernährung bedeutete das die Abkehr von der hauptsächlich pflanzenbasierten Form mit vielen Früchten, Samen und Nüssen, da mit dem Beginn des Kochens der Fleischkonsum erheblich stieg. Damit erhöhte sich der Protein- und Fettgehalt unserer Ernährung, der Energiebedarf für die Verdauung sank dagegen und der Darm verkleinerte sich. Im Gegenzug stand mehr Energie für das Gehirn zur Verfügung und das Gehirn wurde größer.

Der Schwerpunkt der Paläo-Ernährung liegt auf magerem Fleisch (etwa von freilebendem Wild), Fisch, Meeresfrüchten und Eiern. Während Blattgemüse, Obst, Beeren und Nüsse keiner Einschränkung unterliegen, sind Zucker, Brot (auch aus Vollkorngetreide), Kartoffeln, Hülsenfrüchte (zum Beispiel Erbsen, Bohnen und Linsen), Milch und Milchprodukte, Alkohol und Kaffee nicht erlaubt. Das Ergebnis ist eine protein- (etwa 30 Prozent der Kalorien) und fettreiche (etwa 40 Prozent der Kalorien) Ernährung mit leicht reduziertem Kohlenhydratanteil (etwa 30 Prozent der Kalorien).

Wie die kohlenhydratarme Ernährung hat diese Form viele Vorzüge. Der hohe Protein-Gehalt bei gleichzeitiger Streichung von hochglykämischen Kohlenhydraten und Zucker führt zu einer natürlichen Reduzierung der Nahrungsaufnahme, sodass eine Kalorienbeschränkung nicht erforderlich ist. Anzeichen des metabolischen Syndroms bessern sich erheblich. Problematisch ist jedoch die hohe Proteinzufuhr, die das Einhalten dieser Ernährungsweise erschwert (und sie verteuert). Wie bereits besprochen, kann ein hoher Konsum von rotem Fleisch sowie von Nahrungsmitteln der Geschmacksrichtung umami wie Meeresfrüchte den Harnsäurespiegel steigern und das Risiko für Diabetes und Herzkrankheiten erhöhen. Da Milch und Milchprodukte nicht erlaubt sind, entfällt auch der Nutzen der Milcheiweiße und die Aufnahme von genügend Kalzium und Vitamin D wird erschwert (das kommt in diesem Kapitel noch zur Sprache). Proteinreiche Ernährungsweisen sind für Menschen mit einer chronischen Nierenerkrankung nicht geeignet, da sich die Krankheit dadurch im Laufe der Zeit nachweislich verschlechtert.

Die mediterrane Ernährung (eine pflanzliche Ernährungsweise)

Der Schwerpunkt der mediterranen Ernährung liegt auf Gemüse, Obst, Nüssen, Hülsenfrüchten und Vollkorngetreide. Es wird überwiegend Olivenöl (ein **einfach ungesättigtes Fett**) verwendet, und mindestens zweimal in der Woche kommen Fisch und Meeresfrüchte (die reich an Omega 3-Fettsäure sind) auf den Tisch. Geflügel, Eier und Milch sowie Milchprodukte werden in Maßen gegessen, rotes Fleisch dagegen selten. Im Vergleich zur klassischen westlichen Ernährung sind Proteinzufuhr (20 Prozent der Kalorien) und Fettgehalt (35 Prozent der Kalorien) tendenziell höher und der Kohlenhydratkonsum (45 Prozent der Kalorien) geringer.

In einer Studie von 2020 wurde die mediterrane Ernährung mit der Paläo-Diät und dem Intervallfasten bei übergewichtigen Erwachsenen in Bezug auf die Gewichtsabnahme, den Stoffwechsel und die Einhaltung über einen Zeitraum von 12 Monaten verglichen. Die Hauptunterschiede zwischen der Paläo- und der mediterranen Ernährung bestanden in der höheren Proteinaufnahme und vor allem im Verzehr von rotem Fleisch bei der Paläo-Ernährung sowie im vermehrten Konsum von Vollkorngetreide sowie Milch und Milchprodukten bei der mediterranen Ernährung. Beim Intervallfasten wurde die Nahrungsaufnahme an zwei Tagen in der Woche stark beschränkt (auf etwa 500 Kalorien pro Tag), bei der Essensauswahl oder beim Verzehr während der restlichen Woche gab es keine Beschränkungen.

Nach sechs Monaten erwiesen sich alle drei Ernährungsweisen als hilfreich zur Gewichtsabnahme sowie zur Verbesserung der Stoffwechselparameter, einschließlich des prozentualen Anteils an Körperfett, des Taillenumfangs, des Blutdrucks, der Insulinresistenz und in Bezug auf systemische Entzündungsherde. Nach einem Jahr war die Gewichtsabnahme bei der Gruppe am größten, die Intervallfasten praktizierte, gefolgt von der Gruppe, die sich mediterran ernährte und bei der sich die Stoffwechselparameter (insbesondere die Insulinresistenz und der systolische Blutdruck) tendenziell am stärksten verbesserten.

Erwähnenswert ist jedoch, dass sich am Ende des ersten Jahres nur noch die Hälfte der jeweiligen Gruppe an die mediterrane Ernährung und das Intervallfasten hielt, bei der Paläo-Diät war es sogar nur noch ein Drittel. Es stellte sich zwar heraus, dass alle drei Ernährungsformen Vorteile bieten, doch diese Studie gab der mediterranen Ernährung und dem Intervallfasten gegenüber der Paläo-Diät den Vorzug, möglicherweise deshalb, weil die Paläo-Gruppe größere Schwierigkeiten damit hatte, sie einzuhalten.

Die Vorstellung der Raus-aus-der-Fettfalle-Ernährung

In Anbetracht der Schwierigkeiten bestehende Ernährungsweisen dauerhaft umzusetzen sowie der Risiken, mit denen viele von ihnen behaftet sind, gibt es Raum für eine neue Ernährungsweise, die vielleicht leichter einzuhalten ist und dank unseres Wissens über den Überlebensaktivator sogar zu noch gesünderen Resultaten führen sollte. Ich wiederhole es nochmal, unser Ziel ist hier eine Ernährung, durch die der Aktivator nicht anspringt, sodass wir eine Gewichtszunahme vermeiden und die Stoffwechselgesundheit erhalten oder verbessern können, ohne dass wir unbedingt das bestehende Gewicht senken. (Im nächsten Kapitel liegt der Schwerpunkt darauf, wie die Raus-aus-der-Fettfalle-Diät zum Abnehmen zu nutzen ist und wie das Intervallfasten dabei miteinbezogen werden kann.)

Erlauben Sie mir, Ihnen die Raus-aus-der-Fettfalle-Ernährung vorzustellen.

Im Vergleich zur westlichen Standardernährung gehört zur Raus-aus der Fettfalle-Ernährung eine leichte Reduzierung der Kohlenhydrate (etwa 45 Prozent der Kalorien), eine leichte Erhöhung der Proteine (20 Prozent der Kalorien) sowie von Fett (35 Prozent der Kalorien). Sie ähnelt der Art und Weise, wie sich die meisten Menschen gegenwärtig ernähren und kommt ihnen daher vielleicht langfristig eher entgegen.

Was die Kohlenhydrate anbelangt, wäre das *anfängliche Ziel*, den gegenwärtigen Konsum von Zuckerzusätzen von 15 bis 20 Prozent der

Ernährung auf 10 Prozent (etwa 200 Kalorien, 50g oder 12 Teelöffel, bezogen auf eine Zufuhr von täglich 2000 Kalorien) in Übereinstimmung mit den Ernährungsrichtlinien der FDA zu reduzieren. Ich glaube, durch diese anfängliche leichte Reduzierung ist die Ernährung besser durchzuführen. Trotzdem sind Getränke mit Zuckerzusätzen nicht erlaubt. Das *langfristige Ziel*, das hoffentlich innerhalb eines Jahres erreicht wird, ist die Reduzierung der Zuckerzusätze auf etwa 5 Prozent in Übereinstimmung mit der Empfehlung der Weltgesundheitsorganisation.

Zur Aufnahme von natürlichen Zuckern, die in Nahrungsmitteln enthalten sind, empfehle ich drei oder vier Portionen von ganzen, frischen Früchten täglich, idealerweise über den Tag verteilt. Obst, das mehr als 8 Gramm Fruktose pro Portion enthält, sollte eingeschränkt oder in halben Portionen gegessen werden. Trockenobst und Fruchtsäfte sollten Sie, wenn überhaupt, nur selten zu sich nehmen. Marmeladen, Gelees, Apfelmus und andere Nahrungsmittel, die Obst in konzentrierter Form enthalten, sollten allgemein gemieden werden, doch Sie können die Gesamtzuckermenge* pro Portion auf der Nährstofftabelle dieser Produkte überprüfen. Enthält eine Portion weniger als insgesamt 8 Gramm Zucker, heißt das, 4 Gramm Fruktose oder weniger, und der Verzehr ist in Ordnung. Zuckerfreie Marmeladen und Gelees sind erlaubt.

Ich empfehle, hochglykämische Kohlenhydrate, auch Reis, Brot, Kartoffeln, raffiniertes Getreide und große Nudelportionen zu reduzieren. Eine kontinuierliche Blutzuckermessung über ein entsprechendes Messgerät am Körper kann hilfreich sein, um festzustellen, wie Sie individuell auf diese Nahrungsmittel reagieren; Ihr Ziel ist es, den Blutzuckerspiegel nach einer Mahlzeit unter 120 mg/dl zu halten. Dagegen werden niedrigglykämische Kohlenhydrate – insbesondere Gemüse und ballaststoffreiche Nahrungsmittel – im Allgemeinen empfohlen. Eine oder zwei Scheiben Vollkornbrot und Haferschrot/Hafergrütze mit minimalem Zuckerzusatz können täglich gegessen werden.**

---

* Schauen Sie bei einer Nährstofftabelle auf die *Zuckerzusätze*, denn auf diese Zucker kommt es an; außer bei Nahrungsmitteln, die reich an natürlichem Zucker sind, zum Beispiel Fruchtsoßen, Fruchtsäfte und Honig, da sollten Sie sich den *Gesamtzuckergehalt* ansehen.

** Vollkorngetreide hat tendenziell ein höheres Verhältnis von Glutamin zu Glutamat und kann vielleicht den glutamatreichen Nahrungsmitteln der Geschmacksrichtung umami entgegenwirken. Neuere Studien legen nahe, dass Menschen, die im Vergleich (Fortsetzung auf S. 230)

Gängige Ernährungsweisen			
	Nahrungsmittel, die zur Verbesserung der Gesundheit eingeschränkt werden sollten		
Ernährungsweisen (Kohlenhydrate/ Protein/Fett)	**Zuckerzusätze und hoch-glykämische Kohlenhydrate**	**Gesättigte Fette**	**Rotes Fleisch und Nahrungsmittel der Geschmacksrichtung umami**
Westlich (55/15/30)	hoch	hoch	hoch
Fett- und kalorienarm (60/15/25)	hoch	gering	hoch
Kohlenhydratarm (30/20/50)	gering	mäßig	mäßig
Ketogen (10/20/70)	gering	hoch	hoch
Paläo (30/30/40)	gering	gering	hoch
Mediterran (45/20/35)	gering	gering	gering

Bei den Proteinen würde ich rotes Fleisch und Meeresfrüchte wie Shrimps und Hummer zu einer Gruppe zusammenfassen und diese Nahrungsmittel auf zweimal pro Woche oder weniger begrenzen, aber zugleich eine proteinreiche Ernährung mit viel Fisch, Milch und Milchprodukten sowie Gemüseproteinen empfehlen.

Was die Fette betrifft, würde ich Nahrungsmitteln mit vielen einfach ungesättigten Fetten (insbesondere Olivenöl) oder Omega 3-Fettsäuren

(Fortsetzung von S. 229) zu Glutamat mehr Glutamin im Blut haben, ein tendenziell verringertes Risiko haben, an einer koronaren Herzkrankheit zu versterben; und Menschen, deren Ernährung ein höheres Verhältnis von Glutamin zu Glutamat enthält, werden auch weniger herzkrank. Während Vollkorngetreide ein hohes Verhältnis haben, ist es bei rotem Fleisch tendenziell niedrig.

	Omega 3-reiche Nahrungsmittel	Vorteile	Risiken
	gering	keine	Adipositas metabolisches Syndrom Herzkrankheiten Nierenkrankheiten
	gering	↓ Gewicht ↓ Cholesterin	↑ metabolisches Syndrom Kein positiver Effekt auf Herzkrankheiten
	mäßig	↓ Gewicht ↓ Blutdruck ↓ metabolisches Syndrom	↑ Harnsäure ↓ Leistungsfähigkeit im Hochleistungssport
	mäßig	↓ Gewicht ↓ Blutdruck ↓ metabolisches Syndrom	↑ LDL-Cholesterin ↑ Harnsäure ↓ Leistungsfähigkeit im Hochleistungssport
	mäßig	↓ Gewicht ↓ Blutdruck ↓ metabolisches Syndrom	↑ Harnsäure
	hoch	↓ Gewicht ↓ Blutdruck ↓ metabolisches Syndrom	keine

den Vorzug geben. Salatsoßen mit Oliven- oder Walnussöl sind hochwertiger als ein Dressing mit Blauschimmelkäse. Gesättigte Fette sollten auf höchstens 10 Prozent der Gesamtkalorienzufuhr beschränkt sein.

Beachten Sie jedoch bitte, dass Sie immer zuerst mit Ihrem Arzt oder Ihrer Ärztin sprechen sollten, bevor Sie beginnen, Ihre Ernährung in irgendeiner Weise umzustellen.

Ganz zufällig steht unsere Raus-aus-der-Fettfalle-Ernährung im Einklang mit den Ernährungsempfehlungen zur Verbesserung der Stoffwechsel- und Herzgesundheit von Dariush Mozaffarian von der Tufts University. Er entwickelte seine Vorschläge auf der Basis der evidenzbasierten klinischen Medizin und von Studien, wohingegen unsere Arbeit aus Studien stammte, die wir machten, um den Überlebensaktivator zu verstehen – doch spannenderweise wurden aus den beiden unterschiedlichen Methoden ähnliche Schlussfolgerungen gezogen, was diesen Ernährungsansatz weiter unterstützt.

Bisher haben wir Richtlinien in Bezug auf die Makronährstoffe entworfen. Unsere Erforschung des Überlebensaktivators weist jedoch auf Empfehlungen für mehrere zusätzliche Bereiche hin.

Wasser und Salz

Adipositas ist, wie Sie sich erinnern, ein Zustand der Dehydrierung, doch diese Beobachtung und welche Bedeutung die Versorgung mit Flüssigkeit für die Verhinderung und Behandlung der Adipositas hat, wird von den Fachleuten aus den Bereichen der Ernährungswissenschaft und der Ernährungsberatung unterschätzt. Menschen mit Adipositas zeigen Anzeichen einer Dehydrierung und viele trinken weniger als einen halben Liter Wasser pro Tag. Daher ist ein wesentlicher Bestandteil der Raus-aus-der-Fettfalle-Ernährung, immer gut mit Flüssigkeit versorgt zu bleiben.

Die einfachste Möglichkeit, um zu überprüfen, ob Sie genügend trinken, ist ein Blick auf Ihren Urin: Ein dunkles Gelb legt nahe, dass Sie das nicht tun. Die normale Urinmenge beträgt etwa 1,5 l pro Tag. Es ist ein großartiges Ziel, genug Wasser zu trinken, um auf 2,5 bis 3 l täglich zu kommen, was zu einer tendenziellen Urinbildung von nur blassgelber Farbe führt. Ihre Ärztin oder Ihr Arzt haben anspruchsvollere Möglichkeiten, um festzustellen, ob Sie dehydriert sind. Sie können Ihre Salzkonzentration im Blut* oder die Konzentration des Urins bestimmen.** Sie können auch das Copeptin im Blut zur Beurteilung des Vasopressinspiegels bestimmen lassen.

Die Europäische Behörde für Lebensmittelsicherheit empfiehlt das Trinken von 2,5 l Wasser täglich für Männer und 2,0 Liter für Frauen.*** Da viel des Wassers, das wir zu uns nehmen, aus unserer Nahrung

* Dieser Test ist als Blut-Natrium-Test bekannt.

** Die Dehydrierung ist durch eine hohe Osmolalität (>500 mOsm/kg) oder ein hohes spezifisches Gewicht des Urins (>1.020) gekennzeichnet.

*** Die täglichen Empfehlungen für Kinder sind, wenig überraschend, etwas niedriger: 1,6 l für Kinder zwischen 4 und 8 Jahren 1,9 l beziehungsweise 2,1 l von 9 bis 13 Jahren. Bei Kindern über 14 Jahre gelten die Empfehlungen für Erwachsene.

stammt, empfehle ich für den durchschnittlichen Menschen sechs bis acht Gläser Wasser täglich. Man kann das so machen, dass man zu jeder Mahlzeit ein ganzes Glas Wasser trinkt und ein oder zwei Gläser zwischen den Mahlzeiten. Mit anderen Worten, trinken Sie zu jedem Imbiss ein Glas Wasser. Wenn Sie in einer heißen oder trockenen Umgebung sind, brauchen Sie vielleicht mehr.

Der Salzkonsum sollte auch eingeschränkt werden, denn Salz kann wie zuckerhaltige Getränke auch zu einer Dehydrierung führen. Die meisten Menschen nehmen täglich 10 bis 12 Gramm Salz zu sich, doch das Institute of Medicine empfiehlt nur ungefähr 5 bis 6 Gramm.* Das meiste Salz befindet sich in industriell verarbeiteten Nahrungsmitteln, einigen abgepackten Produkten, Dosensuppen und Fastfood. Zum Beispiel können ein gekaufter Cheeseburger und Pommes frites nicht weniger als 3 Gramm Salz enthalten, ein selbstgemachter Cheeseburger und selbstgemachte Pommes frites enthalten dagegen vielleicht weniger als ein halbes Gramm. Ebenso kann eine verzehrfertige Packung Risotto zum Mitnehmen aus dem Lebensmittelladen mehr als 3 Gramm Salz enthalten, während ein selbstgemachtes Risotto vielleicht weniger als ein Viertelgramm enthält. Lassen Sie auch die Finger von Fleisch, Fisch und Shrimps, denen nach gängiger Praxis Wasser und Salz injiziert wird, damit sie größer aussehen. Ich entdeckte das einmal, als die Garnele, die ich gerade grillte, auf die Hälfte ihrer Größe zusammenschrumpfte und das Wasser herauskam (das Salz aber drin blieb).

Zu weiteren stark gesalzenen Nahrungsmitteln gehören Pommes frites, Chips und Popcorn. Immer wenn ich im Kino Popcorn aß (in meiner Familie ein Ritual), ging mein Gewicht am nächsten Tag rauf. Ich hatte angenommen, es war das Gewicht des Wassers, das vom Salz zurückgehalten wurde, doch unsere Arbeit weist darauf hin, dass ein Teil der Gewichtszunahme auf die starke Auswirkung des Salzes auf die Erhöhung von Glykogen in der Leber zurückzuführen sein könnte.

Wenn Sie nicht umhin können, salzige Nahrungsmittel zu essen, dann trinken Sie eine ganze Menge Wasser. Wenn Sie es vorher trinken,

---

* Salz (oder Natriumchlorid, wie es chemisch heißt) enthält etwa 40 Prozent Natrium. Manchmal sehen Sie Empfehlungen für den Natriumkonsum anstatt den Salzkonsum. In diesem Fall entspricht ein Gramm Salz etwas 400 mg Natrium.

bekommen Sie vielleicht sogar keinen Durst und verhindern die Auslösung des Aktivators. Oder versuchen Sie, Salz durch andere Gewürze zu ersetzen, etwa durch Koriander, Dill, Knoblauch, Ingwer, Zitronensaft, Zwiebeln, Paprika, Rosmarin, Salbei, Estragon oder Essig; sie sorgen für Aroma, ohne den Aktivator einzuschalten.

Und zu guter Letzt, es ist auch möglich, zu viel Wasser zu trinken. Man kann eine sogenannte Wasservergiftung bekommen, das heißt, die Salzkonzentration im Blut fällt deutlich ab (das wird als Hyponatriämie bezeichnet) und man bekommt Kopfschmerzen, muss ständig gähnen und verspürt Übelkeit. In seltenen Fällen kann es zu lebensbedrohlichen Zuständen kommen, etwa Krampfanfällen und Koma. Das Risiko einer Wasserintoxikation ist während eines Marathons oder einer anderen intensiven sportlichen Betätigung sowie infolge einer Operation, insbesondere einer gynäkologischen Operation, erhöht.* Manche gesundheitliche Probleme, etwa eine Herzinsuffizienz oder eine Nierenerkrankung, können ein solches Risiko ebenfalls erhöhen. Damit es gar nicht erst zu diesem Problem kommt, setzen Sie sich als allgemeine Regel zum Ziel, täglich acht Viertelliter-Gläser Wasser zu trinken. Wenn Sie einen Marathon laufen oder eine andere intensive Sportart ausüben, trinken Sie nur, bis der Durst weg ist. Und schließlich, holen Sie bei einem erheblichen gesundheitlichen Problem den Rat Ihrer Ärztin oder Ihres Arztes ein.

Nahrungsmittel der Geschmacksrichtung umami

Durch unsere Forschung entdeckten wir, dass Nahrungsmittel der Geschmacksrichtung umami (solche, die Glutamat oder die Nukleotide [Grundbausteine der DNA und RNA] AMP [Adenosinmonophosphat] und IMP [Inosinmonophosphat] enthalten) den Überlebensaktivator durch die direkte Stimulierung der Harnsäurebildung auslösen.** Diese Beobachtung war für mich enttäuschend, da die

* Warum gynäkologische Operationen mit dem erhöhten Risiko einer Wasserintoxikation einhergehen, ist nicht bekannt, aber junge Frauen sind hier besonders anfällig.

** Menschen, die an Gicht leiden, wird oft gesagt, sie sollen darauf achten, Nahrungsmittel mit wenig Purinen zu essen, da Purine im Körper in Harnsäure umgewandelt werden. De facto enthalten die meisten purinreichen Nahrungsmittel auch viel Umami, da AMP und IMP im Zuge der Harnsäurebildung zu Purinen abgebaut werden.

herzhaften Nahrungsmittel der Geschmacksrichtung umami oft als sicher und sogar gesund galten.

Bei unseren Versuchen musste man einer Laborratte jedoch mit einer großen Menge dieser Substanzen füttern, damit sie zunahm. Daher glaube ich, dass geringe Mengen von Nahrungsmitteln der Geschmacksrichtung umami in Ordnung sind, beispielsweise Sardellen in einem Salat, ein paar Austern, ein Klecks Blauschimmelkäse-Dressing oder ein paar getrocknete Tomaten.

Eine wichtige Ausnahme ist Bier. Ich empfehle wirklich, Bier einzuschränken oder wegzulassen (sehr schwer für viele Menschen, ich weiß; s. S. 237). Ich empfehle auch, extrem glutamatreiche (umami) Mahlzeiten wie Sardellen und Meeresfrüchte (zum Beispiel Shrimps, Krabben und Hummer) einzuschränken. Außerdem sollten Sie sogar noch strenger sein, was solche Nahrungsmittel betrifft, wenn Sie einen hohen Harnsäurespiegel (>6 mg/dl bei Frauen oder >7 mg/dl bei Männern) haben.

Glutamatreiche (umami) Nahrungsmittel					
Getränke	**Fleisch**	**Meeresfrüchte**	**Käse**	**Gemüse**	**Würzmittel, Soßen und Extrakte**
Bier	*Innereien*	*Austern, Venusmuscheln, Miesmuscheln*	Blauschimmelkäse	*getrocknete Tomaten*	*Sojasoße*
Tomatensaft	*rotes Fleisch*	*Shrimps, Krabben, Hummer*	Roquefort	*Seetang (Kombu)*	*Fischsoße*
	Ente	*Tintenfisch*	Gorgonzola	Pilze (Shiitake)	*Bratensoße und Fleischextrakte*
–	–	*Sardellen, Sardinen*	Parmesan	Spinat	*Hefeextrakte*
–	–	*getrocknete Bonitoflocken (Thunfisch)*	–	*Brokkoli*	*Kimchi (koreanisches fermentiertes Gemüse, meist Chinakohl und koreanischer Rettich)*
–	–	*Makrele*	Sojabohnen		

Die Nahrungsmittel in Schrägdruck enthalten mehr Glutamin, AMP und/oder IMP und stellen ein größeres Risiko dar.

Milch und Milchprodukte

Es sieht so aus, dass die Proteine der Milch dem Überlebensaktivator entgegenwirken, da sie den Harnsäurespiegel senken, was mit einem geringeren Risiko für Gicht und Diabetes einhergeht; also werden Milch und Milchprodukte im Allgemeinen empfohlen. Sind sie ungesüßt, wird ihnen auch ein geringeres Risiko für Adipositas, Diabetes und Herzkrankheiten zugerechnet. Die übliche Anreicherung mit Vitamin D bringt auch Vorteile, insbesondere, da Harnsäure nachweislich den Vitamin D-Stoffwechsel stört. (Grundsätzlich zugelassen ist der Zusatz von Vitamin D in Deutschland nur für Margarinen und Streichfette, Anm. des Verlags)

Da die in Vollmilch und Käse enthaltenen gesättigten Fettsäuren das Risiko eines höheren Cholesterinspiegels steigern können, sind fettreduzierte Milchprodukte wie fettarme Milch oder Joghurt vielleicht besser. Vollmilch und Butter sind aber wahrscheinlich in Ordnung, wenn Ihr LDL-Spiegel im gesunden Bereich liegt (<100 mg/dl*). Gegen die meisten Käsesorten ist auch nichts einzuwenden, obwohl solche mit einem hohen Gehalt an Umami eingeschränkt werden sollten, etwa diejenigen, die viel Hefe enthalten (das heißt, Blauschimmelkäse, Gorgonzola, Roquefort) und auch gereifte Käsesorten wie Parmesan. Eiscreme ist in Ordnung, wenn sie kohlenhydratarm ist (etwa, wenn sie Maltit als Süßstoff enthält). Allerdings wird dadurch eventuell das Verlangen nach Süßem gefördert, daher empfehle ich, sie für besondere Gelegenheiten zu reservieren.

Kaffee, Tee und Schokolade

Kaffee wirkt dem Überlebensaktivator direkt entgegen, da eines seiner Abbauprodukte die Harnsäurebildung blockieren kann. Wahrscheinlich wurde deshalb in einer Studie berichtet, dass mit dem Trinken von fünf Tassen Kaffee täglich (ohne Zucker) ein um 50 Prozent geringeres Diabetes- oder Gichtrisiko verbunden ist. Kaffee ist zwar ein Stimulans, wirkt sich aber nicht wesentlich auf den Blutdruck aus. In Anbetracht

* Dieser Zielwert gilt für den durchschnittlichen Menschen. Es ist sinnvoll, sich ärztlich beraten zu lassen, da manchmal, je nach Ihrer Gesamtgesundheit, ein niedrigerer LDL-Spiegel empfehlenswert ist.

dieser Ergebnisse unterstütze ich den Kaffeegenuss, aber fünf Tassen sind für mich zu viel!

Tees – insbesondere grüne Tees und wieder ohne Zucker – sind im Allgemeinen auch gesund. Viele enthalten Flavonoide, Substanzen, die zahlreiche (generell gesunde) biologische Wirkungen haben. Manche Flavonoide blockieren zum Beispiel nachweislich den Überlebensaktivator, wenn auch nur schwach. (Um den Einsatz der Flavonoide bei der Behandlung des metabolischen Syndroms geht es im nächsten Kapitel.)

Trinkkakao, zumindest der aus dem Lebensmittelladen, enthält tendenziell Zucker und wird nicht empfohlen, obwohl ein bitterer Kakao wie der, den die Kuna trinken, vielleicht dazu beitragen kann, den Aktivator zu blockieren. Dunkle Schokolade (mit einem Kakao-Anteil von 70 Prozent und mehr) wird empfohlen. Dreißig Gramm davon liefern 30 bis 40 mg Epikatechin, den Wirkstoff in Schokolade, der vor dem metabolischen Syndrom schützt. Eine Alternative wäre die tägliche Einnahme von Epikatechin als Nahrungsergänzungsmittel (die Dosierungen liegen zwischen 30 und 300 mg), obwohl es scheint, dass Reinheit und Wirkkraft dieser Ergänzungsmittel variieren.

Alkohol

Alkohol sollte als eine Art Zucker betrachtet werden, da er wie Glukose die Aktivierung des Polyol-Weges auslösen kann und zur Bildung von Fruktose führt. Somit löst Alkohol den Aktivator direkt aus. Es sind natürlich nicht alle Getränke gleich. Bier ist besonders schlimm, da die darin enthaltene Bierhefe, wie besprochen, in die Kategorie umami gehört und den Aktivator einschaltet. Es gibt viele Mixgetränke mit Alkohol und Säften oder Limonaden. Rum und Süßweine wie Sherry und Portwein haben auch einen hohen Saccharosegehalt.

Es gibt Menschen, die sich schwer damit tun, ganz auf Alkohol zu verzichten – sogar schwerer als auf Zucker. Den Bierliebhabern empfehle ich, zuerst ihren Bierkonsum auf jeweils ein kleines Glas zu reduzieren und dieses Bier dann allmählich durch trockenen Wein zu ersetzen. Dasselbe würde ich Menschen empfehlen, die hochprozentigen Alkohol mögen. Welchen Alkohol Sie auch trinken, trinken Sie ihn eher schlückchenweise anstatt schnell und trinken Sie Wasser zwischen den Schlückchen.

Dadurch bleibt die Alkoholkonzentration im Blut niedrig, sodass die Fruktosebildung minimiert wird.

Ein Glas Wein zu einer Mahlzeit kann genussreich und mit guter Gesundheit einhergehen, teilweise wegen der positiven Wirkungen auf Cholesterin (insbesondere auf das „gute" HDL). Zwei Gläser sind gelegentlich akzeptabel. Die Quintessenz ist jedoch, dass Alkohol wie Zucker wirkt, und so sollte entsprechend damit umgegangen werden.

Vitamin C

Und schließlich empfehle ich Vitamin C; es blockiert den Aktivator dadurch, dass es die Ausscheidung von Harnsäure im Urin anregt und seine Auswirkungen auf die Energiefabriken des Körpers unterbindet. Begrenzen Sie die Dosis auf 500 bis 1000 mg täglich, da höhere Dosen mit einem vermehrten Risiko von Nierensteinen einhergehen können – ein weiterer Grund, ausreichend Flüssigkeit zu sich zu nehmen, denn dadurch wird dieses Risiko gesenkt.

Die Senkung des Harnsäurespiegels

Harnsäure wird, Sie erinnern sich vielleicht, während des Fruktosestoffwechsels gebildet und spielt eine bedeutende Rolle als Triebfeder des metabolischen Syndroms. Ein hoher Harnsäurespiegel im Blut (>6 mg/dl bei Frauen und >7 mg/dl bei Männern) steht in einem engen Zusammenhang mit Adipositas, Diabetes und Bluthochdruck. Daher empfehle ich Ihnen, den Harnsäurespiegel im Blut bestimmen zu lassen, da er Ihnen Auskunft darüber gibt, ob Sie ein erhöhtes Risiko hinsichtlich dieser Krankheiten haben.

Bei einem hohem Harnsäurespiegel sollten Sie als erste Senkungsmaßnahme Ihre Ernährung umstellen. Dazu gehört die Reduzierung aller Nahrungsmittel, die den Aktivator auslösen können, doch ganz besonders der zuckerhaltigen Getränke und Nahrungsmittel sowie auch umami-reicher Nahrungsmittel, die Harnsäure direkt bilden können. Manche Menschen haben jedoch auch nach der Ernährungsumstellung weiterhin einen erhöhten Harnsäurespiegel. Sollten Sie in solchen Fällen die Einnahme eines Medikaments in Betracht ziehen, um ihn zu senken? Wenn Sie schon mit Gicht zu tun hatten, sollten Sie auf jeden Fall ein Medikament wie Allopurinol nehmen und eine Senkung des Harnsäurespiegels auf 6 mg/dl oder darunter (das gilt für Männer und Frauen) anstreben. Wie wir schon in Kapitel 6 gesehen haben, steigen die Nachweise, dass Harnsäure nicht nur in den Gelenken kristallisieren kann, sondern an vielen anderen Stellen im ganzen Körper, auch in den Herzkranzgefäßen, in der Aorta und in den Nieren. Da die Gicht der Beweis dafür ist, dass sich Harnsäurekristalle in den Gelenken befinden, wird durch das Absenken des Harnsäurespiegels auf den Normwert das Risiko minimiert, dass sich Kristalle an anderen Stellen im Körper bilden und Schäden verursachen.

Dagegen ist der Gedanke umstritten, einen hohen Harnsäurespiegel zu behandeln, ohne dass es schon einmal zu Gicht gekommen ist. Viele kleine klinische Studien legen nahe, dass die Senkung des Serumharnsäurespiegels von Nutzen ist: die Maßnahme hat das Potenzial, einen hohen Blutdruck zu senken, eine Insulinresistenz zu bessern, systemische Entzündungsherde abzubauen, eine Fettleber zu verkleinern, die Nierenfunktion zu verbessern, die Gewichtszunahme zu verringern und manchmal sogar die Gewichtsabnahme zu beschleunigen. Nicht alle Studien zeigten jedoch positive Auswirkungen. In den meisten Fällen liegt das wahrscheinlich an einer fehlerhaften Studienkonzeption, etwa daran, dass die Auswirkungen einer Senkung des Harnsäurespiegels bei Menschen ausgewertet wurden, die bereits einen normalen Spiegel hatten oder dass der Blutdruck von gesunden Menschen herangezogen wurde, die keinen Bluthochdruck hatten (beides sind Situationen, für die kein Nutzen prognostiziert worden wäre). Dennoch werden mehr klinische Studien benötigt, um die Kontroversen zu klären. Die Behandlung eines erhöhten Harnsäurespiegels ohne Vorliegen von Gicht ist derzeit von der FDA nicht zugelassen.

Die Raus-aus-der-Fettfalle-Ernährung	
Zucker	– Reduzieren Sie den Zuckerkonsum auf 10 Prozent der täglichen Kalorienzufuhr (das Langzeitziel sind 5 Prozent). – Verzichten Sie ganz auf zuckerhaltige Getränke.
Kohlenhydrate	– Reduzieren Sie hochglykämische Kohlenhydrate. – Legen Sie den Schwerpunkt auf Vollkorngetreide, niedrig glykämisches Gemüse und ballaststoffreiche Nahrungsmittel. – Begrenzen Sie Obst auf 3-4 Portionen täglich über den Tag verteilt; halbieren Sie die Portionen bei hochglykämischen Sorten. – Meiden Sie Trockenobst, Fruchtsäfte, Fruchtsirup und Fruchtkonzentrate.
Protein	– Schränken Sie umami-reiche Proteine ein (rotes Fleisch, Innereien und Meeresfrüchte). – Legen Sie den Schwerpunkt auf Fisch, Geflügel, Milch und Milchprodukte sowie Gemüseproteine.
Fett	– Legen Sie den Schwerpunkt auf einfach ungesättigte Fette und Omega 3-Fettsäuren. – Gesättigte Fette können bis zu 10 Prozent der Gesamtkalorienzufuhr ausmachen.
Salz	– Reduzieren Sie den Salzkonsum auf 5-6 g täglich. – Schränken Sie industriell verarbeitete Nahrungsmittel ein, die oft viel Salz (und viel Zucker) enthalten.
Wasser	– Trinken Sie 6 bis 8 Viertelliter-Gläser Wasser täglich.
Milch und Milchprodukte	– Milch und Milchprodukte werden generell empfohlen, vor allem Milch. – Butter und Käse sind in Ordnung, wenn Sie Ihren LDL-Spiegel unter Kontrolle haben. – Umami-reiche Käsesorten sollten eingeschränkt werden.
Kaffee, Tee unc Schokolade	– Kaffee und Tee werden empfohlen. – Gönnen Sie sich dunkle Schokolade.
Alkohol	– Reduzieren Sie Alkohol oder lassen Sie ihn weg. Wenn Sie nicht darum herumkommen, trinken Sie ihn schlückchenweise anstatt schnell und trinken Sie dazwischen immer wieder Wasser.
Vitamin C	– Nehmen Sie täglich Vitamin C als Nahrungsergänzung.

Kapitel 10

Ihr ursprüngliches Gewicht wiederherstellen und Ihre Lebensspanne an gesunden Jahren verlängern

Mark Twain sagte einmal, es sei ganz einfach, mit dem Rauchen aufzuhören, er habe das schon tausende Male gemacht. Dasselbe könnte man über das Abnehmen sagen. Es ist relativ einfach, Gewicht zu verlieren, und viele von uns können etliche Fälle aufzählen, wo sie im Rahmen einer Diät erfolgreich so viele Pfunde verloren, dass es im Familien- und Freundeskreis auffiel. Die Literatur ist voll von Diäten und ihren behaupteten Abnehmerfolgen. Dass man abnimmt, ist aber gar nicht problematisch, sondern vielmehr, dass man wieder zunimmt. Für viele Menschen sind diese Diäten schwer einzuhalten, und schließlich fallen wir in unsere alten Gewohnheiten zurück. Wir nehmen langsam wieder bis zum Ausgangsgewicht zu und dort bleibt es stehen, bis wir einen weiteren Diätversuch unternehmen.

Das bringt auch Folgen für die Gesundheit mit sich. Es stimmt zwar, dass es Menschen mit Übergewicht oder Adipositas gibt, die ansonsten gesund erscheinen, doch wir wissen aus Studien, dass diese Menschen dennoch ein erhöhtes Risiko haben, Diabetes, Bluthochdruck sowie andere Krankheiten zu bekommen. Übergewicht über einen langen Zeitraum begrenzt eventuell unsere **Lebensspanne an gesunden Jahren**, den Zeitraum bei guter Gesamtgesundheit, in der wir die Energie haben, um das Leben zu genießen, wobei es ungeheuer wichtig wird, dass wir nicht nur übermäßiges Gewicht verlieren können, sondern es auch nicht mehr zunehmen.

Fachleute auf dem Gebiet der Ernährungswissenschaften und Diätetik haben versucht, die erneute Gewichtszunahme zu verhindern – durch intensive Beratung, über die Nutzung von sozialen Gruppen mittels persönlicher Anwesenheit oder online, Erinnerungstelefonate, Podcasts und/oder Apps, mit deren Hilfe man die aufgenommenen Kalorien zählen, aufzeichnen und darüber berichten kann, in der Hoffnung, Sie damit auf Kurs zu halten. Andere konzipieren sogar Mahlzeiten für Sie. Bei manchen Diäten ist eine Kalorienreduzierung erforderlich, und es werden Vorschläge gemacht, wie Sie sich ablenken können, wenn Sie Hunger bekommen. Doch trotz aller dieser Maßnahmen ist es nicht nur schwer, das Gewicht zu erzielen, das Sie haben möchten, es ist sogar noch schwerer, dieses Gewicht über einen längeren Zeitraum zu halten.

Von den Menschen, denen es tatsächlich gelingt, ihr Idealgewicht zu erreichen und zu halten, sind manche in der glücklichen Lage, zu ihrer Energie und ihrem Lebensstil aus früheren Zeiten zurückzukehren. Anderen jedoch verlangt die Einhaltung ihrer Diät und ihres Bewegungsplans weiterhin ständige Aufmerksamkeit und einen enormen emotionalen und mentalen Ansporn ab.

Die ursprüngliche Auffassung von Fachleuten auf dem Gebiet der Ernährungswissenschaften und Diätetik, dass es nicht klappt, das Gewicht nach dem Abnehmen zu halten, sei eine Folge der Herausforderungen des Lebens in der westlichen Gesellschaft, in der die Notwendigkeit von Bewegung minimal, der Zugang zu Fastfood, ungesundem und industriell verarbeitetem Essen jedoch einfach ist, haben wir bereits besprochen. Wissenschaft und Biologie sind sich jetzt allerdings schmerzlich bewusst, dass dieser Jo-Jo-Effekt nicht einfach der westlichen Gesellschaft und Kultur geschuldet ist.

Dass wir unser Gewicht und unsere Gesundheit nicht wiederherstellen können, ist keine Folge falscher Entscheidungen oder mangelhafter moralischer Stärke. So wie die Biologie uns erklären kann, warum wir zunehmen, kann sie uns auch erklären, warum es schwierig ist, das Gewicht nach dem Abnehmen zu halten. Ganz wichtig ist, unsere Erforschung des Überlebensaktivators kann diese biologischen Abläufe erklären und, noch besser, sie kann die nötigen Lösungen bieten.

Dass wir unser Gewicht und unsere Gesundheit nicht wiederherstellen können, ist keine Folge falscher Entscheidungen oder mangelhafter moralischer Stärke. Es ist Biologie.

Warum nehmen so viele Menschen nach einer erfolgreichen Diät wieder zu?

In zahlreichen Studien wurde versucht, die biologischen Prozesse zu verstehen, warum Menschen nach einer erfolgreichen Diät wieder zunehmen. Zum einen gibt es darauf nach wie vor keine umfassende Antwort, und zum anderen ist das Thema in der Ernährungsforschung weiterhin brisant. Trotzdem glaube ich, dass uns das durch die Kenntnisse über den Überlebensaktivator erworbene Wissen hilft, dieses Rätsel zu lösen, sodass es uns gelingt, eine neuerliche Gewichtszunahme zu verhindern. Das bedeutet, dass wir eines Tages Adipositas und die damit einhergehenden Gesundheitsrisiken nicht nur behandeln, sondern sie vielmehr abwenden können.

Das hauptsächliche biologische Problem ist, dass Ihr Körper beginnt, Ihr aktuelles Gewicht für normal zu halten, wenn Sie eine Zeitlang übergewichtig oder adipös sind. Er möchte tatsächlich, dass Sie dieses Gewicht halten. Das heißt, wenn Sie eine Diät machen und abzunehmen beginnen, reagiert Ihr Körper darauf mit der Reduzierung des Energieverbrauchs. Dadurch sinkt Ihr Stoffwechsel und Sie nehmen nur minimal ab. Sie bekommen vielleicht auch mehr Hunger und essen dadurch mehr, um das Gewicht, das Sie bereits verloren haben, wieder anzusetzen.

Dies hat unangenehme Folgen für diejenigen, die über eine Diät abnehmen. Dieselbe Menge, die Sie bei gleichbleibendem Gewicht gegessen haben, bevor Sie abzunehmen begannen, führt nun dazu, dass Sie zunehmen. Sie müssen also *weniger* essen als vorher oder Sie nehmen Ihr

Gewicht wieder zu. Und je mehr Sie abnehmen, desto weniger können Sie essen. Daran liegt es wahrscheinlich, dass selbst die Weltrekordhalter im Fasten ihr ursprüngliches Gewicht nie wieder erreicht haben. Wenn Sie über einen längeren Zeitraum fasten, dann sinkt Ihr Energiebedarf im Gegenzug, so ähnlich wie das bei einem Tier im Winterschlaf der Fall ist. Da Sie immer weniger Energie verbrauchen, um Ihre Funktionen wahrzunehmen, verlangsamt sich die Gewichtsabnahme mit der Zeit. Auch wenn die Auswirkungen, die mit dem Fasten einhergehen, noch so positiv sind, reicht es immer noch nicht aus.

Die meisten von uns möchten wieder das Gewicht haben, das sie in ihrer Jugend hatten, doch es ist hart, wenn wir nur die Hälfte dessen dürfen, was der Mensch neben uns isst, obwohl er genauso viel wiegt. Es ist, als ob Ihr Körper möchte, dass Sie dieses zusätzliche Fett haben, während Sie ganz normal essen und jede Menge Energie haben wollen. Aber es scheint jetzt so, als sei das unmöglich. Ich bezeichne das als „gefangen" sein.

Warum wir in die Falle eines höheren Gewichts geraten – ein möglicher Grund

Sie erinnern sich, wir bilden die meiste Energie in unseren Energiefabriken, den Mitochondrien. Diese Energie liegt als ATP vor und wird für unsere biologischen Prozesse und zur Erhaltung des Körperstoffwechsels genutzt. Wenn wir Fruktose zu uns nehmen, bildet sie Harnsäure, die oxidativen Stress auf die Energiefabriken ausübt. Dadurch wird wiederum die ATP-Bildung verringert, während die Kalorien aus der Fruktose als Fett und Glykogen gespeichert werden. Dieser Prozess ermöglicht uns den Aufbau von Energiespeichern für Zeiten, in denen es nichts zu essen gibt.

Wie bereits erwähnt, kann der durch die Auslösung des Aktivators auftretende oxidative Stress sowohl die Energiefabriken als auch den übrigen Körper schädigen. In der Natur ist dieser Stress jedoch normalerweise kurzlebig, und die Mitochondrien erholen sich wieder. Wir hingegen lassen den Überlebensaktivator jahrelang auf Hochtouren laufen. Was als vorübergehende Absenkung der mitochondrialen

Energiebildung gedacht war und lediglich dem Überleben dienen sollte, wird dauerhaft und hat schwerwiegende Folgen.

Die Energiefabriken verändern sich strukturell, wenn sie über einen längeren Zeitraum chronischem oxidativem Stress ausgesetzt sind. Sie werden kleiner und ihre mitochondriale Funktion nimmt ab. Sie bilden weniger Energie, *selbst wenn der Aktivator nicht in Betrieb ist*. Dadurch wird der Stoffwechsel zurückgesetzt, die Energiebildung und -nutzung gesenkt, während das Gewicht steigt. Da Ihr Körper das höhere Gewicht, wie bereits erwähnt, nun für sein normales Gewicht hält, betrachtet er eine Gewichtsabnahme als Lebensbedrohung und reagiert mit einer weiteren Veränderung des Stoffwechsels. Jetzt ist Ihr Stoffwechsel Ihr Feind!

Bei den Folgen, die ein dauerhaft in Betrieb befindlicher Aktivator nach sich zieht, geht es nicht nur um Gewicht oder gar Energie. Es gibt sogar Hinweise, dass chronischer oder wiederholt auftretender oxidativer Stress den Alterungsprozess fördert – das heißt, er ist verantwortlich für Falten und den langsamen Verschleiß unserer inneren Organe. Bei jeder Nahrungsaufnahme geraten diese Energiefabriken unter einen gewissen oxidativen Stress (und das mag tatsächlich der Grund sein, warum eine Kalorienreduzierung lebensverlängernd wirkt, wie in Kapitel 1 besprochen). Jedoch bedeutet der Konsum von Fruktose viel mehr oxidativen Stress für die Mitochondrien als der von anderen Nahrungsmitteln.

Das legt für mich nahe, dass es am einfachsten ist, eine Adipositas zu beheben, wenn man sie früh genug „erwischt“, also noch bevor es zu einer dauerhaften Schädigung der Mitochondrien kommt. Ich habe tatsächlich die Erfahrung gemacht, dass Adipositas bei Kindern und Heranwachsenden viel leichter zu behandeln ist, indem man einfach die Ernährung verändert und die Nahrungsmittel reduziert, die den Aktivator auslösen können, denn jüngere Menschen haben noch viele funktionierende Mitochondrien. Dagegen kann die Behandlung von Menschen, die jahrelang an Adipositas leiden, eine große Herausforderung sein, denn ihre Energiefabriken sind dem chronischen oxidativen Stress schon lange ausgesetzt. Doch es kann trotzdem klappen. Der Schlüssel dazu ist die Reaktivierung der Mitochondrien.

Gegen Adipositas hilft die Erhöhung der Energiebildung in den Mitochondrien

Der Gedanke, dass wir in die Falle von mehr Gewicht und weniger Energie geraten, klingt zwar sehr deprimierend, doch dieser Zustand muss nicht auf Dauer so bleiben – es ist möglich, die Energiefabriken wiederherzustellen. Dazu gibt es zwei wichtige Wege. Erstens sollten wir den Schaden an den Mitochondrien so gering wie möglich halten, damit sie Zeit haben, sich auf natürliche Weise zu regenerieren. Dieser Ansatz beruht hauptsächlich darauf, dass der Überlebensaktivator nicht ständig ausgelöst wird. Zweitens sollten wir die Reparatur proaktiv fördern oder, noch besser, die Bildung der Mitochondrien steigern, um diejenigen zu ersetzen, die wir verloren haben.

Bevor wir das jeweilige Vorgehen besprechen, möchte ich Ihnen eine einfache Methode an die Hand geben, mit der Sie die Gesundheit Ihrer Energiefabriken selbst einschätzen können: Beurteilen Sie Ihre natürliche Art zu gehen oder Ihre normale Gehgeschwindigkeit. Eine Möglichkeit wäre, die Zeit zu messen, die Sie brauchen, um einmal um den Block zu gehen, dabei einen Schrittzähler zu benutzen und daraus die Anzahl der Schritte und die zurückgelegte Entfernung pro Sekunde zu berechnen. Noch leichter ist es, einfach die Zeit zu messen, die Sie dafür brauchen und diese mit der Zeit zu vergleichen, die Sie künftig für den Weg brauchen, um festzustellen, ob sich die Gesundheit Ihrer Mitochondrien verändert. Wichtig ist dabei, dass Sie Ihre natürliche Gehweise zugrunde legen; mit anderen Worten, Sie sollten nicht absichtlich schnell gehen.* Die normale Schrittgeschwindigkeit liegt bei etwa 1,2 m pro Sekunde, kann aber von 0,6 m bis 1,8 m pro Sekunde variieren. Mein Ziel für Sie wären 1,2 m oder mehr pro Sekunde. Menschen, die schon lange unter Übergewicht leiden, haben oft eine geringere Schrittgeschwindigkeit, im Mittel etwa um 0,9 m pro Sekunde.

Es ist möglich, die Energiefabriken wiederherzustellen.

* Nach dieser Methode können Sie nicht vorgehen, wenn Ihre Gehfähigkeit durch körperliche oder neurologisch/nervlich bedingte Behinderungen eingeschränkt ist.

Studien haben ergeben, dass die natürliche Schrittgeschwindigkeit mit der Qualität der Mitochondrien korreliert, und dass Menschen mit einer schnelleren Gangart länger leben und insgesamt gesünder bleiben. Eine verringerte Schrittgeschwindigkeit wird mit größerer Erschöpfung und einem niedrigen ATP-Spiegel im Skelettmuskel in Verbindung gebracht. Insbesondere junge übergewichtige Menschen tendieren zu einer ähnlichen Schrittgeschwindigkeit wie ihre normalgewichtigen Altersgenossen und können eventuell noch einigermaßen mithalten doch der Unterschied zwischen übergewichtigen und normalgewichtigen Menschen wird mit zunehmendem Alter sehr viel deutlicher.

Ich möchte Sie dazu anregen, einen Spaziergang zu machen und Ihre natürliche Schrittgeschwindigkeit einzuschätzen. So erkennen Sie nicht nur, wie leicht Sie abnehmen und Ihr neues Gewicht halten können, die Beobachtung über einen längeren Zeitraum, wie schnell Sie normalerweise gehen, kann auch bei der Beurteilung Ihres gesamten Fortschritts hilfreich sein.

Den Fettaktivator blockieren

Im letzten Kapitel haben wir Möglichkeiten besprochen, um die Auslösung des Überlebensaktivators auf ein Minimum zu reduzieren, unter anderem durch das Verringern von Zuckerzusätzen wie Haushaltszucker und HFCS (Maissirup mit hohem Fruktosegehalt), die Entscheidung für niedrigglykämische Kohlenhydrate anstelle von hochglykämischen sowie das Trinken von reichlich Wasser und die Einschränkung des Salzkonsums. Wie beeinflussen diese Veränderungen in der Ernährung Ihre Energiefabriken?

Einen Blick darauf werfen konnten wir bei einer von den Forscherinnen Magdalena Madero und Gaby Sánchez-Lozada in Mexico City durchgeführten klinischen Studie, in der Übergewichtige eine einfache salzarme (6g pro Tag oder weniger) oder eine salz- und fruktosearme (20g Fruktose täglich) Kost bekamen. Nach acht Wochen hatte sich die Anzahl der Mitochondrien in den Leukozyten bei der salzarm ernährten Gruppe um das Sechsfache und bei der salz- und fruktosearm ernährten Gruppe um das *Siebzigfache* erhöht. (Es wäre ideal gewesen zu erfahren, ob die Mitochondrienzahl in anderen wichtigen Organen wie dem Gehirn, der Leber und dem Muskel anstieg, doch diese Daten standen nicht zur Verfügung.) Diese Ergebnisse waren ermutigend: Es hat den Anschein, dass sich die Energiefabriken verbessern, wenn wir weniger Fruktose und Salz zu uns nehmen.

Ein anderer Ansatz, die Auslösung des Überlebensaktivators zu verringern, ist das **Intervallfasten**. Das kann man auf verschiedene Arten praktizieren, etwa innerhalb eines Tages (zum Beispiel nach einem 16:8-Plan, bei dem man in einem Zeitraum von 8 Stunden essen darf und 16 Stunden fastet oder an verschiedenen Tagen der Woche fastet.

Das Intervallfasten hat einen gewissen Reiz, da es das Leben in der freien Wildbahn nachahmt, und während der Fastenperiode wird der Aktivator nicht ausgelöst. Außer dass die Gesamtkalorienzufuhr reduziert wird und man dabei abnimmt, zeigt es sich, dass das Intervallfasten weitere Vorzüge bietet, die mit einer verringerten Tätigkeit des Aktivators zusammenhängen, etwa durch weniger oxidativen Stress für die Energiefabriken. Manche Studien legen nahe, dass es sogar das Wachstum der Mitochondrien anregen kann. Das Intervallfasten reduziert auch das Risiko, insulinresistent zu werden und Diabetes zu bekommen, systemische Entzündungsherde sowie Alzheimer zu entwickeln.

Verletzungen an den Mitochondrien zu unterbinden ist zwar wichtig, um sie zu schützen, doch das allein reicht nicht aus, um abzunehmen und das neue Gewicht zu halten, insbesondere, wenn wir über einen langen Zeitraum übergewichtig waren. Wie geht das also, außer dass man den Konsum von Salz und Fruktose drosselt? Einen Hinweis findet man, wenn man sich eine ganz spezielle Gruppe von Menschen näher anschaut, die im Prinzip Supermenschen sind, nämlich diejenigen, die Spitzensport treiben.

Das Mitochondrien-Wachstum anregen: Lernen von den Supersportlern

Ich habe einen Freund, Iñigo San Millán, der mehrere Jahre Profisportler (Fußballer und Rennradfahrer) war, bevor er Physiologe wurde, der einen Großteil seiner Bemühungen darauf verwendet, die außergewöhnlichen Leistungen im Spitzensport zu verstehen. Seine Arbeit (sowie die von anderen Forschern) hat gezeigt, dass die internationalen

Topathleten – die er mit dem Begriff „Supermenschen" belegt hat – über hervorragende Energiefabriken verfügen und infolgedessen etwas besitzen, was er als „metabolische Flexibilität" bezeichnet, nämlich die Fähigkeit, zwischen der Nutzung von Fett und Kohlenhydraten als Energielieferanten hin- und herzuwechseln. Wenn diese Menschen zum Beispiel mit geringer oder gemäßigter Intensität trainieren, verbrennen sie hauptsächlich Fett, doch beim Training unter Volllast verbrennen sie hauptsächlich Kohlenhydrate. Im Gegensatz dazu haben Menschen mit Adipositas einen *unflexiblen* Stoffwechsel. Da sie Fett nicht sehr gut verbrennen können, können sie nur kurze Zeit trainieren und ihr maximaler Sauerstoffverbrauch beträgt lediglich etwa ein Drittel dessen, was im Spitzensport verbraucht wird – so ist es naheliegend, dass ihre Energiefabriken, die Sauerstoff brauchen, um zu funktionieren, nicht so schwer arbeiten.

Eine von Iñigos bemerkenswertesten Entdeckungen ist die Bedeutung von Laktat bei der metabolischen Flexibilität. Es ist das Laktat, die im Blut zirkulierende Form der Milchsäure, das die Muskelermüdung verursacht. Es wird während des Glukosestoffwechsels im Muskel gebildet und wurde bisher als nicht weiterverwendbares Abfallprodukt betrachtet. Es zeigt sich jedoch, dass Menschen mit gesunden Mitochondrien, wie die Elite im Spitzensport, Laktat als zusätzliche Energiequelle nutzen, das sie in die Energiefabriken aufnehmen, wo es zur Bildung von mehr ATP dient. Daher können sie lange trainieren, bevor sich Laktat ansammelt und sie entweder mit dem Training aufhören oder die Intensität verringern müssen. Menschen mit Adipositas haben dagegen Schwierigkeiten, Laktat als Energiequelle zu nutzen, also sammelt es sich schneller an und beeinflusst die Dauer und die Intensität ihres Trainings. Somit kann die Geschwindigkeit, mit der sich Laktat ansammelt, einen genauen Messwert darüber liefern, wie gesund die Mitochondrien eines Menschen sind und wie flexibel sein Stoffwechsel ist.

Iñigo hat auch nachgewiesen, dass ein hoher Laktatspiegel, ähnlich wie Harnsäure, die Funktion der Mitochondrien schwächen kann. Daher ist es interessant, dass Fruktose, wenn sie verstoffwechselt wird, viel mehr Laktat erzeugt als Glukose; nahezu 25 Prozent der Fruktose werden letztendlich in Laktat umgewandelt. Das lässt auf eine andere Möglichkeit der negativen Beeinflussung unserer Energiefabriken durch

Fruktose schließen, nämlich aufgrund ihrer Fähigkeit, die Laktatbildung zu stimulieren.

Die hohe Energiebildung der Topsportler ermöglicht ihnen nicht nur, bei internationalen Sportwettkämpfen Weltrekorde zu brechen. Sie schützt sie auch vor Adipositas, Diabetes, Herzkrankheiten und Krebs. Sie brauchen sich keiner speziellen, etwa kohlenhydratarmen oder proteinreichen Ernährung zu unterziehen, um diese Wirkungen zu erzielen. Sie nehmen tatsächlich oft bevorzugt Kohlenhydrate zu sich, da diese während des Hochintensitätstrainings die wichtigste Energiequelle für die Muskeln sind und deren Glykogenspiegel auf hohem Niveau halten.

Die Supersportler haben mehr leistungsfähige Energiefabriken als irgend jemand anders auf der Welt. Aber warum ist das so? Warum sind ihre Energiefabriken so effektiv? Zwar gibt es wahrscheinlich viele Faktoren, einschließlich der Genetik, doch einer der spannendsten Gründe ist, dass das Training selbst das Wachstum der Mitochondrien stimulieren kann. Der Trick dabei ist jedoch, dass dieses Training auf eine ganz bestimmte Weise vonstatten gehen muss.

Wie Sie Ihre Energiefabriken vergrößern

Welche Trainingsart ist die beste, um die Funktion der Mitochondrien zu verbessern? Das wurde in vielen Studien untersucht. Erstens muss es ein Ausdauertraining sein, wie Walking, Laufbandtraining, Schwimmen oder Radfahren, im Gegensatz zu einer Aktivität wie Gewichtheben, die nicht zum Ausdauertraining gehört.* Zweitens ist die Wirksamkeit am höchsten, wenn Sie entweder an diesem Tag oder vor dem Training keine Kohlenhydrate zu sich nehmen. Drittens muss das Training mindestens eine Stunde lang durchgehalten werden und mindestens drei- bis viermal pro Woche stattfinden. Das liegt daran, dass es eine Weile dauert, um den Wachstumsprozess der Mitochondrien zu aktivieren und mit einem Training von jeweils weniger als 30 Minuten ist das kaum zu erreichen.

* Manche Studien legen nahe, dass Walken oder Trainieren auf einem Laufband dem Radfahren überlegen ist. Beide Methoden sind jedoch effektiv, und Sie sollten diejenige wählen, der Sie persönlich den Vorzug geben.

Die Intensität des Trainings spielt ebenfalls eine Rolle. Wie Iñigo nachwies, setzt, sobald sich Laktat im Blut anzusammeln beginnt, nicht nur ein Gefühl der Ermüdung ein, durch den hohen Laktatspiegel kann auch keine Fettverbrennung in den Mitochondrien mehr stattfinden und daher das Training nicht fortgesetzt werden. Für unsere Zwecke besteht der Trick also darin, die Trainingsintensität zu finden, bei der Sie eine Stunde durchhalten können, ohne Laktat anzusammeln. Hier ist die Variationsbreite bei den Menschen enorm. Jemand mit schlecht funktionierenden Mitochondrien, wer etwa schon sehr lange Adipositas hat oder unter einem metabolischen Syndrom leidet, muss viel langsamer trainieren als jemand, der Wochenend- oder Leistungssport betreibt.

Am genauesten bestimmt man die richtige Trainingsintensität zwar dadurch, dass man den Laktatspiegel mit einem eigenen Laktat-Messgerät feststellt, doch es gibt auch ein paar Tricks, um die gewünschte Trainingsintensität zu erzielen. Der einfachste (und der, den Iñigo empfiehlt) ist festzustellen, wie intensiv Sie atmen und dabei noch sprechen können. Wenn Sie mit der richtigen Intensität trainieren, sollte es Ihnen möglich sein, sich dabei weiter zu unterhalten, allerdings sollte es Ihnen zu einem gewissen Grad schwerer fallen. Wenn Sie beim Training so leicht sprechen und atmen können wie im Ruhezustand, dann ist die Intensität zu gering. Wenn Sie sich gar nicht unterhalten können, ist sie zu hoch.

Das Training wird oft in Zonen eingeteilt, die auf der Herzfrequenz beruhen. Das für die Verbesserung der Mitochondrien optimale Trainingsniveau wird als Zone 2-Training bezeichnet (Iñigo nennt es „Z2") und entspricht im Allgemeinen einer leichten Intensität, die durch eine Herzfrequenz von etwa 70 Prozent Ihrer maximalen gesunden Herzfrequenz gekennzeichnet ist. Manche Menschen benutzen Tabellen und Formeln zur Berechnung der Herzfrequenz, die sie bei Zone 2 erzielen sollten*. Doch leider sind die Methoden nicht gut validiert. Die maximale Herzfrequenz kann bei den einzelnen Menschen erheblich schwanken, was bedeutet, dass Sie sich eventuell die falsche Trainingszone zum

---

* Eine gängige Formel zur Berechnung Ihrer Ziel-Herzfrequenz für das Zone 2-Training ist es, indem Sie Ihre maximale Herzfrequenz nehmen, geschätzt 220 minus Ihr Alter, und diesen Wert mit 0,7 multiplizieren.

Ziel setzen, um Ihre Mitochondrien zu maximieren. Auch Medikamente wie Betablocker können das Erreichen der errechneten Herzfrequenz erschweren. Daher würde ich es befürworten, dass Sie Ihren Laktatspiegel während des Trainings bestimmen lassen oder sich nach dem von Iñigo beschriebenen einfachen Sprech-Test richten. So oder so, ich empfehle Ihnen, mit Ihrer Ärztin oder Ihrem Arzt zu besprechen, bei welcher Herzfrequenz Sie im sicheren Bereich sind, bevor Sie mit diesem oder einem anderen Trainingsprogramm beginnen.

Die Potenz des Trainings besteht nicht einfach darin, Kalorien zu verbrennen oder Sie stärker zu machen. Noch darin, Ihnen nur ein Gefühl der Befriedigung, der Leistung oder des Genusses (das „Hochgefühl des Läufers", von dem Sie vielleicht schon gehört haben) zu vermitteln. Der Hauptnutzen des Trainings besteht darin, dass Ihre Energiefabriken stark bleiben und ihr Wachstum angeregt wird. Das wiederum verhindert, dass Sie in die Falle geraten zuzunehmen und nach einer Diät das neue, geringere Gewicht nicht halten zu können. Tatsächlich wies mein Mitarbeiter, der überregionale Adipositas-Experte Paul MacLean, nach, dass fettleibige Laborraten, die durch eine Diät abgenommen hatten, das Fett infolge des Trainings nicht mehr ansetzten.

Es gibt außer dem Training noch ein paar andere Dinge, mit deren Hilfe die Bildung der Energiefabriken stimuliert werden kann, die infolge einer ständigen Auslösung des Überlebensaktivators verlorengegangen sind. Dazu gehört das bereits besprochene Intervallfasten. Es gibt auch Hinweise, dass Sie das Wachstum der Mitochondrien mit speziellen Ergänzungsmitteln anregen können (das wird als „Flaschentraining" bezeichnet).

Zu den wirkungsstärkeren Stimulanzien des mitochondrialen Wachstums gehört das Ergänzungsmittel Epikatechin. Das ist, Sie erinnern sich vielleicht, die Substanz, die in dunkler Schokolade und in ungesüßtem Kakaopulver enthalten ist und die Kuna vor Adipositas schützte. Epikatechin ist auch in den Samen der brasilianischen Guaraná-Frucht enthalten. Die berühmten aztekischen Läufer, die Botschaften über eine Entfernung von mehr als 400 km in weniger als einem Tag überbringen konnten, waren dafür bekannt, dass sie große Mengen ungesüßten Kakao tranken, was vielleicht ihre Rekord-Langstreckenläufe zu erklären hilft. Grüner Tee enthält eine ähnliche, aber weniger wirkungsstarke Substanz, das Epigallokatechin. Sowohl dunkle Bitterschokolade (mit einem Gehalt an Kakao von 70 Prozent und mehr) als auch grüner Tee können sich daher positiv auf die Funktion der Mitochondrien auswirken.

Andere Ergänzungsmittel werden oft eingesetzt, um die mitochondriale Funktion zu steigern, etwa Carnitin und Coenzym Q, doch ob sie auch die Anzahl der Mitochondrien erhöhen können, steht meines Wissens noch nicht fest.

Sie sollten auch darauf achten, dass Sie Ergänzungen meiden, die Ihre Bemühungen zur erneuten Reaktivierung der Energiefabriken behindern. Ergänzende Antioxidantien wie N-Acetylcystein, Alpha-Lipoxin und Vitamin C sind zwar vorteilhaft, um den oxidativen Stress zu blockieren, der den Mitochondrien schadet, können aber paradoxerweise auch die Neubildung von Mitochondrien stören. Daher empfehle ich Menschen, die ihr Wunschgewicht erreicht haben und die Auslösung des Überlebensaktivators blockieren wollen, Vitamin C-Ergänzungen, doch wenn Sie versuchen abzunehmen, würde ich die Dosierung auf 500 mg täglich begrenzen. Denn dann ist es das Hauptziel, die Mitochondrien zu vergrößern, und manche Studien legen nahe, dass Vitamin C in Dosierungen über 1000 mg täglich diesen Prozess hemmen kann, obwohl sie im Allgemeinen Vorteile zur Bekämpfung des metabolischen Syndroms bieten.

Im Großen und Ganzen bleibt das Training die am besten begründete und bewährte Möglichkeit zur Verbesserung Ihrer Energiefabriken. Ich empfehle hauptsächlich schnelles Gehen, Radfahren oder Laufen und zwar so, dass Sie den einfachen Test bestehen, sich nebenbei unterhalten zu können und dies mehrmals in der Woche zu praktizieren.

Eine bessere Funktion der Mitochondrien wirkt sich auch positiv auf den Alterungsprozess aus

Wenn wir unsere Energiefabriken schützen können und erreichen, dass sie sich wieder neu bilden, steckt darin vielleicht auch eine Chance, den Alterungsprozess zu verlangsamen und die Gesundheit des Herz-Kreislauf-Systems sowie des Gehirns zu erhalten. Man nimmt an, dass das Altern durch die ständigen Auswirkungen von oxidativem

Stress insbesondere auf die Mitochondrien bedingt ist. Damit steigt die Möglichkeit, dass dieser Prozess durch eine andauernde Fruktosezufuhr beschleunigt wird – und die Anregung des Mitochondrienwachstums ein Gegenmittel sein könnte.

Es gibt Studien, die darauf hindeuten, dass ein hoher Zuckerkonsum eventuell lebensverkürzend wirkt, zusätzlich dazu, dass er das Risiko einer kardiovaskulären Sterblichkeit sowie einer Demenz erhöht. Ein Beispiel liefern die Studien an der Fruchtfliege, dem Lieblingsobjekt der Wissenschaft für medizinische Forschungszwecke. Die kleine Fliege mit den ziegelroten Augen liebt es, Küchen und Essplätze im Freien heimzusuchen, immer auf der Suche nach ihrem Lieblingsfutter – reifem Obst mit einem hohen Fruktosegehalt.

Was passiert, wenn man der Fliege saccharosehaltige Flüssigkeiten anbietet? Die Fruchtfliege ist begeistert! Wenn sie das Zuckerwasser trinkt, wird sie dick und bekommt Diabetes, genau wie wir, und stirbt dann jung an Dehydrierung und Nierenkrankheiten, deren Ursache offenkundig mit Harnsäure im Zusammenhang steht. Hochkonzentrierter Zucker verkürzt das Leben der Fruchtfliegen, selbst wenn sie sich normalerweise von der Fruktose aus Obst ernähren.

Unsere Gruppe fand auffällige Anhaltspunkte dafür, dass die ständige Bildung von Fruktose im Körper vielleicht ebenfalls zum Alterungsprozess beiträgt. Wie wir wissen, können wir Fruktose aus der Glukose in Kohlenhydraten bilden, selbst wenn diese Kohlenhydrate gar keine Fruktose enthalten. Um das zu untersuchen, gaben wir zwei Gruppen von Mäusen bis in ihr Alter hinein (etwa zwei Jahre lang) kohlenhydratreiches Futter, das weniger als 5 Prozent Fruktose enthielt. Eine Gruppe bestand aus normalen Mäusen, die andere war genetisch verändert und konnte Fruktose nicht verstoffwechseln. Die normalen Mäuse zeigten die klassischen Veränderungen des Alterns, hatten eine leichte altersbedingte Nierenschädigung und den Blutdruckanstieg, den wir mit zunehmendem Alter erwarten. Die Nieren, die Gefäßfunktion und der Blutdruck bei den Mäusen, die Fruktose nicht verstoffwechseln konnten, blieben jedoch normal.

Das lässt darauf schließen, dass das Altern vielleicht durch eine geringgradige Auslösung des Aktivators im Laufe der Zeit gesteuert wird. Man würde eine weiter fortgeschrittene Beschleunigung der altersbedingten Veränderungen bei den normalen Mäusen vermuten, hätte man ihnen viel Zucker gegeben. Die Blockierung des Aktivators bei gleichzeitiger Verbesserung des Zustands unserer Mitochondrien könnte uns viele zusätzliche gesunde Jahre mit hoher Lebensqualität bescheren.

So können Sie abnehmen und das neue Gewicht halten

Im letzten Kapitel haben wir, basierend auf unserem Wissen über den Überlebensaktivator, eine langfristige Ernährungsweise entworfen, die verhindert, dass wir zunehmen, dabei unsere Gesundheit maximiert und uns vor Diabetes, Herzkrankheiten, Demenz und Krebs schützt. In diesem Kapitel haben wir ein anderes Ziel, denn hier wollen wir eine Ernährungsweise entwickeln, die den Übergewichtigen unter uns hilft, das übermäßige Fett abzunehmen und nicht wieder zuzunehmen sowie unsere jugendliche Energie wiederzubekommen und all das auf eine ungefährliche Weise, die unserer Gesamtgesundheit dient. Die zentrale Frage ist, wie uns das Wissen über den Überlebensaktivator helfen kann, dieses Ziel zu erreichen.

Der erste Schritt bei einem wirksamen Abnehmplan ist die Stimulierung der Fettverbrennung. Da wir Fett nur verbrennen, wenn wir zusätzliche Energie brauchen, müssen wir die Energie senken, die wir durch unsere Ernährung bekommen. Zu allen Ernährungsweisen, die auf eine Gewichtsabnahme ausgerichtet sind, gehört eine Kalorienbeschränkung. Zu den erfolgreichsten unter ihnen gehört jedoch immer auch ein Abschalten des Aktivators, denn das minimiert den Hunger und die Suchreaktion, die auftreten, wenn er eingeschaltet ist. Daher sind Diätplane, deren Schwerpunkt hauptsächlich auf einer Kalorieneinschränkung liegt, die aber Zucker und hochglykämische Kohlenhydrate zulassen, zum Scheitern verurteilt, sobald die Kalorieneinschränkung endet. Deshalb kann eine *Einschränkung* von Zucker und hochglykämischen Kohlenhydraten auch zu einer Gewichtsabnahme führen, ohne dass die Kalorien speziell reduziert werden. Wird der Aktivator gedimmt, verringert sich bei einer solchen Ernährung das Hungergefühl, sodass man ganz von selbst weniger Kalorien zu sich nimmt. Außerdem kann man durch das Abstellen des Aktivators Fett wirksamer verbrennen, denn – Sie erinnern sich – eine seiner Funktionen ist die Blockierung der Fettverbrennung (s. Kapitel 3).

Der zweite Schritt ist, die Reduzierung des Stoffwechsels aufzuhalten, mit dessen Hilfe der Körper die Gewichtsabnahme kompensiert und uns auf unserem derzeitigen Gewicht hält. Wie bereits erwähnt, arbeiten unsere Energiefabriken bei einem schon lange bestehenden Übergewicht mit verminderter Kapazität, sodass der Körper dieses als das neue Normalgewicht wahrnimmt. In einem solchen Fall reagieren wir also auf eine Gewichtsabnahme mit der Absenkung des Stoffwechsels, und die Nahrungsmenge, die unser Gewicht einmal stabil hielt, führt nun zu Übergewicht. Dieser Prozess bringt fast alle Diätpläne zum Scheitern. Um das zu bewältigen, müssen wir dafür sorgen, dass diese Energiefabriken nicht weiter geschädigt werden, indem wir den Aktivator dimmen und gleichzeitig die Bildung neuer Energiefabriken und unsere Energieausbeute steigern.

Gegenwärtig ist die beste Methode zur Bildung neuer Energiefabriken – wie bereits besprochen – eine spezielle Art von Training. Dabei ist wichtig, dass der Hauptnutzen des Trainings in der Stimulierung der Energiefabriken besteht, nicht darin, Kalorien zu verbrennen. Letzteres ist zwar nutzbringend, doch die beste Möglichkeit, verfügbare Kalorien zu reduzieren, um die Fettverbrennung auszulösen, ist die Ernährung. Wenn der Aktivator eingeschaltet ist, wird das Training zur Kalorienverbrennung tatsächlich durch ein weiteres Herunterfahren des Ruhestoffwechsels kompensiert. Auf diese Weise kompensieren Tiere, die hungern, die Energie, die sie bei der Futtersuche verlieren. Und deshalb können auch die Hadza den ganzen Tag herumlaufen, um nach Nahrung zu suchen, ohne ihren Gesamtenergieverbrauch zu erhöhen: Die Auslösung des Überlebensaktivators durch große Mengen Honig bedeutet, dass ihr Körper dieses Training kompensiert, indem er den Ruhestoffwechsel herunterfährt.

Wenn der Aktivator eingeschaltet ist, wird das Training für den Kalorienverbrauch durch eine weitere Absenkung des Stoffwechsels kompensiert und unsere Abnehmziele werden zunichte gemacht.

Der Hauptansatzpunkt, den ich für eine nachhaltige Gewichtsabnahme empfehlen würde, ist zunächst einmal eine kohlenhydratarme oder eine Keto-Diät. Der Grund ist, dass bei diesen beiden Formen Zuckerzusätze, unsere Hauptquellen für Fruktose, sowie die hochglykämischen Kohlenhydrate, unsere Hauptquelle für Glukose, die der Körper in Fruktose umwandeln kann, stark eingeschränkt werden. Durch das Abstellen des Aktivators haben wir auf ganz natürliche Weise weniger Hunger und es kommt auch zur Fettverbrennung, die vorher durch den Aktivator blockiert wurde. Diese Ernährungsformen führen auch zu einem „Neustart" Ihres Systems, sodass Sie Fruktose nicht mehr so schnell resorbieren und verstoffwechseln, wie das der Fall ist, wenn Sie sich regelmäßig fruktosereich ernähren (s. Kapitel 8). Dadurch werden Sie resistenter gegenüber den Wirkungen von Zucker, wenn Sie ihn bei seltenen Gelegenheiten wirklich einmal zu sich nehmen.

Diese Ernährungsformen verringern auch Ihre Glykogenspeicher. Sie erinnern sich, Ihr Körper speichert Fett und Kohlenhydrate, Letztere in Form von Glykogen. Wenn wir fasten, verbrennt der Körper zuerst das Glykogen, da er Glukose als Energielieferanten bevorzugt. Wenn wir den ganzen Tag Kohlenhydrate naschen, sind die Fettspeicher im Bauch geschützt. Wenn wir aber den Konsum von Kohlenhydraten verringern, insbesondere derjenigen, die entweder hochglykämisch sind oder Fruktose enthalten, nehmen auch unsere Glykogenspeicher ab und daher wird mehr Fett verbrannt. Das ist ein Grund für die hohe Wirksamkeit einer Einschränkung von Kohlenhydraten.

Dass unser Körper Glykogen als Energielieferant bevorzugt, erklärt auch, warum es so hilfreich ist, nachts acht Stunden und länger zu schlafen und warum es für das Abnehmen effektiver ist, sich morgens (vor dem Frühstück) sportlich zu betätigen als abends. Wenn wir schlafen, verbrennen wir die meisten unserer Glykogenspeicher, sodass wir beim Aufwachen im Fettverbrennungsmodus sind. Wenn wir abends trainieren, verbrennen wir hauptsächlich das Glykogen, das wir tagsüber angesammelt haben.

Schließlich kann eine kohlenhydratarme Ernährung auch das Mitochondrienwachstum ankurbeln, wie unsere Studien das für fruktosearme und salzarme Ernährungsformen nahelegten.

Es gibt einige Vorbehalte gegenüber der kohlenhydratarmen und der Keto-Ernährung. Erstens, das Risiko von Unterzucker steigt. Wenn Sie sich verschwitzt oder benommen fühlen, sollten Sie Ihren Blutzuckerspiegel überprüfen und/oder ein Stück Obst essen (obwohl das ein Kohlenhydrat ist).

Zweitens, manche Nahrungsmittel, die Sie bei einer kohlenhydratarmen Ernährung essen können, schalten den Aktivator trotzdem an, etwa salzige und umami-reiche (zum Beispiel rotes Fleisch und Meeresfrüchte). Salzhaltige Nahrungsmittel lösen, wie Sie sich erinnern, ihn durch Umwandlung von Glukose in Fruktose aus. Eine kohlenhydratarme Ernährung enthält jedoch relativ wenig Glukose, die in Fruktose umgewandelt werden kann. Daher ist es in einem solchen Fall schlichtweg weniger wahrscheinlich, dass es zur Bildung von Fruktose kommt, wenn Sie zugleich salzreich essen und somit weniger wahrscheinlich, dass Sie zunehmen. Bei umami-reichen Nahrungsmitteln könnte das Potenzial einer Gewichtszunahme nach wie vor erheblich sein. Erwägen Sie auch, den Genuss von Alkohol einzuschränken oder ihn ganz wegzulassen, da er den Aktivator ebenfalls auslösen kann.

Eine kohlenhydratarme Ernährung kann auch den Blutdruck senken, denn der Aktivator wird dadurch gedimmt. Wenn Sie Blutdruckmedikamente einnehmen, sollten Sie Ihren Blutdruck sorgfältig überwachen, da Sie vielleicht die Dosierung reduzieren müssen. Wenn Sie den Salz- und den Kohlenhydratkonsum gleichzeitig reduzieren, kann das auch zu einem niederen Blutdruck führen, daher sollten Sie täglich, eventuell sogar mehrmals, zusätzlich zum Blutzuckerspiegel auch den Blutdruck überprüfen, damit es nicht zu einer Benommenheit kommt. Aufgrund dessen empfehle ich Ihnen, sich erst ein paar Wochen lang kohlenhydratarm zu ernähren, bevor Sie den täglichen Konsum salzhaltiger und anderer Nahrungsmittel reduzieren, die den Aktivator auslösen können.

Außerdem empfehle ich, täglich mindestens acht Gläser Wasser zur Erhaltung des Flüssigkeitshaushalts zu trinken, und den LDL-Spiegel sowie den Harnsäurespiegel im Blut überwachen zu lassen. Mitunter kann der LDL-Spiegel bei einer kohlenhydratarmen Ernährung steigen; ist das der Fall, sollten Sie weniger gesättigte Fette zu sich nehmen. Der Harnsäurespiegel kann, wie bereits im letzten Kapitel erwähnt, bei einer ketogenen Ernährung ebenfalls steigen. Der physiologische Grund des Anstiegs ist, wie ebenfalls bereits erwähnt, nicht bekannt, könnte aber ein Kompensationsversuch sein, um den Blutzuckerspiegel (denn die Harnsäure fördert die Insulinresistenz) und den Blutdruck aufrechtzuerhalten. Die Energiefabriken werden jedoch auch unter oxidativen Stress gesetzt. Wenn Ihr Harnsäurespiegel auf einen sehr hohen Wert ansteigt, (etwa >8 mg/dl) sollten Sie die Risiken der Behandlung gegenüber den potenziellen Vorteilen mit Ihrem Arzt oder Ihrer Ärztin besprechen (s. letztes Kapitel).

Während manche Menschen eine kohlenhydratarme Ernährung jahrelang durchhalten können, ist es für die meisten Menschen eher schwierig, mehr als ein paar Monate dabeizubleiben. Das liegt zum Teil an unserem natürlichen Wunsch nach mehr Ausgewogenheit in Bezug auf die Kohlenhydrate in unserer Ernährung. Deshalb mache ich einen alternativen Ernährungsvorschlag für das Abnehmen.

Wenn Sie sich lieber nicht kohlenhydratarm ernähren wollen, könnten Sie stattdessen eine mediterrane Ernährungsweise wählen oder meine Raus-aus-der-Fettfalle-Ernährung machen, seien Sie dabei jedoch strikter im Einschränken von Nahrungsmitteln, die den Aktivator auslösen können. Das bedeutet, den Konsum von hochglykämischen Kohlenhydraten, insbesondere Reis, Kartoffeln, Brot, Chips und anderen Getreideprodukten einschließlich Müsli streng einzuschränken. Erweist sich das auch als Herausforderung, könnten Sie hier etwas modifizieren, wobei eine kleine Menge, vielleicht die Hälfte einer normalen Portion eines hochglykämischen Kohlenhydrats nur bei einer täglichen Mahlzeit erlaubt ist und langsam über eine Stunde hinweg gegessen wird. Zu den anderen Mahlzeiten wären nur niedrigglykämische Kohlenhydrate erlaubt, andere Nahrungsmittel, die den Aktivator auslösen können, wie etwa salzige oder glutamathaltige, also umami-reiche Nahrungsmittel und Alkohol, müssten total eingeschränkt werden. An manchen Tagen wäre Intervallfasten nach dem Schema 16:8 (16 Stunden fasten, 8 Stunden essen) tagsüber eine Möglichkeit, noch mehr Kalorien einzuschränken und das Wachstum der Energiefabriken anzuregen. (Achtung, es gibt Hinweise, dass Fasten die Leistungsfähigkeit beeinträchtigen kann, insbesondere bei Kindern – für die ich das Intervallfasten ohnehin nicht empfehlen würde – vergessen Sie das bitte nicht.) Der letztere Plan führt zu einer langsameren Gewichtsabnahme, ist aber vielleicht für viele Menschen besser tolerierbar.

Für welche Methode Sie sich auch entscheiden, Sie sollten an drei bis vier Tagen in der Woche mindestens eine Stunde trainieren und sich darauf konzentrieren, in Zone 2 zu bleiben. (Manche Organisationen etwa die Weltgesundheitsorganisation WHO weisen darauf hin, dass zusätzlich zum leichten Training ein Hochintensitätstraining von 75 bis 150 Minuten pro Woche zusätzlichen Nutzen bringen könnte. Für unsere Zwecke ist das jedoch fakultativ, da sich gerade das Zone 2-Training am besten auf die Zunahme Ihrer Energiefabriken auswirkt und dafür sorgt, dass Sie am meisten Fett verbrennen.) Erwägen Sie auch, Zeit und Streckenlänge beim Gehen zu notieren, um festzustellen, ob sich Ihre natürliche Schrittgeschwindigkeit verbessert, denn das würde darauf hindeuten, dass Ihre Energiefabriken gesünder werden. Und schließlich empfehle ich, wie bei der Raus-aus-der-Fettfalle-Ernährung im letzten Kapitel vorgeschlagen, viel Wasser zu trinken und täglich 30g dunkle Schokolade zu essen.

Und noch als letzten Punkt: Ich empfehle das *Dauerfasten* zum Abnehmen nicht (obwohl ich einsehe, dass genau das in der Natur vorkommt, also ist es möglich, dass ich hier falsch liege). Angus Barbieri, Sie erinnern sich an Kapitel 1, mag zwar in der Lage gewesen sein, ein Jahr lang zu fasten (das war der Schotte, der zu Hause fastete und nur von Tee, Kaffee, Sodawasser und Vitaminen lebte. Er begann bei einem Gewicht von 207 kg, ließ sich häufig im Krankenhaus untersuchen und hörte auf zu fasten, als er sein Zielgewicht von 82 kg erreicht hatte; Anm. d. Übers.), doch Laboruntersuchungen, die mehrere Monate nach Beginn des Fastens durchgeführt wurden, ergaben, dass sein Blutzuckerspiegel mit etwa 30 mg/dl sehr niedrig war und gelegentlich auf 20 mg/dl abfiel. Das ist so niedrig, dass Sie und ich, käme es bei uns plötzlich zu solchen Werten, ins Koma fallen, einen dauerhaften Gehirnschaden oder den Tod riskieren würden. Die Ärztinnen und Ärzte, die Barbieri behandelten, hatten das Gefühl, dass sein Denkvermögen in Ordnung war, obwohl sie keinen offiziellen Test machten, und es ist sehr wahrscheinlich, dass sein Gehirn und andere Gewebe die durch die Fettverbrennung erzeugten Ketone als Hauptenergiequelle nutzten, da nur minimale Mengen Glukose zur Verfügung standen. Doch obwohl Studien zeigen, dass das Gehirn Ketone nutzen kann, bin ich überzeugt, dass der Körper aus irgendeinem Grund Glukose bevorzugt und würde meinen

Blutzuckerspiegel lieber im Normbereich halten. Zur Lösung dieses Problems sind weitere Studien erforderlich.

Ein Anti-Aktivator gerechter Ernährungsplan zum Abnehmen	
Zur Stimulierung der Fettverbrennung	
Ernährung	– Kohlenhydratarme oder Keto-Ernährung bevorzugt, insbesondere während des ersten Monats – Raus-aus-der-Fettfalle-Diät oder mediterrane Ernährung (bei strengerer Einschränkung von hochglykämischen Kohlenhydraten, salzigen und Glutamat-haltigen Nahrungsmitteln) sind mögliche Alternativen. – Mindestens acht Gläser Wasser täglich trinken. – Salzkonsum auf 5-6g täglich reduzieren (jedoch mehr, wenn Sie während des Trainings stark schwitzen und Sie können beim Salz großzügiger sein, wenn Sie sich kohlenhydratarm ernähren). – Intervallfasten an einem oder zwei Tagen in der Woche, je nach Verträglichkeit, nach dem 16:8-Plan (fakultativ). – Alkohol auf ein Minimum beschränken oder meiden.
Ergänzungsmittel	– Täglich 500 mg oder weniger Vitamin C als Ergänzungsmittel
Zum Wiederaufbau Ihrer Energiefabriken	
Training	– Eine Stunde, drei- oder viermal pro Woche, in Zone 2
Ernährung und Ergänzungsmittel (fakultativ)	– Dunkle Schokolade oder Epichatechin – Grüner Tee

EIN PAAR WORTE ZUM SCHLUSS

Als ich mit der Adipositas- und Stoffwechselforschung begann, galt Fruktose einfach als Bestandteil von Saccharose und HFCS, der dem Zucker seine Süße verlieh. Es gab einige Hinweise, dass Zucker mit Adipositas, Insulinresistenz und einem hohen Triglyceridspiegel zusammenhängen könnte, doch viele Menschen waren der Ansicht, dass all dies nur der übermäßigen Kalorienzufuhr geschuldet war, zu denen Zucker als eine von vielen Möglichkeiten beitrug.

Die letzten beiden Jahrzehnte führten zu einem wahren Wirbelsturm von bemerkenswerter Forschung, die unser Denken über diesen einfachen Zucker radikal verändert hat. Was wir gelernt haben ist, dass Fruktose für die Tiere in der freien Natur der große Retter ist, weil er einen Alarm aktiviert, der eine große Vielfalt von Überlebensreaktionen in Gang setzt. Das Problem ist, dass wir diesen Alarm unnötigerweise immer noch täglich auslösen. Doch im Gegensatz zu Hühnchen Junior (dem Protagonisten eines amerikanischen Zeichentrickfilms, der die ganze Stadt in Panik versetzt, weil er behauptet, ein Stück vom Himmel sei ihm auf den Kopf gefallen, das in Wirklichkeit aber nur eine Eichel gewesen ist; Anm. d. Übers.) stürzt der Himmel jedoch wirklich ein. Die fortwährende übermäßige Auslösung des Überlebensaktivators ist die Triebfeder vieler heutiger Krankheiten. Doch da wir zunehmend mehr Erkenntnisse über diesen großen Krankheitsprozess gewinnen, können wir Möglichkeiten entwickeln, die Kräfte der Natur auszuhebeln und wieder zu Gesundheit und Harmonie zurückzukehren.

In diesem Buch habe ich Ihnen die Forschungsarbeit meines Labors und diejenige zahlreicher anderer Beteiligter über die Entdeckung des Überlebensaktivators vorgestellt. Dieser Prozess folgte dem lösungsorientierten und innovativen Denken von Steve Benner, einem außergewöhnlichen Wissenschaftler, der danach strebt, den Ursprung des Lebens zu verstehen. Benner hat angeregt, dass man sich zur bestmöglichen Lösung wissenschaftlicher Fragen zahlreicher Disziplinen und Methoden bedienen sollte, ein Ansatz, den er als „planetare Biologie“ bezeichnet.

Ein breiterer Ansatz kann Lösungen für ein Problem bieten, die von der wissenschaftlichen Standardforschung übersehen werden könnten. Die Gewinnung von Detailinformationen über ein spezifisches Thema kann zu unglaublichen Erkenntnissen führen, aber es bringt auch schon sehr viel, wenn man stattdessen mal „die Leiter hinaufsteigt“ und sich einen breiten Überblick über ein Thema verschafft. In unserem Fall nutzten wir die klassischen Studien im Labor und in der Klinik, wollten aber auch unbedingt verstehen, welche Rolle die Fettleibigkeit in der Natur spielt und waren an Erkenntnissen aus der Evolution und der Geschichte interessiert.

Es ist wichtig zu wissen, dass der Überlebensaktivator eine Hypothese ist, die auf wissenschaftlichen Studien beruht. Eine Hypothese ist ein Vorschlag und um ihn zu überprüfen, werden entsprechende Versuche konzipiert. Versuche erzeugen Daten und wenn diese Daten die Hypothese nicht unterstützen, dann passen wir die Hypothese an und wiederholen den Prozess. Worauf ich hinaus will ist, dass neue Daten aus den Studien anderer wissenschaftlicher Fachleute (oder unserer eigenen) unserer Hypothese vom Überlebensaktivator widersprechen könnten. In einem solchen Fall würden wir unsere Hypothese korrigieren und den Zyklus fortsetzen. Bislang glaube ich, dass unser Vorschlag vom Überlebensaktivator die beste Hypothese ist, um die verfügbaren Daten zu erklären. Trotzdem müssen wir als wissenschaftliche Fachleute aufgeschlossen bleiben.

Unsere Studien unterliegen natürlich gewissen Einschränkungen. Unsere Arbeit findet zu einem großen Teil mit Labortieren statt, insbesondere Studien, die nachweisen, dass der Körper Fruktose bilden kann. Labortiere sind keine Menschen, und wir können zwar unsere so gewonnenen Hypothesen auf Menschen ausweiten, aber wir können viele unserer Studien nicht mit Menschen wiederholen, denn wir können Menschen nicht genetisch verändern, um Gene für unsere Zwecke auszuschalten, wie wir das bei den Mäusen gemacht haben. Um diese Hypothesen an Menschen zu testen, müssen andere Studien konzipiert werden. Trotzdem haben Studien bereits bestätigt, dass Erfrischungsgetränke nicht einfach nur Fruktose liefern, sondern ihre *Bildung* im menschlichen Körper vielmehr verdreifachen, somit stehen entsprechende Daten aus Studien mit Menschen bald zur Verfügung. Zugleich brauchen wir mehr Studien, um die ständigen Kontroversen über die Rolle der Harnsäure bei Stoffwechselerkrankungen zu klären.

Welche Bedeutung der Überlebensaktivator hat, wird endgültig überprüft, sobald klinisch wirksame und sichere Präparate auf dem Markt sind, die den Fruktosestoffwechsel hemmen. Verschiedene Pharmaunternehmen entwickeln zurzeit entsprechende Medikamente. Wir haben auch einige Nahrungsergänzungsmittel gefunden, die den Fruktosestoffwechsel blockieren können, zum Beispiel Mangostan und Osthol, doch es ist noch mehr Arbeit erforderlich, um festzustellen, ob sie für Menschen sicher und wirksam sind.

Wir haben noch einen weiten Weg vor uns, bis Adipositas, das metabolische Syndrom und Diabetes-Typ 2 zu „historischen" Krankheiten werden, und für die Wissenschaft gibt es noch viele Dinge zu entdecken. Das erinnert mich an eine Geschichte, die im Allgemeinen dem Philosophen Bertrand Russell zugeschrieben wird, obwohl sie ursprünglich vielleicht gar nicht von ihm stammt. Auf seiner Reise durch Indien trifft Russell eine alte Wahrsagerin, die sagt, sie kenne das Geheimnis, was die Welt zusammenhält. Neugierig fragt er sie, ob sie es ihm verraten könne.

„Bertrand", sagt sie „die Antwort ist einfach. Die Erde sitzt auf dem Rücken einer riesigen Schildkröte."

Russell, der ihre Logik für nicht belastbar hält, fragt: „Wenn also die Schildkröte die Erde auf dem Rücken trägt, was ist dann mit der Schildkröte? Worauf steht sie?"

„Es bringt nichts", antwortet die Wahrsagerin lächelnd. „Da sind lauter Schildkröten darunter."

Diese Geschichte wird zwar manchmal benutzt, um die Sinnlosigkeit einer Suche nach bestimmten Antworten zu veranschaulichen, doch sie steht auch für eine häufige Herausforderung in der Wissenschaft: Man muss sich oft durch viele Schichten hindurcharbeiten, bevor man zu einer grundlegenden Ursache gelangt. Das ist ganz ähnlich wie bei einem Krimi oder einer archäologischen Ausgrabung, wo man etwas von Bedeutung findet, das zur Entdeckung einer anderen wichtigen Erkenntnis führt und diese wieder zu einer anderen und so weiter – ein Prozess, der endlos scheinen kann.

Man könnte sagen, wenn es um die Wissenschaft von der Adipositas geht, sind da noch jede Menge Schildkröten, die es zu finden gilt. Wir müssen neue Hypothesen entwickeln und mehr Nachweise sammeln, um die vielen Rätsel zu lösen, die nicht aufhören uns herauszufordern. Oder wie Sherlock Holmes es ausdrückte: „Denken Sie daran, haben Sie erst einmal das Unmögliche ausgeschlossen, dann muss das, was übrigbleibt, wie unwahrscheinlich es auch sein mag, die Wahrheit sein."

Ich möchte mit einem Gedicht schließen, das mir eines Tages in den Sinn kam, während ich mit dem Fahrrad im Park unterwegs war und das all das zusammenfasst, was ich jetzt über Zucker weiß:

Ode an den Zucker

Die Flüssigkeit, süß und klar aus dem Zuckerrohr,
wird gekocht und gefiltert und daraus geht hervor
ein Pulver, so weiß, so rein und so weich,
mit Kristallen, den Schneeflocken, den Sternen am Nachthimmel gleich.

Zucker hebt manche Speisen zu himmlischer Süße,
lockere Torten, Schokokuchen und Karamellgenüsse.
Wie tanzende Feen mit geeisten Schwingen,
kann Zucker Freude, Glück und Träume bringen.

Doch weh denen, die zu viel gewollt,
wie bei Midas – was er berührte, wurde zu Gold –
regiert nun, wo der Wunsch einst bestimmte, der Zwang,
die Liebesgabe wird zum gierigen Drang.
Was das Herz einst erfüllte, tut der Seele Gewalt,
was einst Liebe schenkte, lässt das Herz nun kalt.

Voller Zorn kämpft der Körper gegen die dunkle Kraft,
doch den Fluch abzuwenden, ist das, was er nicht schafft.
Bluthochdruck durch Zuckerflut, nicht nur das ist der Preis,
das Herz wird größer, die Leber cremig weiß.
Kaputt und verfärbt ist jetzt fast jeder Zahn,
die Nieren dunkel, verkümmert, entzündet – auch sie sind dran.
Die Gefäße, verfettet, machen dicht oder halten nimmer,
was folgt, ist Schwäche, Lähmung, Demenz oder schlimmer.
Amors honigsüßer Pfeil bringt nicht mehr Liebe und Romanze,
er trifft das Herz mit einer Zuckerlanze.

Oh, Zucker, du darfst mich nicht länger klammernd umfassen,
du musst mich an Herz und Seele gesunden lassen.
Dein süßer Schmerz, er muss jetzt enden,
bitte gib mir die Kraft, mich von dir zu wenden.
Von der Süße deiner Lippen schwärme ich ewig voll Glück,
doch um mein Leben zu leben, brauch' ich die Gesundheit zurück.

GLOSSAR

Adenosinmonophosphat (AMP): Ein Nukleotid, das als Abbauprodukt von ATP gebildet wird. AMP wird wiederum als Teil des Energieabbauweges, der den Überlebensaktivator einschaltet, zu IMP und Harnsäure abgebaut. Wie IMP ist AMP auch ein Nahrungsmittelzusatz, der die Geschmacksrichtung umami verstärken kann.

Adenosintriphosphat (ATP): Die unmittelbar für unseren Körper zur Verfügung stehende Energie.

Adipositas/ Körperfett/ Fettgewebe: Der medizinische Begriff für ein zu hohes Körpergewicht, das durch einen übermäßig hohen Fettanteil verursacht ist. Fettgewebe im Bauchbereich ist bei Menschen mit einem metabolischen Syndrom besonders häufig.

Allopurinol: Ein gängiges Arzneimittel, das zur Senkung des Harnsäurespiegels genutzt wird. Es wird üblicherweise bei Menschen mit Gicht eingesetzt.

Amylase: Ein Enzym, das Stärke abbaut. Es wird von den Speicheldrüsen und von der Bauchspeicheldrüse gebildet. Der Spiegel der Speichelamylase ist bei Menschen, die in landwirtschaftlichen Gemeinschaften leben, tendenziell höher als bei anderen Bevölkerungsgruppen.

Aufmerksamkeitsdefizit-Hyperaktivitätsstörung (ADHS): Bezeichnung für eine Verhaltensstörung bei einem Menschen – einem Kind oder Erwachsenen –, die sich in Hyperaktivität, Unaufmerksamkeit und Impulsivität äußert.

Bipolare Störung: Ein Zustand, der gekennzeichnet ist durch Episoden der Manie, auf die Episoden der Depression folgen.

Body-Mass-Index (BMI): Ein Messwert, der aus Gewicht und Größe berechnet wird und oft zur Bestimmung der relativen Fettleibigkeit eines Menschen dient. Ein BMI von 20 bis 25 gilt als Normbereich, Übergewicht wird als BMI von über 25 bis 30 definiert und von Fettleibigkeit spricht man ab einem Wert über 30. Bei einem muskulösen Menschen spiegelt der BMI eventuell nicht den wirklichen Grad der Fettleibigkeit wider.

Der Weg des Energieabbaus: Eine Reihe von chemischen Reaktionen, die auftreten, wenn der Fruktosestoffwechsel dazu führt, dass der ATP-Spiegel in der Zelle sinkt. Die Reaktion beginnt damit, dass AMP zu IMP und schließlich zu Harnsäure umgewandelt wird. Wird manchmal auch als Weg des Adeninnukleotid-Umsatzes bezeichnet.

Diabetes-Typ 1: Davon spricht man, wenn der Blutzuckerspiegel extrem ansteigt, weil die Bauchspeicheldrüse kein Insulin mehr bilden kann. Die Krankheit entsteht dadurch, dass die Bauchspeicheldrüse ihre Insulin-bildenden Betazellen verloren hat.

Diabetes-Typ 2: Davon spricht man, wenn der Blutzuckerspiegel aufgrund einer anfänglichen Insulinresistenz extrem ansteigt. Später kann es auch zum Verlust der Insulinbildung kommen. Der Zuckerkonsum ist ein Hauptrisikofaktor.

Dopamin: Eine im Gehirn gebildete Substanz, die eine Genussreaktion erzeugt. Die Freisetzung von Dopamin wird sowohl von kalorienhaltigen natürlichen Zuckern als auch von künstlichen Süßungsmitteln ausgelöst.

Einfach ungesättigtes Fett: Ein Nahrungsfett, das in Pflanzenölen wie Oliven-, Raps- und Erdnussöl vorkommt. Wird gegenüber gesättigten Fetten als sicherer betrachtet.

Epikatechin: Ein Flavonoid in dunkler Schokolade, das den Auswirkungen der Fruktose durch Stimulierung des Mitochondrienwachstums entgegenwirkt. Außer in dunkler Schokolade kommt es in der Guarana-Frucht vor. Eine verwandte Verbindung ist das Epigallokatechin im grünen Tee.

Essenzielle Fructosurie: Eine seltene Krankheit, bei der das Enzym für den Fruktoseabbau fehlt. Solche Menschen können Fruktose zu sich nehmen, ohne das Risiko fettleibig zu werden oder ein metabolisches Syndrom zu bekommen.

Estivation: Wird auch als Sommerruhe bezeichnet. Eine Art von „Überwinterung", die bei hohen Temperaturen auftritt (typischerweise im Sommer).

Fettaktivator: Ist das gleiche wie der Überlebensaktivator, außer dass der Fruktosekonsum so hoch ist, sodass er Fettleibigkeit und Diabetes sowie eine Menge anderer Krankheiten fördert.

Flavonoide: Pflanzliche Verbindungen mit oft nutzbringenden Eigenschaften. Viele kommen in Obst und Gemüse vor.

Fruktan: Eine in manchen Pflanzen vorkommende Kette von Fruktosemolekülen. Menschen können Fruktane nicht abbauen. Sie können jedoch von manchen Darmbakterien in Fruktose umgewandelt werden, was sie zu einer heimlichen Fruktosequelle macht; auch Bakterien im Mund können es und das führt zu Zahnkaries.

Fruktokinase: Das erste Enzym im Fruktosestoffwechsel. Es löst den Beginn des Abbaus von ATP aus, was wiederum den Überlebensaktivator stimuliert.

Fruktose: Der hauptsächliche Zucker in Obst und Honig. Er löst den Überlebensaktivator aus.

Geringgradige Entzündung: Ein Zustand, bei dem unser Immunsystem teilweise aktiv ist, obwohl keine Infektion durch gemessene erhöhte Marker wie dem C-reaktiven Protein im Blut vorliegt. Eine geringgradige Aktivierung des Immunsystems trägt wahrscheinlich dazu bei, Tiere vor einer kurzfristigen Infektion zu schützen, wenn es aber bei Menschen mit Adipositas und einem metabolischen Syndrom permanent aktiviert ist, steigt das Risiko für Nieren- und Herzerkrankungen.

Gesamtzucker: Der Zuckergehalt in einer Essensportion, die sowohl Zuckerzusätze als auch natürliche Zucker enthält (etwa die Laktose in der Milch oder die Fruktose in Äpfeln).

Gesättigtes Fett: Ein Nahrungsfett in Butter, Kokosöl und fettigem Fleisch, das den Cholesterinspiegel erhöhen kann. Gesättigte Fette sind mit Wasserstoff angereichert (oder „gesättigt" bzw. gehärtet) und tendenziell fest oder halbfest bei Raumtemperatur.

Gicht: Eine Art der Arthritis, die im Allgemeinen durch die Bildung von Harnsäurekristallen in den Gelenken verursacht wird, typischerweise in der Großzehe. Gicht geht mit Fettleibigkeit und dem metabolischen Syndrom einher und wird durch den Konsum von Zucker, Nahrungsmitteln der Geschmacksrichtung umami und Alkohol (insbesondere Bier) ausgelöst.

Glukose: Der wichtigste Zucker, den der Körper als Energiequelle nutzt. Die Blutglukose wird meist als Blutzucker bezeichnet. Ist der Blutzuckerspiegel zu niedrig (Hypoglykämie), kann es zu Benommenheit und Verwirrung kommen; ist er zu hoch (Hyperglykämie), kann das ein Zeichen einer Insulinresistenz oder eines Diabetes sein, insbesondere bei einer chronischen Erhöhung. In Nahrungsmitteln sind Glukosemoleküle oft aneinander gebunden und bilden dann Stärke in Pflanzen sowie Glykogen bei Tieren.

Glykämischer Index: Eine Messgröße, die besagt, um wie viel ein Nahrungsmittel den Blutzuckerspiegel im Vergleich zu reiner Glukose erhöht. Reine Glukose hat einen glykämischen Index von 100, während hochglykämische Nahrungsmittel einen Wert von 70 und mehr haben.

Glykämische Last: Ähnlich wie der glykämische Index; hier wird aber die aufgenommene Nahrungsmenge berücksichtigt. Zum Beispiel haben Spaghetti einen mäßig hohen glykämischen Index, isst man aber eine große Menge davon auf einmal, kommt es zu einem deutlicheren Blutzuckeranstieg, also besteht eine hohe glykämische Last.

Glykogen: Die wichtigste Art der Speicherung von Kohlenhydraten bei Tieren. Es ähnelt der Stärke bei Pflanzen.

Glykolyse: Obwohl unsere Energie überwiegend in den Energiefabriken (Mitochondrien) der Zellen gebildet wird, kann auch durch ein primitives System, der sogenannten Glykolyse, etwas Energie hergestellt werden. Sie braucht keinen Sauerstoff zur ATP-Bildung.

Harnsäure: Ein Abbauprodukt von Purinen, das während des Stoffwechsels von Fruktose und umami-reichen Nahrungsmitteln gebildet wird. Harnsäure ist schlecht löslich und kann kristallisieren, insbesondere in den Gelenken, wo sie Gicht verursacht, doch sie spielt auch eine Rolle als Triebfeder des Überlebensaktivators.

HFCS (Maissirup mit hohem Fruktosegehalt): Ein Süßungsmittel aus Mais, das eine Mischung aus Fruktose und Glukose enthält. In dieser Eigenschaft hat es mehrere Vorzüge: In flüssiger Form kann es leicht unter Nahrungsmittel gemischt werden, in gefrorenem Zustand kristallisiert es nicht aus und es ist tendenziell kostengünstig.

Hochglykämische Nahrungsmittel: Nahrungsmittel, die rasch zu Glukose abgebaut werden und als solche zur Erhöhung des Blutzuckerspiegels nach einer Mahlzeit führen können. Normalerweise enthalten diese Nahrungsmittel viel Stärke (Kartoffeln, Reis, Kräcker, Brot) oder Zucker (Saccharose oder HFCS).

Hyperurikämie: Erhöhter Harnsäurespiegel im Serum, typischerweise mehr als 7 mg/dl bei Männern und 6 mg/dl bei Frauen.

Inosinmonophosphat (IMP): Ein Nukleotid aus AMP, das Teil des Energieabbauweges ist. Wie AMP ist es auch ein Nahrungsmittelzusatz, der den umami Geschmack verstärken kann.

Insulin: Ein Hormon, das von Zellen in der Bauchspeicheldrüse freigesetzt wird. Seine Hauptaufgabe ist, die Aufnahme von Glukose in Muskel, Leber und Fett zu stimulieren.

Insulinresistenz: Eine Überlebensreaktion bei Tieren, die Glukose vorzugsweise zum Gehirn leitet, anstatt zum Muskel oder in die Leber.

Intervallfasten: Ein Diätform, bei der man entweder in einem vorgeschriebenen Zeitintervall (16:8, also 16 Stunden lang) oder innerhalb einer Woche (normalerweise an zwei Tagen in der Woche) fastet und/oder seine Nahrungsaufnahme einschränkt.

K. O. (Knockout): Ein Begriff, mit dem häufig ein Tier bezeichnet wird, dem ein bestimmtes Gen fehlt, meist aufgrund einer absichtlichen Entfernung mithilfe molekularbiologischer Techniken. Eine Urikase-K.O.-Maus kann zum Beispiel keine Urikase bilden.

Kalorien: Eine Energieeinheit, die zur Beschreibung der Energiemenge in Nahrungsmitteln dient. Eine Kalorie ist die Menge an Energie, die benötigt wird, um die Temperatur von einem Gramm Wasser um ein Grad Celsius zu erhöhen.

Ketone: Abbauprodukte, die während der Fettverbrennung entstehen und als Energielieferanten vom Gehirn und anderen Geweben genutzt werden können, wenn keine Glukose zur Verfügung steht.

Komplexe Kohlenhydrate: Kohlenhydrate, die aus zahlreichen Zuckern bestehen, über lange, komplexe Ketten verbunden sind und zu Glukose abgebaut werden. Ein Beispiel ist die Stärke.

Lebensspanne an gesunden Jahren: Im Unterschied zur reinen Lebenszeit sind hier diejenigen Jahre gemeint, die man bei guter Gesundheit verbringt.

Leptin: Ein vom Fettgewebe gebildetes Hormon, das uns das Gefühl von Sattheit (auch als Sättigung bezeichnet) vermittelt und uns dazu animiert, mit dem Essen aufzuhören.

Leptinresistenz: Tiere, die den Überlebensaktivator eingeschaltet haben, sind normalerweise resistent gegenüber den Leptinwirkungen, ebenso wie die meisten adipösen Menschen. Leptin wird weiterhin gebildet, aber das Gehirn reagiert nicht darauf und daher hält das Hungergefühl an.

Mehrfach ungesättigtes Fett: Ein Nahrungsfett, das in vielen Nahrungsmitteln vorkommt, doch ganz speziell in Pflanzenölen wie Mais- oder Distelöl, Lachs und Nüssen. Mehrfach ungesättigte Fette enthalten hauptsächlich zwei Arten, Omega-3 und Omega-6 Fettsäuren.

Metabolisches Syndrom: Das Syndrom, das mit der Fettspeicherung einhergeht. Dazu gehören typischerweise die Erhöhung der Triglyceride im Blut, ein vergrößerter Bauchumfang, ein erhöhter Blutdruck und die Insulinresistenz. Viele Menschen haben auch einen niedrigen HDL-Wert (oft als „gutes" Cholesterin bezeichnet). Das metabolische Syndrom kann durch Fruktose hervorgerufen werden. Andere Bezeichnungen dafür sind zum Beispiel Fettspeichersyndrom oder Syndrom X.

Mitochondrien: Die speziellen Komponenten in der Zelle, wo ATP in großen Mengen gebildet wird. Man nennt sie auch die Energiefabriken der Zelle. Mitochondrien benötigen Sauerstoff zur ATP-Bildung; das unterscheidet sie von dem primitiven System der Glykolyse, das Energie bildet, wenn kein Sauerstoff vorhanden ist.

Mononatriumglutamat (**MSG**, von engl. monosodium glutamate): Eine Aminosäure, ein häufiger Nahrungsmittelzusatz zur Aktivierung des herzhaften oder umami Geschmacks (der fünften Geschmacksrichtung neben süß, salzig, bitter und sauer).

Nukleotide: Die Bausteine von DNA und RNA; einer davon ist ATP. Nukleotide können zur Bildung von Harnsäure abgebaut werden.

Omega-3 Fettsäuren: Ein mehrfach ungesättigtes Fett, das in Nahrungsmitteln wie Fisch, Leinsamen und Walnüssen in hoher Konzentration vorliegt.

Omega-6 Fettsäuren: Ein mehrfach ungesättigtes Fett, das in Pflanzenölen, etwa in Maisöl, vorliegt. Es gibt unterschiedliche Berichte darüber, ob diese Fette gesund sind; sie haben eventuell entzündungsfördernde Eigenschaften.

Oxidativer Stress: Stress, dem der Körper durch die chemischen Reaktionen von hochreaktiven Sauerstoffmolekülen ausgesetzt ist. Oxidativer Stress geht mit Entzündungen und Gewebeschäden einher und wird mit einem erhöhten Risiko in Bezug auf Herzkrankheiten, hohen Blutdruck, Diabetes und den Alterungsprozess in Verbindung gebracht. Oxidativer Stress entsteht während des Fruktosestoffwechsels und ist zur Auslösung des Überlebensaktivators erforderlich. Mit der Zeit kann er die Mitochondrien schädigen.

Polyol-Weg: Eine Abfolge von zwei chemischen Reaktionen, die Fruktose aus Glukose generieren, wobei Glukose zuerst zu Sorbitol umgewandelt wird, aus dem später Fruktose gebildet wird.

Purine: Substanzen zur Bildung von DNA, ATP und Harnsäure, letztere erhöht das Risiko für Gicht und das metabolische Syndrom. Viele Nahrungsmittel der Geschmacksrichtung umami sind reich an Purinen.

Saccharose: Tafelzucker oder Haushaltszucker. Saccharose besteht aus einer molekularen Verbindung von Fruktose und Glukose.

Sättigung: Das Gefühl von Sattheit.

Sorbitol (Sorbit): Ein Zucker, der Teil des Polyol-Weges ist und im Körper in Fruktose umgewandelt wird. Er wird oft als künstlicher Süßstoff verwendet.

Sparsames Gen: Ein Gen, das in einem Milieu Überlebensvorteile bietet, sich aber in einem anderen Milieu als schlecht angepasst erweist. Typischerweise bezieht sich der Begriff auf ein Gen, das dort eine erhöhte Überlebenschance bot, wo Hunger herrschte, aber dort, wo Nahrung frei verfügbar ist, eventuell das Adipositas-Risiko erhöht.

Stärke: Die Speicherung von Kohlenhydraten in Pflanzen, die der von Glykogen bei Tieren ähnelt. Die beiden Hauptarten sind Amylose (die langsam verdaut wird) und Amylopektin (das schneller verdaut wird).

Stoffwechselwasser: Die Fettverbrennung bildet etwa 1 Gramm Wasser pro Gramm Fett. Das nennt man Stoffwechselwasser.

Suchreaktion: Die Verhaltensreaktion, die bei Tieren mit der Futtersuche einhergeht. Dazu gehört die Bereitschaft, in unbekannte Bereiche vorzudringen und Risiken einzugehen sowie die Fähigkeit, Umstände schnell einschätzen zu können.

Transfette: Ein ungesättigtes Fett, das typischerweise durch teilweise Härtung (Hinzufügen von Wasserstoff) von Margarine oder Pflanzenölen entsteht, damit diese fest wie Butter oder Schmalz werden.

Triglyceride: Die wichtigste Art von Fett in unseren Fettzellen, der Leber und im Blut. Ein erhöhter Triglyceridspiegel im Blut wird oft bei Menschen mit Übergewicht beobachtet und gilt als eines der Kriterien des metabolischen Syndroms.

Trimethylamin-N-oxid (TMAO): Eine Substanz, die das Herzerkrankungsrisiko erhöht. TMAO wird aus rotem Fleisch gebildet, hauptsächlich durch die Aktivitäten von Darmbakterien.

Überlebensaktivator: Der nichtkalorische Stoffwechselweg, der durch Fruktose aktiviert wird. Er fördert die Entwicklung des metabolischen Syndroms bei Tieren, einschließlich der Fettspeicherung, der Insulinresistenz, der Fettleber und des hohen Blutdrucks. Er kann eventuell bei anderen Krankheiten eine Rolle spielen, zum Beispiel auch bei Alkoholismus, Krebs und Demenz.

Winterschlaf: Ein besonderer Prozess, bei dem Tiere Fett speichern und dann über den Winter in einen tiefen Schlaf fallen. Tiere im Winterschlaf haben einen niedrigen Stoffwechsel.

Umami: Die fünfte Geschmacksrichtung, auch als herzhaft bekannt. Es ist die Geschmacksrichtung, die mit Tomatenmark, Cäsar-Salatdressing, Soja, Meeresalgen und Bier assoziiert wird.

Urikase: Das alte Enzym, das dem neuzeitlichen Menschen verlorengegangen ist und den Harnsäurespiegel senkt.

Vasopressin: Ein Hormon, das aus der Hypophyse freigesetzt wird und seit kurzem nachweislich die Entwicklung der Adipositas als Reaktion auf Zucker fördert.

Vasopressin-Rezeptoren: Vasopressin wirkt durch die Bindung an Rezeptoren. Wenn es an die V2-Rezeptoren in den Nieren bindet, kommt es zu einer Urinkonzentration. Es ist jedoch der V1b-Rezeptor, der dafür verantwortlich ist, inwiefern Vasopressin ein metabolisches Syndrom verursacht. Auf welche Weise das genau geschieht, ist noch Gegenstand von Untersuchungen.

Zuckerzusätze: Zuckerarten, die zu Nahrungsmitteln hinzugefügt werden, deren häufigste Saccharose (Haushaltszucker) und Maissirup mit hohem Fruktoseanteil (HFCS) sind.

Referenzen

Einführung: Der Beginn einer Epidemie

Zitate

Dr. Seuss quote from *Oh, the Thinks You Can Think!* by Dr. Seuss. New York, Random House, 1975.

Sherlock Holmes quote from "The Adventure of the Priory School" by Sir Arthur Conan Doyle, *Strand Magazine*, February 1904.

Emerson, H. and Larimore, L.D. (1924) Diabetes mellitus: A contribution to its epidemiology based chiefly on mortality statistics. *Arch Intern Med* 34: 585–630.

Johnson, R.J. (2012). *The Fat Switch*. Hoffman Estates, mercola.com.

Übergewicht und Diabetes waren ursprünglich selten

Johnson, R.J., Sanchez-Lozada, L.G., Andrews, P. and Lanaspa, M.A. (2017) Perspective: A historical and scientific perspective of sugar and its relation with obesity and diabetes. *Adv Nutr* 8: 412–422.

Helmchen, L.A. and Henderson, R.M. (2004) Changes in the distribution of body mass index of white US men, 1890–2000. *Ann Hum Biol* 31: 174–181.

Osler, W. (1893). *The Principles and Practice of Medicine*. New York, D. Appleton and Co. Janeway, T.C. (1907). *The Clinical Study of Blood Pressure*. New York, D. Appleton and Co.

Der Anstieg des Übergewichts im 20sten Jahrhundert

Johnson, R.J., Perez-Pozo, S.E., Sautin, Y.Y., Manitius, J., Sanchez-Lozada, L.G., Feig, D.I., Shafiu, M., Segal, M., Glassock, R.J., Shimada, M., Roncal, C. and Nakagawa, T. (2009) Hypothesis: could excessive fructose intake and uric acid cause type 2 diabetes? *Endocr Rev* 30: 96–116.

Johnson, R.J., Sanchez-Lozada, L.G., Andrews, P. and Lanaspa, M.A. (2017) Perspective: A historical and scientific perspective of sugar and its relation with obesity and diabetes. *Adv Nutr* 8: 412–422.

Johnson, R.J., Segal, M.S., Sautin, Y., Nakagawa, T., Feig, D.I., Kang, D.H., Gersch, M.S., Benner, S. and Sanchez-Lozada, L.G. (2007) Potential role of sugar (fructose) in the epidemic of hypertension, obesity and the metabolic syndrome, diabetes, kidney disease, and cardiovascular disease. *Am J Clin Nutr* 86: 899–906.

Johnson, R.J., Titte, S., Cade, J.R., Rideout, B.A. and Oliver, W.J. (2005) Uric acid, evolution and primitive cultures. *Semin Nephrol* 25: 3–8.

Mozaffarian D., Benjamin, E.J., Go, A.S., et al. (2016) Heart disease and stroke statistics—2016 update: a report from the American Heart Association. *Circulation* 133: e38–360.

Teil 1: Warum die Natur möchte, dass wir Fett ansetzen

Kapitel 1: Die Kraft des Fettes

Übergewicht bei Tieren als Energiequelle

Johnson, R.J., Stenvinkel, P., Martin, S.L., Jani, A., Sanchez-Lozada, L.G., Hill, J.O. and Lanaspa, M.A. (2013) Redefining metabolic syndrome as a fat storage condition based on studies of comparative physiology. *Obesity (Silver Spring)* 21: 659–664.

Bairlein, F. (2002) How to get fat: nutritional mechanisms of seasonal fat accumulation in migratory songbirds. *Naturwissenschaften* 89: 1–10.

Junk, W.J. (1985) Temporary fat storage, an adaptation of some fish species to the waterlevel fluctuations and related environmental changes of the Amazon river. *Amazoniana* 9: 315–351.

Stenvinkel, P., Jani, A.H. and Johnson, R.J. (2013) Hibernating bears (Ursidae): metabolic magicians of define interest for the nephrologist. *Kidney Int* 83: 207–212.

Stenvinkel, P., Frobert, O., Anderstam, B., Palm, F., Eriksson, M., Bragfors-Helin, A.C., Qureshi, A.R., Larsson, T., Friebe, A., Zedrosser, A., Josefsson, J., Svensson, M., Sahdo, B., Bankir, L. and Johnson, R.J. (2013) Metabolic changes in summer active and anuric hibernating free-ranging brown bears (Ursus arctos). *PLoS One* 8: e72934.

Nelson, R.A. (1973) Winter sleep in the black bear. A physiologic and metabolic marvel. *Mayo Clin Proc* 48: 733–737.

Landys, M.M., Piersma, T., Guglielmo, C.G., Jukema, J., Ramenofsky, M. and Wingfield, J.C. (2005) Metabolic profile of long-distance migratory flight and stopover in a shorebird. *Proc Biol Sci* 272: 295–302.

Johnson, R.J. (2012). *The Fat Switch.* Hoffman Estates, mercola.com.

Studien zum Thema Fasten

Stewart, W.K. and Fleming, L.W. (1973) Features of a successful therapeutic fast of 382 days' duration. *Postgrad Med J* 49: 203–209.

Thomson, T.J., Runcie, J. and Miller, V. (1966) Treatment of obesity by total fasting for up to 249 days. *Lancet* 2: 992–996.

Drenick, E.J., Swendseid, M.E., Blahd, W.H. and Tuttle, S.G. (1964) Prolonged starvation as treatment for severe obesity. *JAMA* 187: 100–105.

Leicht übergewichtige Menschen leben länger

Afzal, S., Tybjaerg-Hansen, A., Jensen, G.B. and Nordestgaard, B.G. (2016) Change in body mass index associated with lowest mortality in Denmark, 1976–2013. *JAMA* 315: 1989–1996.

Strulov Shachar, S. and Williams, G.R. (2017) The obesity paradox in cancer—moving beyond BMI. *Cancer Epidemiol Biomarkers Prev* 26: 13–16.

Flicker, L., McCaul, K.A., Hankey, G.J., Jamrozik, K., Brown, W.J., Byles, J.E. and Almeida,

O.P. (2010) Body mass index and survival in men and women aged 70 to 75. *J Am Geriatr Soc* 58: 234–241.

Fett und Schwangerschaft

Frisch, R.E. (1997) Critical fatness hypothesis. *Am J Physiol* 273: E231–232.

Frisch, R.E., Wyshak, G. and Vincent, L. (1980) Delayed menarche and amenorrhea in ballet dancers. *N Engl J Med* 303: 17–19.

Frisch, R.E. (1978) Menarche and fatness: reexamination of the critical body composition hypothesis. *Science* 200: 1509–1513.

Stein, Z. and Susser, M. (1975) Fertility, fecundity, famine: food rations in the Dutch famine 1944/5 have a causal relation to fertility, and probably to fecundity. *Hum Biol* 47: 131–154.

Stein, Z. and Susser, M. (1975) The Dutch famine, 1944–1945, and the reproductive process.

I. Effects on six indices at birth. *Pediatr Res* 9: 70–76.

Kalorieneinschränkung und Langlebigkeit

Sohal, R.S. and Weindruch, R. (1996) Oxidative stress, caloric restriction, and aging. *Science* 273: 59–63.

Nisoli, E., Tonello, C., Cardile, A., Cozzi, V., Bracale, R., Tedesco, L., Falcone, S., Valerio, A., Cantoni, O., Clementi, E., Moncada, S. and Carruba, M.O. (2005) Calorie restriction promotes mitochondrial biogenesis by inducing the expression of eNOS. *Science* 310: 314–317.

Kagawa, Y. (1978) Impact of Westernization on the nutrition of Japanese: changes in physique, cancer, longevity and centenarians. *Prev Med.* 7:205–217.

Heilbronn, L.K. and Ravussin, E. (2003) Calorie restriction and aging: review of the literature and implications for studies in humans. *Am J Clin Nutr.* Sep;78:361–369.

Venus-Figurinen und Übergewicht

Johnson, R.J., Lanaspa–Garcia, M.A. and Fox, J.W. (2021) Perspective: Upper Paleolithic figurines showing women with obesity may represent survival symbols of climatic change. *Obesity (Silver Spring)* 29:11–15.

Holt, B.M. and Formicola, V. (2008) Hunters of the Ice Age: The biology of Upper Paleolithic people. *Am J Phys Anthropol* Suppl 47: 70–99.

Maier, A. and Zimmermann, A. (2017) Populations headed south? The Gravettian from a palaeodemographic point of view. *Antiquity* 91: 573–588.

Übergewicht und Schönheit

Speke, J.H. (1864) *Journal of Discovery of the Source of the Nile*. London, Blackwood and Sons. Darwin, C. (1871) *The Descent of Man, and Selection in Relation to Sex*. London, John Murray. Wadd, W. (1816) *Cursory Remarks on Corpulence or Obesity Considered as a Disease with Critical Examination of Ancient and Modern Opinions Relative to the Causes and Cure*. London, Smith and Davy.

Kapitel 2: Geheime Gründe: Warum Dicksein hilfreich ist

Wasserknappheit und Klimawandel

Kummu, M., Ward, P.J., de Moel, H. and Varis, O. (2010) Is physical water scarcity a new phenomenon? Global assessment of water shortage over the last two millennia. *Environ Res Lett* 5: 034006 (034010pp).

Fischer, E. and Knutti, R. (2015) Anthropogenic contribution to global occurrence of heavy-precipitation and high-temperature extremes. *Nature Clim Change* 5: 560–564.

Fett als Quelle von Stoffwechselwasser

Johnson, R.J., Stenvinkel, P., Jensen, T., Lanaspa, M.A., Roncal, C., Song, Z., Bankir, L. and Sanchez-Lozada, L.G. (2016) Metabolic and kidney diseases in the setting of climate change, water shortage, and survival factors. *J Am Soc Nephrol* 27: 2247–2256.

Ortiz, R.M. (2001) Osmoregulation in marine mammals. *J Exp Biol* 204: 1831–1844. Schmidt-Nielsen, K. (1959) The physiology of the camel. *Sci Am* 201: 140–151.

Williams, J.B., Ostrowski, S., Bedin, E., Ismail, K. (2001) Seasonal variation in energy expenditure, water flux and food consumption of Arabian oryx Oryx leucoryx. *J Exp Biol.* 204 (Pt 13): 2301–2311.

Gewicht ist normalerweise eng reguliert

Keesey, R.E. and Hirvonen, M.D. (1997) Body weight set-points: determination and adjustment. *J Nutr* 127: 1875S–1883S.

Bessesen, D.H. (2011) Regulation of body weight: what is the regulated parameter? *Physiol Behav.* 104: 599–607.

Das Speichern von Fett geht bei Tieren üblicherweise mit dem metabolischen Syndrom einher und funktioniert wie ein Schalter

Johnson, R.J., Stenvinkel, P., Martin, S.L., Jani, A., Sanchez-Lozada, L.G., Hill, J.O. and

Lanaspa, M.A. (2013) Redefining metabolic syndrome as a fat storage condition based on studies of comparative physiology. *Obesity (Silver Spring)* 21: 659–664.

Rigano, K.S., Gehring, J.L., Evans Hutzenbiler, B.D., Chen, A.V., Nelson, O.L., Vella, C.A., Robbins, C.T. and Jansen, H.T. (2017) Life in the fat lane: seasonal regulation of insulin sensitivity, food intake, and adipose biology in brown bears. *J Comp Physiol B* 187: 649–676.

Reaven, G.M. (1999) Insulin resistance, the key to survival: a rose by any other name.

Diabetologia 42: 384–385.

Sprengell, M., Kubera, B., Peters, A. (2021) Brain more resistant to energy restriction than body: a systematic review. *Front Neurosci.* 15: 639617.

Die Übersättigungs-Hypothese

Joslin, E.P., Dublin, L.I. and Marks, H.H. (1934) Studies in Diabetes mellitus. II. Its incidence and the factors underlying its variations. *Am J Med Sci* 187: 433–457.

Gortmaker, S.L., Must, A., Sobol, A.M., Peterson, K., Colditz, G.A. and Dietz, W.H. (1996) Television viewing as a cause of increasing obesity among children in the United States, 1986–1990. *Arch Pediatr Adolesc Med* 150: 356–362.

Austin, G.I., Ogden, L.G. and Hill, J.O. (2010) Trends in carbohydrate, fat, and protein intake and association with energy intake in normal-weight, overweight, and obese individuals: 1971–2006. *Am J Clin Nutr* 93: 836–843.

Beweise für einen biologischen Aktivator

Friedman, J.M. (2000) Obesity in the new millennium. *Nature* 404: 632–634.

Sahu, A. (2003) Leptin signaling in the hypothalamus: emphasis on energy homeostasis and leptin resistance. *Front Neuroendocrinol* 24: 225–253.

Robinson, T.N. (1999) Reducing children's television viewing to prevent obesity: a randomized controlled trial. *JAMA* 282: 1561–1567.

Mrosovsky, N. and Sherry, D.F. (1980) Animal anorexias. *Science* 207: 837–842.

Kapitel 3: Der Überlebensaktivator

Fruktose wird von Tieren genutzt, um Gewicht zuzulegen

Johnson, R.J. (2012). *The Fat Switch*. Hoffman Estates, mercola.com.

Davis, D.E. (1976) Hibernation and circannual rhythms of food consumption in marmots and ground squirrels. *Q Rev Biol* 51: 477–514.

Hargrove, J.L. (2005) Adipose energy stores, physical work, and the metabolic syndrome: lessons from hummingbirds. *Nutr J* 4: 36.

Hartman, F.A. and Brownell, K.A. (1959) Liver lipids in hummingbirds. *The Condor* 61: 270–277.

Knott, C.D. (1998) Changes in orangutan caloric intake, energy balance, and ketones in response to fluctuating fruit availability. *Int J Primatol* 19: 1061–1079.

Bray, G.A., Nielsen, S.J. and Popkin, B.M. (2004) Consumption of high-fructose corn syrup in beverages may play a role in the epidemic of obesity. *Am J Clin Nutr* 79: 537–543.

Atkins, R. (1998). *Dr. Atkins' New Diet Revolution*. New York, Avon Books.

Elliott, S.S., Keim, N.L., Stern, J.S., Teff, K. and Havel, P.J. (2002) Fructose, weight gain, and the insulin resistance syndrome. *Am J Clin Nutr.* 76: 911–922.

Ackerman, Z., Oron-Herman, M., Grozovski, M., Rosenthal, T., Pappo, O., Link, G. and Sela,

B.A. (2005) Fructose-induced fatty liver disease: hepatic effects of blood pressure and plasma triglyceride reduction. *Hypertension* 45: 1012–1018.

Frühe Studien zur Fruktose

Hill, R., Baker, N., Chaikoff, I.L. (1954) Altered metabolic patterns induced in the normal rat by feeding an adequate diet containing fructose as sole carbohydrate. *J Biol Chem.* 209(2): 705–716.

Zucker und HFCS

Ventura, E.E., Davis, J.N., Goran, M.I. (2011) Sugar content of popular sweetened beverages based on objective laboratory analysis: focus on fructose content. *Obesity (Silver Spring)* 19(4): 868–874.

Wichtige Studien am Menschen

Stanhope, K.L., Schwarz, J.M., Keim, N.L., Griffen, S.C., Bremer, A.A., Graham, J.L., Hatcher, B., Cox, C.L., Dyachenko, A., Zhang, W., McGahan, J.P., Seibert, A., Krauss, R.M., Chiu, S., Schaefer, E.J., Ai, M., Otokozawa, S., Nakajima, K., Nakano, T., Beysen, C., Hellerstein, M.K., Berglund, L. and Havel, P.J. (2009) Consuming fructose-sweetened, not glucose-sweetened, beverages increases visceral adiposity and lipids and decreases insulin sensitivity in overweight/obese humans. *J Clin Invest* 119: 1322–1334.

Perez-Pozo, S.E., Schold, J., Nakagawa, T., Sanchez-Lozada, L.G., Johnson, R.J. and Lillo, J.L. (2010) Excessive fructose intake induces the features of metabolic syndrome in healthy adult men: role of uric acid in the hypertensive response. *Int J Obes (Lond)* 34: 454–461.

Cox, C.L., Stanhope, K.L., Schwarz, J.M., Graham, J.L., Hatcher, B., Griffen, S.C., Bremer, A.A., Berglund, L., McGahan, J.P., Havel, P.J. and Keim, N.L. (2012) Consumption of fructose-sweetened beverages for 10 weeks reduces net fat oxidation and energy expenditure in overweight/obese men and women. *Eur J Clin Nutr* 66: 201–208.

Fruktose verursacht das metabolische Syndrom bei Tieren: die Mechanismen

Die Rolle der Harnsäure

Nakagawa, T., Tuttle, K.R., Short, R.A. and Johnson, R.J. (2005) Hypothesis: fructose-induced hyperuricemia as a causal mechanism for the epidemic of the metabolic syndrome. *Nat Clin Pract Nephrol* 1: 80–86.

Nakagawa, T., Hu, H., Zharikov, S., Tuttle, K.R., Short, R.A., Glushakova, O., Ouyang, X., Feig, D.I., Block, E.R., Herrera-Acosta, J., Patel, J.M. and Johnson, R.J. (2006) A causal role for uric acid in fructose-induced metabolic syndrome. *Am J Physiol Renal Physiol* 290: F625–631.

Die Rolle der Kalorien

Roncal-Jimenez, C.A., Lanaspa, M.A., Rivard, C.J., Nakagawa, T., Sanchez-Lozada, L.G., Jalal, D., Andres-Hernando, A., Tanabe, K., Madero, M., Li, N., Cicerchi, C., McFann, K.,

Sautin, Y.Y. and Johnson, R.J. (2011) Sucrose induces fatty liver and pancreatic inflammation in male breeder rats independent of excess energy intake. *Metabolism* 60: 1259–1270.

Reungjui S., Roncal C.A., Mu W., Srinivas T.R., Sirivongs D., Johnson R.J., and Nakagawa

T. (2007) Thiazide diuretics exacerbate fructose-induced metabolic syndrome. *J Am Soc Nephrol.* 18: 2724–2731.

Die Rolle von Leptin

Shapiro, A., Mu, W., Roncal, C., Cheng, K.Y., Johnson, R.J. and Scarpace, P.J. (2008)

Fructose-induced leptin resistance exacerbates weight gain in response to subsequent high-fat feeding. *Am J Physiol Regul Integr Comp Physiol* 295: R1370–1375.

Shapiro, A., Tumer, N., Gao, Y., Cheng, K.Y. and Scarpace, P.J. (2011) Prevention and reversal of diet-induced leptin resistance with a sugar-free diet despite high fat content. *Br J Nutr* 106: 390–397.

Die Rolle des Geschmacks

de Araujo, I.E., Oliveira-Maia, A.J., Sotnikova, T.D., Gainetdinov, R.R., Caron, M.G., Nicolelis, M.A., and Simon, S.A. (2008) Food reward in the absence of taste receptor signaling. *Neuron* 57(6): 930–941.

Andres-Hernando, A., Kuwabara, M., Orlicky, D.J., Vandenbeuch, A., Cicerchi, C., Kinnamon, S.C., Finger, T.E., Johnson, R.J. and Lanaspa, M.A. (2020) Sugar causes obesity and metabolic syndrome in mice independently of sweet taste. *Am J Physiol Endocrinol Metab* 319: E276–E290.

Die Rolle des Stoffwechsels

Ishimoto, T., Lanaspa, M.A., Le, M.T., Garcia, G.E., Diggle, C.P., Maclean, P.S., Jackman,

M.R., Asipu, A., Roncal-Jimenez, C.A., Kosugi, T., Rivard, C.J., Maruyama, S.,

Rodriguez-Iturbe, B., Sanchez-Lozada, L.G., Bonthron, D.T., Sautin, Y.Y. and Johnson, R.J. (2012) Opposing effects of fructokinase C and A isoforms on fructose-induced metabolic syndrome in mice. *Proc Natl Acad Sci U S A* 109: 4320–4325.

Softic, S., Gupta, M.K., Wang, G.X., Fujisaka, S., O'Neill, B.T., Rao, T.N., Willoughby, J., Harbison, C., Fitzgerald, K., Ilkayeva, O., Newgard, C.B., Cohen, D.E. and Kahn, C.R. (2018) Divergent effects of glucose and fructose on hepatic lipogenesis and insulin signaling. *J Clin Invest* 128: 1199.

Miller, C.O., Yang, X., Lu, K., Cao, J., Herath, K., Rosahl, T.W., Askew, R., Pavlovic, G., Zhou, G., Li, C. and Akiyama, T.E. (2018) Ketohexokinase knockout mice, a model for essential fructosuria, exhibit altered fructose metabolism and are protected from diet-induced metabolic defects. *Am J Physiol Endocrinol Metab* 315(3): E386–E393.

Trennen von Sucht und metabolischem Symbol

Andres-Hernando, A., Orlicky, D.J., Kuwabara, M., Ishimoto, T., Nakagawa, T., Johnson, R.J. and Lanaspa, M.A. (2020) Deletion of fructokinase in the liver or in the intestine reveals differential effects on sugar-induced metabolic dysfunction. *Cell Metab* 32(1): 117–127

Wie der Aktivator funktioniert

Absinken von ATP, oxidativer Stress und veränderte Mitochondrienfunktion

Maenpaa, P.H., Raivio, K.O. and Kekomaki, M.P. (1968) Liver adenine nucleotides: fructose-induced depletion and its effect on protein synthesis. *Science* 161: 1253–1254.

Bawden, S.J., Stephenson, M.C., Ciampi, E., Hunter, K., Marciani, L., Macdonald, I.A., Aithal, G.P., Morris, P.G. and Gowland, P.A. (2016) Investigating the effects of an oral fructose challenge on hepatic ATP reserves in healthy volunteers: A (31)P MRS study. *Clin Nutr* 35: 645–649.

Lanaspa, M.A., Cicerchi, C., Garcia, G., Li, N., Roncal-Jimenez, C.A., Rivard, C.J., Hunter, B., Andres-Hernando, A., Ishimoto, T., Sanchez-Lozada, L.G., Thomas, J., Hodges, R.S., Mant, C.T. and Johnson, R.J. (2012) Counteracting Roles of AMP Deaminase and AMP Kinase in the Development of Fatty Liver. *PLoS ONE* 7: e48801.

Lanaspa, M.A., Sanchez-Lozada, L.G., Choi, Y.J., Cicerchi, C., Kanbay, M., Roncal-Jimenez, C.A., Ishimoto, T., Li, N., Marek, G., Duranay, M., Schreiner, G., Rodriguez-Iturbe, B., Nakagawa, T., Kang, D.H., Sautin, Y.Y. and Johnson, R.J. (2012) Uric acid induces hepatic steatosis by generation of mitochondrial oxidative stress: potential role in fructose-dependent and -independent fatty liver. *J Biol Chem* 287: 40732–40744.

Softic, S., Meyer, J.G., Wang, G.X., Gupta, M.K., Batista, T.M., Lauritzen, H., Fujisaka, S., Serra, D., Herrero, L., Willoughby, J., Fitzgerald, K., Ilkayeva, O., Newgard, C.B., Gibson, B.W., Schilling, B., Cohen, D.E. and Kahn, C.R. (2019) Dietary sugars alter hepatic fatty acid oxidation via transcriptional and post-translational modifications of mitochondrial proteins. *Cell Metab* 30: 735–753 e734.

Softic, S., Stanhope, K.L., Boucher, J., Divanovic, S., Lanaspa, M.A., Johnson, R.J. and Kahn, C.R. (2020) Fructose and hepatic insulin resistance. *Crit Rev Clin Lab Sci* 57: 1–15. Johnson, R.J., Nakagawa, T., Sanchez-Lozada, L.G., Shafiu, M., Sundaram, S., Le, M., Ishimoto, T., Sautin, Y.Y. and Lanaspa, M.A. (2013) Sugar, uric acid, and the etiology of diabetes and obesity. *Diabetes* 62: 3307–3315.

Johnson, R.J. (2012). *The Fat Switch.* Hoffman Estates, mercola.com.

Kapitel 4: Darum werden wir dick

Orang-Utans nutzen Früchte, um Fett zuzulegen

Knott, C.D. (1998) Changes in orangutan caloric intake, energy balance, and ketones in response to fluctuating fruit availability. *Int J Primatol* 19: 1061–1079.

Vitamin C und das Aussterben der Dinosaurier

Tavare, S., Marshall, C.R., Will, O., Soligo, C. and Martin, R.D. (2002) Using the fossil record to estimate the age of the last common ancestor of extant primates. *Nature* 416: 726–729.

Pozzi, L., Hodgson, J.A., Burrell, A.S., Sterner, K.N., Raaum, R.L. and Disotell, T.R. (2014) Primate phylogenetic relationships and divergence dates inferred from complete mitochondrial genomes. *Mol Phylogenet Evol* 75: 165–183.

Schulte, P., Alegret, L., Arenillas, I., et al. (2010) The Chicxulub asteroid impact and mass extinction at the Cretaceous-Paleogene boundary. *Science* 327: 1214–1218.

Vellekoop, J., Sluijs, A., Smit, J., Schouten, S., Weijers, J.W., Sinninghe Damste, J.S. and Brinkhuis, H. (2014) Rapid short-term cooling following the Chicxulub impact at the Cretaceous-Paleogene boundary. *Proc Natl Acad Sci U S A* 111: 7537–7541.

Johnson, R.J., Gaucher, E.A., Sautin, Y.Y., Henderson, G.N., Angerhofer, A.J. and Benner, S.A. (2008) The planetary biology of ascorbate and uric acid and their relationship with the epidemic of obesity and cardiovascular disease. *Med Hypotheses* 71: 22–31.

Harnsäure-Mutation und die Sparsame-Gene-Hypothese

Neel, J.V. (1962) Diabetes mellitus: a "thrifty" genotype rendered detrimental by "progress"?

Am J Hum Genet 14: 353–362.

Andrews, P. (2015) *An Ape's View of Human Evolution*. Cambridge, Cambridge University Press. Cohen, R. (August 2013) Sugar love: a not so sweet story. *National Geographic*: 79–97.

Johnson, R.J. and Andrews, P. (2015) The fat gene: A genetic mutation in prehistoric apes may underlie today's pandemic of obesity and diabetes. *Scientific American* 313: 64–69.

Andrews, P. and Kelley, J. (2007) Middle Miocene dispersals of apes. *Folia Primatol (Basel)* 78: 328–343.

Begun, D.R. (2000) Middle Miocene hominoid origins. *Science* 287: 2375.

Johnson, R.J. and Andrews, P. (2010) Fructose, uricase, and the back-to-Africa hypothesis. *Evol Anthropol* 19: 250–257.

Kratzer, J.T., Lanaspa, M.A., Murphy, M.N., Cicerchi, C., Graves, C.L., Tipton, P.A., Ortlund, E.A., Johnson, R.J. and Gaucher, E.A. (2014) Evolutionary history and metabolic insights of ancient mammalian uricases. *Proc Natl Acad Sci U S A* 111: 3763–3768.

Johnson, R.J., Titte, S., Cade, J.R., Rideout, B.A. and Oliver, W.J. (2005) Uric acid, evolution and primitive cultures. *Semin Nephrol* 25: 3–8.

Johnson, R.J., Stenvinkel, P., Andrews, P., Sanchez-Lozada, L.G., Nakagawa, T., Gaucher, E., Andres-Hernando, A., Rodriguez-Iturbe, B., Jimenez, C.R., Garcia, G., Kang, D.H., Tolan, D.R. and Lanaspa, M.A. (2020) Fructose metabolism as a common evolutionary pathway of survival associated with climate change, food shortage and droughts. *J Intern Med* 287: 252–262.

Zahnkaries als Zeichen von Fruktosebelastung

Hujoel, P. (2009) Dietary carbohydrates and dental-systemic diseases. *J Dent Res* 88: 490–502.

Burne, R.A., Chen, Y.Y., Wexler, D.L., Kuramitsu, H. and Bowen, W.H. (1996) Cariogenicity of Streptococcus mutans strains with defects in fructan metabolism assessed in a program-fed specific-pathogen-free rat model. *J Dent Res* 75: 1572–1577.

Übergewicht im Alten Ägypten

Saleem, S.N. and Hawass, Z. (2014) Ankylosing spondylitis or diffuse idiopathic skeletal hyperostosis in royal Egyptian mummies of 18th–20th Dynasties? CT and archaeology studies. *Arthritis Rheumatol* 66: 3311–3316.

Breasted, J.H. (1906) *Ancient Records of Egypt: The Eighteenth Dynasty*. Chicago, University of Chicago Press.

Die Geschichte des Zuckers

Mintz, S. (1986) *Sweetness and Power*. New York: Penguin Books. Deer N. (1949–50) *The History of Sugar*. London: Chapman and Hall.

Bhishagranta, K.K.L. (1907) *An English Translation of the Sushruta Samhita*. Calcutta, Mihir Press.

Rosner, F. (2002) The Life of Moses Maimonides, a Prominent Medieval Physician. *Einstein Quart J Biol Med* 19: 125–128.

Austen, R.A. and Smith, W.D. (1990) Private tooth decay as public economic virtue: The slave: sugar triangle, consumerism, and European industrialization. *Social Science History* 14: 95–115.

Smith, W.D. (1992) Complications of the commonplace: Tea, sugar and imperialism. *J Interdisciplinary History* 23: 259–278.

Rivard, C., Thomas, J., Lanaspa, M.A. and Johnson, R.J. (2013) Sack and sugar, and the aetiology of gout in England between 1650 and 1900. *Rheumatology (Oxford)* 52: 421–426.

Sugar. *The Penny Cyclopaedia of the Society for the Diffusion of Useful Knowledge*, Lord Brougham, ed. Charles Knight and Co, London, 1842, vol 23, pp 224–238.

Watts, W. (1848) On the symptoms, varieties, and remote causes of diabetes. *The Lancet* 51; 439–441 and 661–663.

Wadd, W. (1816) *Cursory remarks on corpulence or obesity considered as a disease with critical examination of ancient and modern opinions relative to the causes and cure*. Smith and Davy, London.

Der Effekt des Zuckers auf Minderheiten

Diamond, J. (2003) The double puzzle of diabetes. *Nature* 423: 599–602.

Christie, T. (1811) Notes on diabetes mellitus, as it occurs in Ceylon. *Edinb Med Surg J.* 7: 285–299.

Saab, K.R., Kendrick, J., Yracheta, J.M., Lanaspa, M.A., Pollard, M. and Johnson, R.J. (2015) New insights on the risk for cardiovascular disease in African Americans: the role of added sugars. *J Am Soc Nephrol* 26: 247–257.

Johnson, R.J., Lanaspa, M.A., Sanchez-Lozada, L.G., Rivard, C.J., Rodriguez-Iturbe, B., Merriman, T.R. and Sundborn, G. (2014) Fat storage syndrome in Pacific peoples: a combination of environment and genetics? *Public Health Dialogue* 20: 11–16.

Yracheta, J.M., Alfonso, J., Lanaspa, M.A., Roncal-Jimenez, C., Johnson, S.B., Sanchez-Lozada,

L.G. and Johnson, R.J. (2015) Hispanic Americans living in the United States and their risk for obesity, diabetes and kidney disease: Genetic and environmental considerations. *Postgrad Med* 127: 503–510.

Yracheta, J.M., Lanaspa, M.A., Le, M.T., Abdelmalak, M.F., Alfonso, J., Sanchez-Lozada, L.G. and Johnson, R.J. (2015) Diabetes and kidney disease in American Indians: potential role of sugar-sweetened beverages. *Mayo Clin Proc* 90: 813–823.

Der Zuckerkonsum geht zurück und damit verlangsamen sich die Epidemien von Übergewicht und Diabetes

Statistical Abstract of the United States, 2011. Table 217. United States Census Bureau, https://www.census.gov/library/publications/2011/compendia/statab/131ed.html.

Geiss, L.S., Wang, J., Cheng, Y.J., Thompson, T.J., Barker, L., Li, Y., Albright, A.L. and Gregg, E.W. (2014) Prevalence and incidence trends for diagnosed diabetes among adults aged 20 to 79 years, United States, 1980–2012. *JAMA* 312: 1218–1226.

Flegal, K.M., Carroll, M.D., Kit, B.K. and Ogden CL. (2012) Prevalence of obesity and trends in the distribution of body mass index among US adults, 1999–2010. *JAMA* 307: 491–497.

Der Effekt von Fruktose (oder Sukrose) auf das metabolische Syndrom beim Menschen

Stanhope, K.L., Schwarz, J.M., Keim, N.L., Griffen, S.C., Bremer, A.A., Graham, J.L., Hatcher, B., Cox, C.L., Dyachenko, A., Zhang, W., McGahan, J.P., Seibert, A., Krauss, R.M., Chiu, S., Schaefer, E.J., Ai, M., Otokozawa, S., Nakajima, K., Nakano, T., Beysen, C., Hellerstein, M.K., Berglund, L. and Havel, P.J. (2009) Consuming fructose-sweetened, not glucose-sweetened, beverages increases visceral adiposity and lipids and decreases insulin sensitivity in overweight/obese humans. *J Clin Invest* 119: 1322–1334.

Perez-Pozo, S.E., Schold, J., Nakagawa, T., Sánchez-Lozada, L.G., Johnson, R.J. and Lillo, J.L. (2010) Excessive fructose intake induces the features of metabolic syndrome in healthy adult men: role of uric acid in the hypertensive response. *Int J Obes (Lond)* 34: 454–461.

Maersk, M., Belza, A., Stødkilde-Jørgensen, H., Ringgaard, S., Chabanova, E., Thomsen, H., Pedersen, S.B., Astrup, A. and Richelsen, B. (2012) Sucrose-sweetened beverages increase fat storage in the liver, muscle, and visceral fat depot: a 6-mo randomized intervention study. *Am J Clin Nutr* 95: 283–289.

Lustig, R.H., Mulligan, K., Noworolski, S.M., Tai, V.W., Wen, M.J., Erkin-Cakmak, A., Gugliucci, A. and Schwarz, J.M. (2016) Isocaloric fructose restriction and metabolic improvement in children with obesity and metabolic syndrome. *Obesity (Silver Spring)* 24: 453–460.

Schwimmer, J.B., Ugalde-Nicalo, P., Welsh, J.A., Angeles, J.E., Cordero, M., Harlow, K.E., Alazraki, A., Durelle, J., Knight-Scott, J., Newton, K.P., Cleeton, R., Knott, C., Konomi, J., Middleton, M.S., Travers, C., Sirlin, C.B., Hernandez, A., Sekkarie, A., McCracken, C. and Vos, M.B. (2019) Effect of a low free sugar diet vs usual diet on nonalcoholic fatty liver disease in adolescent boys: a randomized clinical trial. *JAMA* 321: 256–265.

Kapitel 5: Eine unangenehme Überraschung: Es ist nicht allein die Fruktose

Fruktoserarme Ernährung gegen Übergewicht

Johnson, R.J. (with Tim Gower). (2008) *The Sugar Fix. The High-Fructose Fallout That Is Making You Fat and Sick.* New York, Rodale Press.

Der Polyol-Weg und die Bildung von Fruktose aus Glukose

Andres-Hernando, A., Johnson, R.J. and Lanaspa, M.A. (2019) Endogenous fructose production: what do we know and how relevant is it? *Curr Opin Clin Nutr Metab Care* 22: 289–294.

Lanaspa, M.A., Ishimoto, T., Li, N., Cicerchi, C., Orlicky, D.J., Ruzycki, P., Rivard, C., Inaba, S., Roncal-Jimenez, C.A., Bales, E.S., Diggle, C.P., Asipu, A., Petrash, J.M., Kosugi, T., Maruyama, S., Sanchez-Lozada, L.G., McManaman, J.L., Bonthron, D.T., Sautin, Y.Y.

and Johnson, R.J. (2013) Endogenous fructose production and metabolism in the liver contributes to the development of metabolic syndrome. *Nat Commun* 4: 2434.

Andres-Hernando, A., Orlicky, D.J., Kuwabara, M., Ishimoto, T., Nakagawa, T., Johnson, R.J. and Lanaspa, M.A. (2020) Deletion of fructokinase in the liver or in the intestine reveals differential effects on sugar-induced metabolic dysfunction. *Cell Metab* 32(1): 117–127.

Francey, C., Cros, J., Rosset, R., Creze, C., Rey, V., Stefanoni, N., Schneiter, P., Tappy, L. and Seyssel, K. (2019) The extra-splanchnic fructose escape after ingestion of a fructose-glucose drink: An exploratory study in healthy humans using a dual fructose isotope method. *Clin Nutr ESPEN* 29: 125–132.

Hochglykämische Kohlenhydrate und Adipositas

Taubes, G. (2007) *Good Calories, Bad Calories*. New York, Alfred A. Knopf.

Ludwig, D.S. and Ebbeling, C.B. (2018) The carbohydrate-insulin model of obesity: beyond "calories in, calories out." *JAMA Intern Med* 178: 1098–1103.

Amylase und Gene

Patin, E. and Quintana-Murci, L. (2008) Demeter's legacy: rapid changes to our genome imposed by diet. *Trends Ecol Evol* 23: 56–59.

Perry, G.H., Dominy, N.J., Claw, K.G., Lee, A.S., Fiegler, H., Redon, R., Werner, J., Villanea, F.A., Mountain, J.L., Misra, R., Carter, N.P., Lee, C. and Stone, A.C. (2007) Diet and the evolution of human amylase gene copy number variation. *Nat Genet* 39: 1256–1260.

Dehydrierung und Salz

Joyce, J.P. and Brunswick, C.F. (1975) Sodium supplementation of sheep and cattle fed lucerne. *New Zealand Journal of Experimental Agriculture* 3: 299–304.

Lanaspa, M.A., Kuwabara, M., Andres-Hernando, A., Li, N., Cicerchi, C., Jensen, T., Orlicky, D.J., Roncal-Jimenez, C.A., Ishimoto, T., Nakagawa, T., Rodriguez-Iturbe, B., MacLean, P.S. and Johnson, R.J. (2018) High salt intake causes leptin resistance and obesity in mice by stimulating endogenous fructose production and metabolism. *Proc Natl Acad Sci U S A* 115: 3138–3143.

Donovan, D.S., Solomon, C.G., Seely, E.W., Williams, G.H. and Simonson, D.C. (1993) Effect of sodium intake on insulin sensitivity. *Am J Physiol.* 264(5 Pt 1): E730–734.

Libuda, L., Kersting, M. and Alexy, U. (2012) Consumption of dietary salt measured by urinary sodium excretion and its association with body weight status in healthy children and adolescents. *Public Health Nutr* 15: 433–441.

Larsen, S.C., Ängquist, L., Sørensen, T.I. and Heitmann, B.L. (2013) 24h urinary sodium excretion and subsequent change in weight, waist circumference and body composition. *PLoS One* 8(7): e69689.

Hu, G., Jousilahti, P., Peltonen, M., Lindström, J. and Tuomilehto, J. (2005) Urinary sodium and potassium excretion and the risk of type 2 diabetes: a prospective study in Finland. *Diabetologia* 48: 1477–1483

Stookey, J.D., Barclay, D., Arieff, A. and Popkin, B.M. (2007) The altered fluid distribution in obesity may reflect plasma hypertonicity. *Eur J Clin Nutr* 61: 190–199.

Stookey, J.D., Kavouras, S., Suh, H. and Lang, F. (2020) Underhydration is associated with obesity, chronic diseases, and death within 3 to 6 years in the U.S. population aged 51–70 Years. *Nutrients* 12 (6): 905.

Vasopressin als Fetthormon und die Kraft des Wassers

Andres-Hernando, A., Jensen, T.J., Kuwabara, M., Orlicky, D.J., Cicerchi, C,. Li, N., Roncal-Jimenez, C.A., Garcia, G.E., Ishimoto, T., Maclean, P.S., Bjornstad, P., Sanchez-Lozada, L.G., Kanbay, M., Nakagawa, T., Johnson, R.J. and Lanaspa, M.A. (2021) Vasopressin mediates fructose-induced metabolic syndrome by activating the V1b receptor. *JCI Insight* 6: e140848.

Enhörning, S., Bankir, L., Bouby, N., Struck, J., Hedblad, B., Persson, M., Morgenthaler, N.G., Nilsson, P.M. and Melander, O. (2013) Copeptin, a marker of vasopressin, in abdominal obesity, diabetes and microalbuminuria: the prospective Malmo Diet and Cancer Study cardiovascular cohort. *Int J Obes (Lond)* 37: 598–603.

Enhörning, S., Struck, J., Wirfalt, E., Hedblad, B., Morgenthaler, N.G. and Melander, O. (2011) Plasma copeptin, a unifying factor behind the metabolic syndrome. *J Clin Endocrinol Metab* 96: E1065–1072.

Song, Z., Roncal-Jimenez, C.A., Lanaspa-Garcia, M.A., Oppelt, S.A., Kuwabara, M., Jensen, T., Milagres, T., Andres-Hernando, A., Ishimoto, T., Garcia, G.E., Johnson, G., MacLean, P.S., Sanchez-Lozada, L.G., Tolan, D.R. and Johnson, R.J. (2017) Role of fructose and fructokinase in acute dehydration-induced vasopressin gene expression and secretion in mice. *J Neurophysiol* 117: 646–654.

Chapman, C.L., Johnson, B.D., Sackett, J.R., Parker, M.D. and Schlader, Z.J. (2019) Soft drink consumption during and following exercise in the heat elevates biomarkers of acute kidney injury. *Am J Physiol Regul Integr Comp Physiol* 316: R189–R198.

Kanbay, M., Guler, B., Ertgulu, L.A., Dagel, T., Afsar, B., Incir, S., Baygul, A., Covic, A., Andres-Hernando, A., Sanchez-Lozada, L.G., Lanaspa, M.A. and Johnson, R.J. (2021) The speed of ingestion of a sugary beverage has an effect on the acute metabolic response to fructose. *Nutrients* 3: 1916.

Bouby, N., Bachmann, S., Bichet, D. and Bankir, L. (1990) Effect of water intake on the progression of chronic renal failure in the 5/6 nephrectomized rat. *Am J Physiol* 258(4 Pt 2): F973–979.

Taveau, C., Chollet, C., Waeckel, L., Desposito, D., Bichet, D.G., Arthus, M.F., Magnan, C., Philippe, E., Paradis, V., Foufelle, F., Hainault, I., Enhörning, S., Velho, G., Roussel, R., Bankir, L., Melander, O. and Bouby, N. (2015) Vasopressin and hydration play a major role in the development of glucose intolerance and hepatic steatosis in obese rats. *Diabetologia* 58: 1081–1090.

Stookey, J.D., Constant, F., Popkin, B.M. and Gardner, C.D. (2008) Drinking water is associated with weight loss in overweight dieting women independent of diet and activity. *Obesity (Silver Spring)* 16: 2481–2488.

Enhörning, S., Brunkwall, L., Tasevska, I., Ericson, U., Persson Tholin, J., Persson, M., Lemetais, G., Vanhaecke, T., Dolci, A., Perrier, E.T. and Melander, O. (2019) Water supplementation reduces copeptin and plasma glucose in adults with high copeptin: the H_2O metabolism pilot study. *J Clin Endocrinol Metab* 104: 1917–1925.

Patel, A.I. and Hampton, K.E. (2011) Encouraging consumption of water in school and child care settings: access, challenges, and strategies for improvement. *Am J Public Health* 101: 1370–1379.

Schwartz, A.E., Leardo, M., Aneja, S. and Elbel, B. (2016) Effect of a school-based water intervention on child body mass index and obesity. *JAMA Pediatr* 170: 220–226.

Jones, S.J., Gonzalez, W. and Frongillo, E.A. (2010) Policies that restrict sweetened beverage availability may reduce consumption in elementary-school children. *Public Health Nutr* 13: 589–595.

Muckelbauer, R., Libuda, L., Clausen, K., Toschke, A.M., Reinehr, T. and Kersting, M. (2009) Promotion and provision of drinking water in schools for overweight prevention: randomized, controlled cluster trial. *Pediatrics* 123: e661–667.

Umami als Risikofaktor für Adipositas

Andres-Hernando, A., Cicerchi, C., Kuwabara, M., Orlicky, D.J., Sanchez Lozada, L.G., Nakagawa, T., Johnson, R.J. and Lanaspa-Garcia, M.A. (2021) Umami-induced obesity and metabolic syndrome is mediated by nucleotide degradation and uric acid generation. *Nature Metabolism* 3: 1189–1201.

Johnson, R.J., Nakagawa, T., Sanchez-Lozada, L.G., Lanaspa, M.A., Tamura, Y., Tanabe, K., Ishimoto, T., Thomas, J., Inaba, S., Kitagawa, W. and Rivard, C.J. (2013) Umami: the taste that drives purine intake. *J Rheumatol* 40: 1794–1796.

Ninomiya, K. (1998) Natural occurrence. *Food Rev Int* 14: 177–211.

He, K., Du, S., Xun, P., Sharma, S., Wang, H., Zhai, F. and Popkin, B. (2011) Consumption of monosodium glutamate in relation to incidence of overweight in Chinese adults: China Health and Nutrition Survey (CHNS). *Am J Clin Nutr* 93: 1328–1336.

Teil II Fettaktivator und Krankheit

Kapitel 6: Die Brot- und Butter-Krankheiten der Menschheit

Gicht

Singh, G., Lingala, B. and Mithal A. (2019) Gout and hyperuricaemia in the USA: prevalence and trends. *Rheumatology (Oxford)* 58(12): 2177–2180.

Johnson, R.J., Bakris, G.L., Borghi, C., Chonchol, M.B., Feldman, D., Lanaspa, M.A., Merriman, T.R., Moe, O.W., Mount, D.B., Sanchez Lozada, L.G., Stahl, E., Weiner, D.E. and Chertow, G.M. (2018) Hyperuricemia, acute and chronic kidney disease, hypertension, and cardiovascular disease: report of a scientific workshop organized by the National Kidney Foundation. *Am J Kidney Dis* 71: 851–865.

Feig, D.I., Soletsky, B. and Johnson, R.J. (2008) Effect of allopurinol on blood pressure of adolescents with newly diagnosed essential hypertension: a randomized trial. *JAMA* 300(8): 924–932.

Soletsky, B. and Feig, D.I. (2012) Uric acid reduction rectifies prehypertension in obese adolescents. *Hypertension* 60: 1148–1156.

Takir, M., Kostek, O., Ozkok, A., Elcioglu, O.C., Bakan, A., Erek, A., Mutlu, H.H., Telci, O., Semerci, A., Odabas, A.R., Afsar, B., Smits, G.A., Lanaspa, M., Sharma, S., Johnson, R.J. and Kanbay, M. (2015) Lowering uric acid with allopurinol improves insulin resistance and systemic inflammation in asymptomatic hyperuricemia. *J Investig Med* 63(8): 924–929.

King, C., Lanaspa, M.A., Jensen, T., Tolan, D.R., Sánchez-Lozada, L.G. and Johnson, R.J. (2018) Uric acid as a cause of the metabolic syndrome. *Contrib Nephrol* 192: 88–102.

Kanbay, M., Ozkara, A., Selcoki, Y., Isik, B., Turgut, F., Bavbek, N., Uz, E., Akcay, A., Yigitoglu, R. and Covic, A. (2007) Effect of treatment of hyperuricemia with allopurinol on blood pressure, creatinine clearence, and proteinuria in patients with normal renal functions. *Int Urol Nephrol* 39: 1227–1233.

Kuwabara, M., Niwa, K., Hisatome, I., Nakagawa, T., Roncal-Jimenez, C.A.,

Andres-Hernando, A., Bjornstad, P., Jensen, T., Sato, Y., Milagres, T., Garcia, G., Ohno, M., Lanaspa, M.A. and Johnson, R.J. (2017) Asymptomatic hyperuricemia without comorbidities predicts cardiometabolic diseases: five-year Japanese cohort study. *Hypertension*. 69: 1036–1044.

Madero, M., Rodríguez Castellanos, F.E., Jalal, D., Villalobos-Martín, M., Salazar, J., Vazquez-Rangel, A., Johnson, R.J. and Sanchez-Lozada, L.G. (2015) A pilot study on the impact of a low fructose diet and allopurinol on clinic blood pressure among overweight and prehypertensive subjects: a randomized placebo controlled trial. *J Am Soc Hypertens*. 9: 837–844.

McMullan, C.J., Borgi, L., Fisher, N., Curhan, G. and Forman, J. (2017) Effect of uric acid lowering on renin-angiotensin-system activation and ambulatory BP: a randomized controlled trial. *Clin J Am Soc Nephrol* 12: 807–816.

Klauser, A.S., Halpern, E.J., Strobl, S., Gruber, J., Feuchtner, G., Bellmann-Weiler, R., Weiss, G., Stofferin, H. and Jaschke, W. (2019) Dual-energy computed tomography detection of cardiovascular monosodium urate deposits in patients with gout. *JAMA Cardiol* 4: 1019–1028.

Khanna, P., Johnson, R.J., Marder, B., LaMoreaux, B. and Kumar, A. (2020) Systemic urate deposition: an unrecognized complication of gout? *J Clin Med* 9:(10): 3204.

Diabetes

Lancereaux, E. (1880) Le Diabete maigre et le Diabete gras. *L' Union Mid.*

Wadd, W. (1816) *Cursory Remarks on Corpulence or Obesity Considered as a Disease with Critical Examination of Ancient and Modern Opinions Relative to the Causes and Cure*. London, Smith and Davy.

Charles, R. (1907) Diabetes in the tropics. *Br Med J* 19: 1051–1064.

Emerson, H. and Larimore, L.D. (1924) Diabetes mellitus: a contribution to its epidemiology based chiefly on mortality statistics. *Arch Intern Med* 34: 585–630.

Banting, F. (1929) The history of insulin. *Edin Med J* 36: 2–6.

Mills, C.A. (1930) Diabetes mellitus: Sugar consumption in its etiology. *Arch Int Med* 30: 582–584.

Spiegelman M. and Marks H.H. (1946) Age and sex variations in the prevalence and onset of diabetes mellitus. *Am J Public Health Nation's Health* 36(1): 26–33.

Joslin, E.P., Dubin, L.I. and Marks, H.H. (1934) Studies in diabetes mellitus II. Its incidene and the factors underling its variations. *Am J Med Sci* 187: 433–457.

Malik, V.S., Popkin, B.M., Bray, G.A., Després, J.P., Willett, W.C. and Hu, F.B. (2010) Sugar-sweetened beverages and risk of metabolic syndrome and type 2 diabetes: a meta-analysis. *Diabetes Care* 33: 2477–2483.

Willett, W., Manson, J. and Liu, S. (2002) Glycemic index, glycemic load, and risk of type 2 diabetes. *Am J Clin Nutr* 76: 274S–280S.

Aeberli, I., Hochuli, M., Gerber, P.A., Sze, L., Murer, S.B., Tappy, L., Spinas, G.A. and Berneis, K. (2013) Moderate amounts of fructose consumption impair insulin sensitivity in healthy young men: a randomized controlled trial. *Diabetes Care* 36: 150–156.

Stanhope, K.L., Schwarz, J.M., Keim, N.L. et al. (2009) Consuming fructose-sweetened, not glucose-sweetened, beverages increases visceral adiposity and lipids and decreases insulin sensitivity in overweight/obese humans. *J Clin Invest* 119: 1322–1334.

Lustig, R.H., Mulligan, K., Noworolski, S.M., Tai, V.W., Wen, M.J., Erkin-Cakmak, A., Gugliucci, A. and Schwarz, JM. (2016) Isocaloric fructose restriction and metabolic improvement in children with obesity and metabolic syndrome. *Obesity (Silver Spring)* 24: 453–460.

Hu, E.A., Pan, A., Malik, V. and Sun, Q. (2012) White rice consumption and risk of type 2 diabetes: meta-analysis and systematic review. *BMJ* 344: e1454.

Muraki, I., Rimm, E.B., Willett, W.C., Manson, J.E., Hu, F.B. and Sun, Q. (2016) Potato consumption and risk of type 2 diabetes: results from three prospective cohort studies. *Diabetes Care* 39: 376–384.

Song, Y., Manson, J.E., Buring, J.E. and Liu, S. (2004) A prospective study of red meat consumption and type 2 diabetes in middle-aged and elderly women: the Women's Health Study. *Diabetes Care* 27(9): 2108–2115.

Bluthochdruck

Brown, C.M., Dulloo, A.G., Yepuri, G. and Montani, J.P. (2008) Fructose ingestion acutely elevates blood pressure in healthy young humans. *Am J Physiol Regul Integr Comp Physiol* 294: R730–737.

Jalal, D.I., Smits, G., Johnson, R.J. and Chonchol, M. (2010) Increased fructose associates with elevated blood pressure. *J Am Soc Nephrol* 21: 1543–1549.

Kanbay, M., Aslan, G., Afsar, B., Dagel, T., Siriopol, D., Kuwabara, M., Incir, S., Camkiran, V., Rodriguez-Iturbe, B., Lanaspa, M.A., Covic, A. and Johnson, R.J. (2018) Acute effects of salt on blood pressure are mediated

by serum osmolality. *J Clin Hypertens (Greenwich)* 20: 1447–1454.
Kuwabara, M., Kanbay, M., Niwa, K., Ae, R., Andres-Hernando, A., Roncal-Jimenez, C.A., Garcia, G., Sanchez-Lozada, L.G., Rodriguez-Iturbe, B., Hisatome, I., Lanaspa, M.A. and Johnson, R.J. (2020) Hyperosmolarity and increased serum sodium concentration are risks for developing hypertension regardless of salt intake: a five-year cohort study in Japan. *Nutrients* 12: 1422.
Perez-Pozo, S.E., Schold, J., Nakagawa, T., Sanchez-Lozada, L.G., Johnson, R.J. and Lillo, J.L. (2010) Excessive fructose intake induces the features of metabolic syndrome in healthy adult men: role of uric acid in the hypertensive response. *Int J Obes (Lond)* 34: 454–461.
Brymora, A., Flisiński, M., Johnson, R.J., Goszka, G., Stefańska, A. and Manitius, J. (2012) Low-fructose diet lowers blood pressure and inflammation in patients with chronic kidney disease. *Nephrol Dial Transplant* 27: 608–612.
Rodriguez-Iturbe, B., Pons, H. and Johnson, R.J. (2017) Role of the immune system in hypertension. *Physiol Rev* 97: 1127–1164.

Fettleber

Jensen, T., Abdelmalek, M.F., Sullivan, S., Nadeau, K.J., Green, M., Roncal, C., Nakagawa, T., Kuwabara, M., Sato, Y., Kang, D.H., Tolan, D.R., Sanchez-Lozada, L.G., Rosen, H.R.,
Lanaspa, M.A., Diehl, A.M. and Johnson, R.J. (2018) Fructose and sugar: A major mediator of non-alcoholic fatty liver disease. *J Hepatol* 68: 1063–1075.
Schwimmer, J.B., Ugalde-Nicalo, P., Welsh, J.A., Angeles, J.E., Cordero, M., Harlow, K.E., Alazraki, A., Durelle, J., Knight-Scott, J., Newton, K.P., Cleeton, R., Knott, C., Konomi, J., Middleton, M.S., Travers, C., Sirlin, C.B., Hernandez, A., Sekkarie, A., McCracken, C. and Vos, M.B. (2019) Effect of a low free sugar diet vs usual diet on nonalcoholic fatty liver disease in adolescent boys: a randomized clinical trial. *JAMA* 321: 256–265.
Ouyang, X., Cirillo, P., Sautin, Y., McCall, S., Bruchette, J.L., Diehl, A.M., Johnson, R.J. and Abdelmalek, M.F. (2008) Fructose consumption as a risk factor for non-alcoholic fatty liver disease. *J Hepatol* 48: 993–999.
Sánchez-Lozada, L.G., Mu, W., Roncal, C., Sautin, Y.Y., Abdelmalek, M., Reungjui, S., Le, M., Nakagawa, T., Lan, H.Y., Yu, X. and Johnson, R.J. (2010) Comparison of free fructose and glucose to sucrose in the ability to cause fatty liver. *Eur J Nutr* 49: 1–9.
Abdelmalek, M.F., Lazo, M., Horska, A., Bonekamp, S., Lipkin, E.W., Balasubramanyam, A., Bantle, J.P., Johnson, R.J., Diehl, A.M. and Clark, J.M. (2012) Higher dietary fructose is associated with impaired hepatic adenosine triphosphate homeostasis in obese individuals with type 2 diabetes. *Hepatology* 56: 952–960.
Maersk, M., Belza, A., Stodkilde-Jorgensen, H., Ringgaard, S., Chabanova, E., Thomsen, H., Pedersen, S.B., Astrup, A. and Richelsen, B. (2012) Sucrose-sweetened beverages increase fat storage in the liver, muscle, and visceral fat depot: a 6-mo randomized intervention study. *Am J Clin Nutr* 95: 283–289.

Chronische Nierenerkrankungen

Gersch, M.S., Mu, W., Cirillo, P., Reungjui, S., Zhang, L., Roncal, C., Sautin, Y.Y., Johnson,

R.J. and Nakagawa, T. (2007) Fructose, but not dextrose, accelerates the progression of chronic kidney disease. *Am J Physiol Renal Physiol* 293: F1256–1261.

Nakayama, T., Kosugi, T., Gersch, M., Connor, T., Sanchez-Lozada, L.G., Lanaspa, M.A., Roncal, C., Perez-Pozo, S.E., Johnson, R.J. and Nakagawa, T. (2010) Dietary fructose causes tubulointerstitial injury in the normal rat kidney. *Am J Physiol Renal Physiol* 298(3): F712–F720.

Cirillo, P., Gersch, M.S., Mu, W., Scherer, P.M., Kim, K.M., Gesualdo, L., Henderson, G.N., Johnson, R.J. and Sautin, Y.Y. (2009) Ketohexokinase-dependent metabolism of fructose induces proinflammatory mediators in proximal tubular cells. *J Am Soc Nephrol* 20(3): 545–553.

Sato, Y., Feig, D.I., Stack, A.G., Kang, D.H., Lanaspa, M.A., Ejaz, A.A., Sánchez-Lozada, L.G., Kuwabara, M., Borghi, C. and Johnson, R.J. (2019) The case for uric acid-lowering treatment in patients with hyperuricaemia and CKD. *Nat Rev Nephrol* 15(12): 767–775.

Badve, S.V., Pascoe, E.M., Tiku, A., Boudville, N., Brown, F.G., Cass, A., Clarke, P., Dalbeth, N., Day, R.O., de Zoysa, J.R., Douglas, B., Faull, R., Harris, D.C., Hawley, C.M., Jones, G.R.D., Kanellis, J., Palmer, S.C., Perkovic, V., Rangan, G.K., Reidlinger, D., Robison, L., Walker, R.J., Walters, G., Johnson, D.W. and CKD-FIX Study Investigators. (2020) Effects of allopurinol on the progression of chronic kidney disease. *N Engl J Med* 382: 2504–2513.

Doria, A., Galecki, A.T., Spino, C., et al. (2020) Serum urate lowering with allopurinol and kidney function in type 1 diabetes. *N Engl J Med* 382: 2493–2503.

Lanaspa, M.A., Ishimoto, T., Cicerchi, C., Tamura, Y., Roncal-Jimenez, C.A., Chen, W., Tanabe, K., Andres-Hernando, A., Orlicky, D.J., Finol, E., Inaba, S., Li, N., Rivard, C.J., Kosugi, T., Sanchez-Lozada, L.G., Petrash, J.M., Sautin, Y.Y., Ejaz, A.A., Kitagawa, W., Garcia, G.E., Bonthron, D.T., Asipu, A., Diggle, C.P., Rodriguez-Iturbe, B., Nakagawa,

T. and Johnson, R.J. (2014) Endogenous fructose production and fructokinase activation mediate renal injury in diabetic nephropathy. *J Am Soc Nephrol* 25: 2526–2538.

Herzerkrankungen

Yang, Q., Zhang, Z., Gregg, E.W., Flanders, W.D., Merritt, R. and Hu, F.B. (2014) Added sugar intake and cardiovascular diseases mortality among US adults. *JAMA Intern Med.* 174(4): 516–524.

Patetsios, P., Song, M., Shutze, W.P., Pappas, C., Rodino, W., Ramirez, J.A. and Panetta T.F. (2001) Identification of uric acid and xanthine oxidase in atherosclerotic plaque. *Am J Cardiol* 88: 188–191.

Krebs

Nakagawa, T., Lanaspa, M.A., Millan, I.S., Fini, M., Rivard, C.J., Sanchez-Lozada, L.G., Andres-Hernando, A., Tolan, D.R. and Johnson, R.J. (2020) Fructose contributes to the Warburg effect for cancer growth. *Cancer Metab* 8: 16.

Goncalves, M.D., Lu, C., Tutnauer, J., Hartman, T.E., Hwang, S.K., Murphy, C.J., Pauli, C., Morris, R., Taylor, S.,

Bosch, K., Yang, S., Wang, Y., Van Riper, J., Lekaye, H.C., Roper, J., Kim, Y., Chen, Q., Gross, S.S., Rhee, K.Y., Cantley, L.C. and Yun, J. (2019) High-fructose corn syrup enhances intestinal tumor growth in mice. *Science* 363: 1345–1349.

Park, T.J., Reznick, J., Peterson, B.L., Blass, G., Omerbasic, D., Bennett, N.C., Kuich, P., Zasada, C., Browe, B.M., Hamann, W., Applegate, D.T., Radke, M.H., Kosten, T., Lutermann, H., Gavaghan, V., Eigenbrod, O., Begay, V., Amoroso, V.G., Govind, V.,

Minshall, R.D., Smith, E.S.J., Larson, J., Gotthardt, M., Kempa, S. and Lewin, G.R. (2017) Fructose-driven glycolysis supports anoxia resistance in the naked mole-rat. *Science* 356: 307–311.

San Millán, I. and Brooks, G.A. (2017) Reexamining cancer metabolism: lactate production for carcinogenesis could be the purpose and explanation of the Warburg Effect. *Carcinogenesis* 38: 119–133.

Fini, M.A., Lanaspa, M.A., Gaucher, E.A., Boutwell, B., Nakagawa. T., Wright, R.M.,

Sanchez-Lozada, L.G., Andrews, P., Stenmark, K. and Johnson, R.J. (2021) Brief report: The uricase mutation in humans increases our risk for cancer growth. *Cancer Metab.* 15;9(1): 32.

Kapitel 7: Wie der Überlebensaktivator Psyche und Verhalten beeinflusst

Alkohol

Avena, N.M., Rada, P. and Hoebel, B.G. (2008) Evidence for sugar addiction: behavioral and neurochemical effects of intermittent, excessive sugar intake. *Neurosci Biobehav Rev* 32: 20–39.

Lustig, R.H. (2013) Fructose: it's "alcohol without the buzz." *Adv Nutr* 4: 226–235.

Bouhlal, S., Farokhnia, M., Lee, M.R., Akhlaghi, F. and Leggio, L. (2018) Identifying and characterizing subpopulations of heavy alcohol drinkers via a sucrose preference test: a sweet road to a better phenotypic characterization? *Alcohol* 53: 560–569.

Fortuna, J.L. (2010) Sweet preference, sugar addiction and the familial history of alcohol dependence: shared neural pathways and genes. *J Psychoactive Drugs* 42: 147–151.

Andres-Hernando, A., Garcia, G.E., Orlicky, D.J., Loetz, E.C., Kumar, V., Effinger, D., Kuwabara, M., Bae, S.Y., Bell, R.L., Grahame, N.J., Kim, H., Dugar, S., Maffuid, P., Nakagawa, T., Wempe, M.F., Tolan, D.R., Bland, S.T., Johnson, R.J. and Lanaspa-Garcia,

M.A. (2021) Alcohol preference and liver disease are dependent on sugar (fructose) metabolism. *Cell Metab* (submitted).

Wang, M., Chen, W.Y., Zhang, J., Gobejishvili, L., Barve, S.S., McClain, C.J. and Joshi-Barve,

S. (2020) Elevated fructose and uric acid through aldose reductase contribute to experimental and human alcoholic liver disease. *Hepatology* 72: 1617–1637.

Barrio-Lopez, M.T., Bes-Rastrollo, M., Sayon-Orea, C., Garcia-Lopez, M.,

Fernandez-Montero, A., Gea, A. and Martinez-Gonzalez, M.A. (2013) Different types of alcoholic beverages and incidence of metabolic syndrome and its components in a Mediterranean cohort. *Clin Nutr* 32: 797–804.

Kotronen, A., Yki-Järvinen, H., Männistö, S., Saarikoski, L., Korpi-Hyövälti, E., Oksa, H., Saltevo, J., Saaristo, T., Sundvall, J., Tuomilehto, J. and Peltonen, M. (2010) Non-alcoholic and alcoholic fatty liver disease—two diseases of affluence associated with the metabolic syndrome and type 2 diabetes: the FIN-D2D survey. *BMC Public Health* 10: 237.

Shi, C., Wang, Y., Gao, J., Chen, S., Zhao, X., Cai, C., Guo, C. and Qiu, L. (2017) Inhibition of aldose reductase ameliorates alcoholic liver disease by activating AMPK and modulating oxidative stress and inflammatory cytokines. *Mol Med Rep* 16: 2767–2772.

Carn, D., Lanaspa, M., Benner, S., Andrews, P., Dudley, R., Andres-Hernando, A., Tolan, D.R. and Johnson, R.J. (2021) The role of thrifty genes in the origin of alcoholism: a narrative review and hypothesis. *Alcoholism: Clinical and Experimental Research* 45(8): 1519–1526.

Carrigan, M.A., Uryasev, O., Frye, C.B., Eckman, B.L., Myers, C.R., Hurley, T.D. and Benner, S.A. (2015) Hominids adapted to metabolize ethanol long before human-directed fermentation. *Proc Natl Acad Sci U S A* 112: 458–463.

Duncan, B.B., Chambless, L.E., Schmidt, M.I., Folsom, A.R., Szklo, M., Crouse, J.R., 3rd and Carpenter, M.A. (1995) Association of the waist-to-hip ratio is different with wine than with beer or hard liquor consumption. Atherosclerosis Risk in Communities Study Investigators. *Am J Epidemiol* 142: 1034–1038.

Fruktose, Harnsäure und Nahrungssuche

Johnson, R.J., Wilson, W.H., Bland, S.T. and Lanaspa, M.A. (2021) Fructose and uric acid as drivers of a hyperactive foraging response: A clue to behavioral disorders associated with impulsivity or mania? *Evolution and Human Behavior* 42: 194–203.

Luo, S., Monterosso, J.R., Sarpelleh, K. and Page, K.A. (2015) Differential effects of fructose versus glucose on brain and appetitive responses to food cues and decisions for food rewards. *Proc Natl Acad Sci U S A* 112: 6509–6514.

Purnell, J.Q., Klopfenstein, B.A., Stevens, A.A., Havel, P.J., Adams, S.H., Dunn, T.N., Krisky,

C. and Rooney, W.D. (2011) Brain functional magnetic resonance imaging response to glucose and fructose infusions in humans. *Diabetes Obes Metab* 13: 229–234.

Sutin, A.R., Cutler, R.G., Camandola, S., Uda, M., Feldman, N.H., Cucca, F., Zonderman, A.B., Mattson, M.P., Ferrucci, L., Schlessinger, D. and Terracciano, A. (2014) Impulsivity is associated with uric acid: evidence from humans and mice. *Biol Psychiatry* 75: 31–37.

Cutler, R.G., Camandola, S., Feldman, N.H., Yoon, J.S., Haran, J.B., Arguelles, S. and Mattson, M.P. (2019) Uric acid enhances longevity and endurance and protects the brain against ischemia. *Neurobiol Aging* 75: 159–168.

Lane, M.D. and Cha, S.H. (2009) Effect of glucose and fructose on food intake via malonyl-CoA signaling in the brain. *Biochem Biophys Res Commun* 382: 1–5.

Barrera, C.M., Ruiz, Z.R. and Dunlap, W.P. (1988) Uric acid: a participating factor in the symptoms of hyperactivity. *Biol Psychiatry* 24: 344–347.

Lorenzi, T.M., Borba, D.L., Dutra, G. and Lara, D.R. (2010) Association of serum uric acid levels with emotional and affective temperaments. *J Affect Disord* 121: 161–164.

Robin, J.P., Boucontet, L., Chillet, P. and Groscolas, R. (1998) Behavioral changes in fasting emperor penguins: evidence for a "refeeding signal" linked to a metabolic shift. *Am J Physiol* 274(3): R746–753.

Hyperaktivität und ADHS

Johnson, R.J., Gold, M.S., Johnson, D.R., Ishimoto, T., Lanaspa, M.A., Zahniser, N.R. and Avena, N.M. (2011) Attention-deficit/hyperactivity disorder: is it time to reappraise the role of sugar consumption? *Postgrad Med.* 123(5): 39–49.

Visser, S.N., Danielson, M.L., Bitsko, R.H., Holbrook, J.R., Kogan, M.D., Ghandour, R.M., Perou, R. and Blumberg, S.J. (2014) Trends in the parent-report of health care provider-diagnosed and medicated attention-deficit/hyperactivity disorder: United States, 2003–2011. *J Am Acad Child Adolesc Psychiatry* 53: 34–46 e32.

Hoerr, J., Fogel, J. and Van Voorhees, B. (2017) Ecological correlations of dietary food intake and mental health disorders. *J Epidemiol Glob Health* 7: 81–89.

Lien, L., Lien, N., Heyerdahl, S., Thoresen, M. and Bjertness, E. (2006) Consumption of soft drinks and hyperactivity, mental distress, and conduct problems among adolescents in Oslo, Norway. *Am J Public Health* 96: 1815–1820.

Barrera, C.M., Ruiz, Z.R. and Dunlap, W.P. (1988) Uric acid: a participating factor in the symptoms of hyperactivity. *Biol Psychiatry* 24: 344–347.

Van den Driessche, C., Chevrier, F., Cleeremans, A. and Sackur, J. (2019) Lower attentional skills predict increased exploratory foraging patterns. *Sci Rep* 9: 10948.

DiBattista, D. and Shepherd, M.L. (1993) Primary school teachers' beliefs and advice to parents concerning sugar consumption and activity in children. *Psychol Rep* 72(1): 47–55.

O'Reilly, G.A., Belcher, B.R., Davis, J.N., Martinez, L.T., Huh, J., Antunez-Castillo, L., Weigensberg, M., Goran, M.I. and Spruijt-Metz, D. (2015) Effects of high-sugar and high-fiber meals on physical activity behaviors in Latino and African American adolescents. *Obesity (Silver Spring)* 23: 1886–1894.

Wolraich, M.L., Lindgren, S.D., Stumbo, P.J., Stegink, L.D., Appelbaum, M.I. and Kiritsy,

M.C. (1994) Effects of diets high in sucrose or aspartame on the behavior and cognitive performance of children. *N Engl J Med* 330: 301–307.

Franco-Perez, J., Manjarrez-Marmolejo, J., Ballesteros-Zebadua, P., Neri-Santos, A., Montes, S., Suarez-Rivera, N., Hernandez-Ceron, M. and Perez-Koldenkova, V. (2018) Chronic consumption of fructose induces behavioral alterations by increasing orexin and

dopamine levels in the rat brain. *Nutrients* 10: 1722.
Hill, S.E., Prokosch, M.L., Morin, A. and Rodeheffer, C.D. (2014) The effect of non-caloric sweeteners on cognition, choice, and post-consumption satisfaction. *Appetite* 83: 82–88. Ptacek, R., Kuzelova, H., Stefano, G.B., Raboch, J., Sadkova, T., Goetz, M. and Kream, R.M. (2014) Disruptive patterns of eating behaviors and associated lifestyles in males with ADHD. *Med Sci Monit* 20: 608–613.
Pagoto, S.L., Curtin, C., Lemon, S.C., Bandini, L.G., Schneider, K.L., Bodenlos, J.S. and Ma, Y. (2009) Association between adult attention deficit/hyperactivity disorder and obesity in the US population. *Obesity (Silver Spring)* 17: 539–544.
Agranat-Meged, A.N., Deitcher, C., Goldzweig, G., Leibenson, L., Stein, M. and Galili-Weisstub, E. (2005) Childhood obesity and attention deficit/hyperactivity disorder: a newly described comorbidity in obese hospitalized children. *Int J Eat Disord* 37: 357–359.
Altfas, J.R. (2002) Prevalence of attention deficit/hyperactivity disorder among adults in obesity treatment. *BMC Psychiatry* 2: 9.

Bipolare Störungen und Depressionen

Blader, J.C. and Carlson, G.A. (2007) Increased rates of bipolar disorder diagnoses among U.S. child, adolescent, and adult inpatients, 1996–2004. *Biol Psychiatry* 62: 107–114.
Kessing, L.V., Vradi, E. and Andersen, P.K. (2014) Are rates of pediatric bipolar disorder increasing? Results from a nationwide register study. *Int J Bipolar Disord* 2: 10.
Elmslie, J.L., Mann, J.I., Silverstone, J.T., Williams, S.M. and Romans, S.E. (2001) Determinants of overweight and obesity in patients with bipolar disorder. *J Clin Psychiatry* 62: 486–491; quiz 492–483.
Kesebir, S., Tatlıdil Yaylacı, E., Süner. O. and Gültekin, B.K. (2014) Uric acid levels may be a biological marker for the differentiation of unipolar and bipolar disorder: the role of affective temperament. *J Affect Disord* 165: 131–134.
Shorter, E. (2009) The history of lithium therapy. *Bipolar Disord* 11 Suppl 2: 4–9.
Akhondzadeh, S., Milajerdi, M.R., Amini, H. and Tehrani-Doost, M. (2006) Allopurinol as an adjunct to lithium and haloperidol for treatment of patients with acute mania: a double-blind, randomized, placebo-controlled trial. *Bipolar Disord* 8: 485–489.
Fan, A., Berg, A., Bresee, C., Glassman, L.H. and Rapaport, M.H. (2012) Allopurinol augmentation in the outpatient treatment of bipolar mania: a pilot study. *Bipolar Disord* 14: 206–210.
Jahangard, L., Soroush, S., Haghighi, M., Ghaleiha, A., Bajoghli, H., Holsboer-Trachsler, E. and Brand, S. (2014) In a double-blind, randomized and placebo-controlled trial, adjuvant allopurinol improved symptoms of mania in in-patients suffering from bipolar disorder. *Eur Neuropsychopharmacol* 24: 1210–1221.
Machado-Vieira, R., Soares, J.C., Lara, D.R., Luckenbaugh, D.A., Busnello, J.V., Marca, G., Cunha, A., Souza, D.O., Zarate, C.A., Jr. and Kapczinski, F. (2008) A double-blind, randomized, placebo-controlled 4-week

study on the efficacy and safety of the purinergic agents allopurinol and dipyridamole adjunctive to lithium in acute bipolar mania. *J Clin Psychiatry* 69: 1237–1245.

Regenold, W.T., Hisley, K.C., Phatak, P., Marano, C.M., Obuchowski, A., Lefkowitz, D.M., Sassan, A., Ohri, S., Phillips, T.L., Dosanjh, N., Conley, R.R. and Gullapalli, R. (2008) Relationship of cerebrospinal fluid glucose metabolites to MRI deep white matter hyperintensities and treatment resistance in bipolar disorder patients. *Bipolar Disord* 10: 753–764.

Regenold, W.T., Phatak, P., Kling, M.A. and Hauser, P. (2004) Post-mortem evidence from human brain tissue of disturbed glucose metabolism in mood and psychotic disorders. *Mol Psychiatry* 9: 731–733.

Knuppel, A., Shipley, M.J., Llewellyn, C.H. and Brunner, E.J. (2017) Sugar intake from sweet food and beverages, common mental disorder and depression: prospective findings from the Whitehall II study. *Sci Rep* 7: 6287.

Westover, A.N. and Marangell, L.B. (2002) A cross-national relationship between sugar consumption and major depression? *Depress Anxiety* 16: 118–120.

Sanchez-Lozada, L.G., Andres-Hernando, A., Garcia-Arroyo, F.E., Cicerchi, C., Li, N., Kuwabara, M., Roncal-Jimenez, C.A., Johnson, R.J. and Lanaspa, M.A. (2019) Uric acid activates aldose reductase and the polyol pathway for endogenous fructose and fat production causing development of fatty liver in rats. *J Biol Chem* 294: 4272–4281.

Aggression

Solnick, S.J. and Hemenway, D. (2012) The "Twinkie Defense": the relationship between carbonated non-diet soft drinks and violence perpetration among Boston high school students. *Inj Prev* 18: 259–263.

Solnick, S.J. and Hemenway, D. (2014) Soft drinks, aggression and suicidal behaviour in US high school students. *Int J Inj Contr Saf Promot* 21: 266–273.

Moore, S.C., Carter, L.M. and van Goozen, S. (2009) Confectionery consumption in childhood and adult violence. *Br J Psychiatry* 195: 366–367.

Spitz, R.T., Hillbrand, M. and Foster, H.G. (1995) Uric acid levels and severity of aggression.
Psychol Rep 76: 130.

Grover, C.D., Kay, A.D., Monson, J.A., Marsh, T.C. and Holway, D.A. (2007) Linking nutrition and behavioural dominance: carbohydrate scarcity limits aggression and activity in Argentine ants. *Proc Biol Sci* 274: 2951–2957.

Carroll, C.R. and Janzen, D.H. (1973) Ecology of foraging by ants. *Annual Review of Ecology and Systematics* 4: 231–257.

Alzheimer und Demenz

Johnson, R.J., Gomez-Pinilla, F., Nagel, M., Nakagawa, T., Rodriguez-Iturbe, B., Sanchez-Lozada, L.G., Tolan, D.R. and Lanaspa, M.A. (2020) Cerebral fructose metabolism as a potential mechanism driving Alzheimer's disease. *Front Aging Neurosci* 12: 560865.

Neth, B.J. and Craft, S. (2017) Insulin resistance and Alzheimer's disease: bioenergetic linkages. *Front Aging Neurosci* 9: 345.

Cenini, G. and Voos, W. (2019) Mitochondria as potential targets in Alzheimer Disease therapy: an update. *Front Pharmacol* 10: 902.

Kendig, M.D., Boakes, R.A., Rooney, K.B. and Corbit, L.H. (2013) Chronic restricted access to 10% sucrose solution in adolescent and young adult rats impairs spatial memory and alters sensitivity to outcome devaluation. *Physiol Behav* 120: 164–172.

Agrawal, R., Noble, E., Vergnes, L., Ying, Z., Reue, K. and Gomez-Pinilla, F. (2016) Dietary fructose aggravates the pathobiology of traumatic brain injury by influencing energy homeostasis and plasticity. *J Cereb Blood Flow Metab* 36: 941–953.

Xu, J., Begley, P., Church, S.J., Patassini, S., McHarg, S., Kureishy, N., Hollywood, K.A., Waldvogel, H.J., Liu, H., Zhang, S., Lin, W., Herholz, K., Turner, C., Synek, B.J., Curtis, M.A., Rivers-Auty, J., Lawrence, C.B., Kellett, K.A., Hooper, N.M., Vardy, E.R., Wu, D., Unwin, R.D., Faull, R.L., Dowsey, A.W. and Cooper, G.J. (2016) Elevation of brain glucose and polyol-pathway intermediates with accompanying brain-copper deficiency in patients with Alzheimer's disease: metabolic basis for dementia. *Sci Rep* 6: 27524.

Sims, B., Powers, R.E., Sabina, R.L. and Theibert, A.B. (1998) Elevated adenosine monophosphate deaminase activity in Alzheimer's disease brain. *Neurobiol Aging* 19: 385–391.

Hoyer, S. (1994) Possible role of ammonia in the brain in dementia of Alzheimer type. *Adv Exp Med Biol* 368: 197–205.

Roberts, R.O., Roberts, L.A., Geda, Y.E., Cha, R.H., Pankratz, V.S., O'Connor, H.M., Knopman, D.S. and Petersen, R.C. (2012) Relative intake of macronutrients impacts risk of mild cognitive impairment or dementia. *J Alzheimers Dis* 32: 329–339.

Ge, Q., Wang, Z., Wu, Y., Huo, Q., Qian, Z., Tian, Z., Ren, W., Zhang, X. and Han, J. (2017) High salt diet impairs memory-related synaptic plasticity via increased oxidative stress and suppressed synaptic protein expression. *Mol Nutr Food Res* 61(10): 1700134.

Pase, M.P., Himali, J.J., Jacques, P.F., DeCarli, C., Satizabal, C.L., Aparicio, H., Vasan, R.S., Beiser, A.S. and Seshadri, S. (2017) Sugary beverage intake and preclinical Alzheimer's disease in the community. *Alzheimers Dement* 13: 955–964.

Burrows, T., Goldman, S., Olson, R.K., Byrne, B. and Coventry, W.L. (2017) Associations between selected dietary behaviours and academic achievement: A study of Australian school aged children. *Appetite* 116: 372–380.

Cao, D., Lu, H., Lewis, T.L. and Li, L. (2007) Intake of sucrose-sweetened water induces insulin resistance and exacerbates memory deficits and amyloidosis in a transgenic mouse model of Alzheimer disease. *J Biol Chem* 282: 36275–36282.

Simopoulos, A.P. (2013) Dietary omega-3 fatty acid deficiency and high fructose intake in the development of metabolic syndrome, brain metabolic abnormalities, and non-alcoholic fatty liver disease. *Nutrients* 5: 2901–2923.

Singh, J.A. and Cleveland, J.D. (2018) Comparative effectiveness of allopurinol versus febuxostat for preventing incident dementia in older adults: a

propensity-matched analysis. *Arthritis Res Ther* 20: 167.
Schretlen, D.J., Inscore, A.B., Jinnah, H.A., Rao, V., Gordon, B. and Pearlson, G.D. (2007) Serum uric acid and cognitive function in community-dwelling older adults. *Neuropsychology* 21: 136–140.

Das Harnsäure-Parodoxon

Orowan, E. (1955) The origin of man. *Nature* 175: 683–684.
Kasl, S.V. (1974) Are there any promising biochemical correlates of achievement behavior and motivation? The evidence for serum uric acid and serum cholesterol. *Review of Educational Research* 44: 447–462.
Brooks, G.W. and Mueller, E. (1966) Serum urate concentrations among university professors; relation to drive, achievement, and leadership. *JAMA* 195: 415–418.

Teil III Die Natur überlisten

Kapitel 8: Welcher Zucker steckt in unserer Nahrung?

Aktueller Zuckerverbrauch und Empfehlungen

Ng, S.W., Slining, M.M. and Popkin, B.M. (2012) Use of caloric and noncaloric sweeteners in US consumer packaged foods, 2005–2009. *J Acad Nutr Diet* 112: 1828–1834.
Special Issue: U.S. beverage results for 2011. (2012) *Beverage Digest* 61: 2.
World Health Organization. (2015). Guideline: Sugars intake for adults and children. Geneva, Switzerland: World Health Organization: 1–59.
Johnson, R.K., Appel, L.J., Brands, M., Howard, B.V., Lefevre, M., Lustig, R.H., Sacks, F., Steffen, L.M. and Wylie-Rosett, J. (2009) Dietary sugars intake and cardiovascular health: a scientific statement from the American Heart Association. *Circulation* 120: 1011–1020.

Früchte und Zucker

Jang, C., Hui, S., Lu, W., Cowan, A.J., Morscher, R.J., Lee, G., Liu, W., Tesz, G.J., Birnbaum, M.J. and Rabinowitz, J.D. (2018) The small intestine converts dietary fructose into glucose and organic acids. *Cell Metab* 27: 351–361.
Jang, C., Wada, S., Yang, S., Gosis, B., Zeng, X., Zhang, Z., Shen, Y., Lee, G., Arany, Z. and Rabinowitz, J.D. (2020) The small intestine shields the liver from fructose-induced steatosis. *Nat Metab* 2: 586–593.
Andres-Hernando, A., Orlicky, D.J., Kuwabara, M., Ishimoto, T., Nakagawa, T., Johnson, R.J. and Lanaspa, M.A. (2020) Deletion of fructokinase in the liver or in the intestine reveals differential effects on sugar-induced metabolic dysfunction. *Cell Metab* 32(1): 117–127.
García-Arroyo, F.E., Gonzaga-Sánchez, G., Tapia, E., Muñoz-Jiménez, I., Manterola-Romero, L., Osorio-Alonso, H., Arellano-Buendía, A.S., Pedraza-Chaverri, J., Roncal-Jiménez, C.A., Lanaspa, M.A., Johnson, R.J.

and Sánchez-Lozada, L.G. (2021) Osthol ameliorates kidney damage and metabolic syndrome induced by a high-fat/high-sugar diet. *Int J Mol Sci*. 22: 2431.

Zhang, J., Zhao, L., Cheng, Q., Ji, B., Yang, M., Sanidad, K.Z., Wang, C. and Zhou, F. (2018) Structurally different flavonoid subclasses attenuate high-fat and high-fructose diet induced metabolic syndrome in rats. *J Agric Food Chem* 66(46): 12412–12420.

Reungjui, S., Roncal, C.A., Mu, W., Srinivas, T.R., Sirivongs, D., Johnson, R.J., Nakagawa, T. (2007) Thiazide diuretics exacerbate fructose-induced metabolic syndrome. *J Am Soc Nephrol* 18: 2724–2731.

Madero, M., Arriaga, J.C., Jalal, D., Rivard, C., McFann, K., Perez-Mendez, O., Vazquez, A., Ruiz, A., Lanaspa, M.A., Jimenez, C.R., Johnson, R.J. and Lozada, L.G. (2011) The effect of two energy-restricted diets, a low-fructose diet versus a moderate natural fructose diet, on weight loss and metabolic syndrome parameters: a randomized controlled trial. *Metabolism* 60: 1551–1559.

American Academy of Pediatrics. (2001) The use and misuse of fruit juice in pediatrics. *Pediatrics* 107: 1210–1213.

Johnson, R.J. and Gower, T. (2008). *The Sugar Fix. The High-Fructose Fallout That Is Making You Fat and Sick*. New York, Rodale.

Gesüßte Getränke im Vergleich zu gesüßtem Essen

Sundborn, G., Thornley, S., Merriman, T.R., Lang, B., King, C., Lanaspa, M.A. and Johnson, R.J. (2019) Are liquid sugars different from solid sugar in their ability to cause metabolic syndrome? *Obesity (Silver Spring)* 27: 879–887.

Togo, J., Hu, S., Li, M., Niu, C. and Speakman, J.R. (2019) Impact of dietary sucrose on adiposity and glucose homeostasis in C57BL/6J mice depends on mode of ingestion: liquid or solid. *Mol Metab* 27: 22–32.

Kanbay, M., Guler, G., Ertuglu, L.A., Dagel, T., Afsar, B., Incir, S., Baygul, A., Covic, A., Andres-Hernando, A., Sanchez-Lozada, L.G., Lanaspa, M.A. and Johnson, R.J. (2021) The speed of ingestion of a sugary beverage has an effect on the acute metabolic response to fructose. *Nutrients* 13(6): 1916.

DiMeglio, D.P. and Mattes, R.D. (2000) Liquid versus solid carbohydrate: effects on food intake and body weight. *Int J Obes Relat Metab Disord* 24: 794–800.

Fruktose reguliert ihre Aufnahme und ihren Stoffwechsel selbst

Roncal-Jimenez, C.A., Lanaspa, M.A., Rivard, C.J., Nakagawa, T., Sanchez-Lozada, L.G., Jalal, D., Andres-Hernando, A., Tanabe, K., Madero, M., Li, N., Cicerchi, C., Mc Fann, K., Sautin, Y.Y. and Johnson, R.J. (2011) Sucrose induces fatty liver and pancreatic inflammation in male breeder rats independent of excess energy intake. *Metabolism* 60: 1259–1270.

Lanaspa, M.A., Sanchez-Lozada, L.G., Cicerchi, C., Li, N., Roncal-Jimenez, C.A., Ishimoto, T., Le, M., Garcia, G.E., Thomas, J.B., Rivard, C.J., Andres-Hernando, A., Hunter, B., Schreiner, G., Rodriguez-Iturbe, B., Sautin, Y.Y. and Johnson, R.J. (2012)

Uric acid stimulates fructokinase and accelerates fructose metabolism in the development of fatty liver. *PLoS One*. 7(10): e47948.

Sanchez-Lozada, L.G., Andres-Hernando, A., Garcia-Arroyo, F.E., Cicerchi, C., Li, N., Kuwabara, M., Roncal-Jimenez, C.A., Johnson, R.J. and Lanaspa, M.A. (2019) Uric acid activates aldose reductase and the polyol pathway for endogenous fructose and fat production causing development of fatty liver in rats. *J Biol Chem* 294: 4272–4281.

Burant, C.F. and Saxena, M. (1994) Rapid reversible substrate regulation of fructose transporter expression in rat small intestine and kidney. *Am J Physiol* 267: G71–79.

Garcia-Arroyo, F.E., Monroy-Sanchez, F., Munoz-Jimenez, I., Gonzaga, G., Andres-Hernando, A., Zazueta, C., Juarez-Rojas, J.G., Lanaspa, M.A., Johnson, R.J. and Sanchez-Lozada, L.G. (2019) Allopurinol prevents the lipogenic response induced by an acute oral fructose challenge in short-term fructose fed rats. *Biomolecules* 9: 601.

Sullivan, J.S., Le, M.T., Pan, Z., Rivard, C., Love-Osborne, K., Robbins, K., Johnson, R.J., Sokol, R.J. and Sundaram, S.S. (2015) Oral fructose absorption in obese children with non-alcoholic fatty liver disease. *Pediatr Obes* 10: 188–195.

Künstliche Süßmittel

Choudhary, A.K. and Lee, Y.Y. (2018) Neurophysiological symptoms and aspartame: What is the connection? *Nutr Neurosci* 21: 306–316.

Abdel-Salam, O.M., Salem, N.A., El-Shamarka, M.E., Hussein, J.S., Ahmed, N.A. and El-Nagar, M.E. (2012) Studies on the effects of aspartame on memory and oxidative stress in brain of mice. *Eur Rev Med Pharmacol Sci* 16: 2092–2101.

Sylvetsky, A.C., Figueroa, J., Zimmerman, T., Swithers, S.E. and Welsh, J.A. (2019) Consumption of low-calorie sweetened beverages is associated with higher total energy and sugar intake among children, NHANES 2011–2016. *Pediatr Obes* 14: e12535.

Hill, S.E., Prokosch, M.L., Morin, A. and Rodeheffer, C.D. (2014) The effect of non-caloric sweeteners on cognition, choice, and post-consumption satisfaction. *Appetite* 83: 82–88.

Andres-Hernando, A., Kuwabara, M., Orlicky, D.J., Vandenbeuch, A., Cicerchi, C., Kinnamon, S.C., Finger, T.E., Johnson, R.J. and Lanaspa, M.A. (2020) Sugar causes obesity and metabolic syndrome in mice independently of sweet taste. *Am J Physiol Endocrinol Metab.* 319: E276–E290.

Suez, J., Korem, T., Zeevi, D., Zilberman-Schapira, G., Thaiss, C.A., Maza, O., Israeli, D., Zmora, N., Gilad, S., Weinberger, A., Kuperman, Y., Harmelin, A., Kolodkin-Gal, I., Shapiro, H., Halpern, Z., Segal, E. and Elinav, E. (2014) Artificial sweeteners induce glucose intolerance by altering the gut microbiota. *Nature* 514: 181–186.

Johnson, R.J., Rivard, C., Lanaspa, M.A., Otabachian-Smith, S., Ishimoto, T., Cicerchi, C., Cheeke, P.R., Macintosh, B. and Hess, T. (2013) Fructokinase, fructans, intestinal permeability, and metabolic syndrome: an equine connection? *J Equine Vet Science* 33: 120–126.

Sportgetränke

Cade, J.R., Free, H.J., De Quesada, A.M., Shires, D.L. and Roby, L. (1971) Changes in body fluid composition and volume during vigorous exercise by athletes. *J Sports Med Phys Fitness* 11: 172–178.

Johnson, R.J. and Murray, R. (2010) Fructose, exercise, and health. *Curr Sports Med Rep* 9: 253–258.

Dougherty, K.A., Baker, L.B., Chow, M. and Kenney, W.L. (2006) Two percent dehydration impairs and six percent carbohydrate drink improves boys basketball skills. *Med Sci Sports Exerc* 38: 1650–1658.

Glukose und Leistung

Owen, L., Scholey, A.B., Finnegan, Y., Hu, H. and Sunram-Lea, S.I. (2012) The effect of glucose dose and fasting interval on cognitive function: a double-blind, placebo-controlled, six-way crossover study. *Psychopharmacology (Berl)* 220: 577–589.

Rampersaud, G.C., Pereira, M.A., Girard, B.L., Adams, J. and Metzl, J.D. (2005) Breakfast habits, nutritional status, body weight, and academic performance in children and adolescents. *J Am Diet Assoc* 105: 743–760; quiz 761–762.

Cooper, S.B., Bandelow, S., Nute, M.L., Morris, J.G. and Nevill, M.E. (2012) Breakfast glycaemic index and cognitive function in adolescent school children. *Br J Nutr* 107: 1823–1832.

Benton, D. and Parker, P.Y. (1998) Breakfast, blood glucose, and cognition. *Am J Clin Nutr.* 67: 772S–778S.

Zuckerresistenz

Pontzer, H. (2017) The exercise paradox. *Sci Am* 316: 26–31.

Marlowe, F.W., Berbesque, J.C., Wood, B., Crittenden, A., Porter, C. and Mabulla, A. (2014) Honey, Hadza, hunter-gatherers, and human evolution. *J Hum Evol* 71: 119–128.

Crittenden, A.N., Sorrentino, J., Moonie, S.A., Peterson, M., Mabulla, A. and Ungar, P.S. (2017) Oral health in transition: The Hadza foragers of Tanzania. *PLoS One* 12: e0172197.

Leonidas, J.C. (1965) Essential fructosuria. *N Y State J Med* 65: 2257–2259.

Bayard, V., Chamorro, F., Motta, J. and Hollenberg, N.K. (2007) Does flavanol intake influence mortality from nitric oxide-dependent processes? Ischemic heart disease, stroke, diabetes mellitus, and cancer in Panama. *Int J Med Sci* 4: 53–58.

Hollenberg, N.K., Rivera, A., Meinking, T., Martinez, G., McCullough, M., Passan, D., Preston, M., Taplin, D. and Vicaria-Clement, M. (1999) Age, renal perfusion and function in island-dwelling indigenous Kuna Amerinds of Panama. *Nephron* 82: 131–138.

Gutiérrez-Salmeán, G., Meaney, E., Lanaspa, M.A., Cicerchi, C., Johnson, R.J., Dugar, S., Taub, P., Ramírez-Sánchez, I., Villarreal, F., Schreiner, G. and Ceballos, G. (2016) A randomized, placebo-controlled, double-blind study on the effects of (-)-epicatechin on the triglyceride/HDLc ratio and cardiometabolic profile of subjects with hypertriglyceridemia: Unique in vitro effects. *Int J Cardiol* 223: 500–506.

Kapitel 9: Die optimale Ernährung zur Blockierung des Fettaktivators

Glykämischer Index und allgemeine Ernährung

Atkinson, F.S., Foster-Powell, K. and Brand-Miller, J.C. (2008) International tables of glycemic index and glycemic load values. *Diabetes Care* 31: 2281–2283.

Foster-Powell, K., Holt, S.H. and Brand-Miller, J.C. (2002) International table of glycemic index and glycemic load values. *Am J Clin Nutr* 76: 5–56.

Mozaffarian, D., Hao, T., Rimm, E.B., Willett, W.C. and Hu, F.B. (2011) Changes in diet and lifestyle and long-term weight gain in women and men. *N Engl J Med* 364: 2392–2404.

Bendsen, N.T., Christensen, R., Bartels, E.M. and Astrup, A. (2011) Consumption of industrial and ruminant trans fatty acids and risk of coronary heart disease: a systematic review and meta-analysis of cohort studies. *Eur J Clin Nutr* 65: 773–783.

Shapiro, A., Tümer, N., Gao, Y., Cheng, K.Y. and Scarpace, P.J. (2011) Prevention and reversal of diet-induced leptin resistance with a sugar-free diet despite high fat content. *Br J Nutr* 106(3): 390–397.

Simopoulos, A.P. (2016) An increase in the omega-6/omega-3 fatty acid ratio increases the risk for obesity. *Nutrients* 8: 128.

Infante, J.P., Kirwan, R.C. and Brenna, J.T. (2001) High levels of docosahexaenoic acid (22:6n-3)-containing phospholipids in high-frequency contraction muscles of hummingbirds and rattlesnakes. *Comp Biochem Physiol B Biochem Mol Biol* 130: 291–298.

Schwingshackl, L., Hoffmann, G., Schwedhelm, C., Kalle-Uhlmann, T., Missbach, B., Knuppel, S. and Boeing, H. (2016) Consumption of dairy products in relation to changes in anthropometric variables in adult populations: a systematic review and meta-analysis of cohort studies. *PLoS One* 11: e0157461.

Thorning, T.K., Raben, A., Tholstrup, T., Soedamah-Muthu, S.S., Givens, I. and Astrup, A. (2016) Milk and dairy products: good or bad for human health? An assessment of the totality of scientific evidence. *Food Nutr Res* 60: 32527.

Wang, Y. and Beydoun, M.A. (2009) Meat consumption is associated with obesity and central obesity among US adults. *Int J Obes (Lond)* 33: 621–628.

Diät-Studien

Andrews, P. and Johnson, R.J. (2020) Evolutionary basis for the human diet: consequences for human health. *J Intern Med* 287: 226–237.

Mozaffarian, D. (2016) Dietary and policy priorities for cardiovascular disease, diabetes, and obesity: a comprehensive review. *Circulation* 133: 187–225.

Ballard, K.D., Quann, E.E., Kupchak, B.R., Volk, B.M., Kawiecki, D.M., Fernandez, M.L., Seip, R.L., Maresh, C.M., Kraemer, W.J. and Volek, J.S. (2013) Dietary carbohydrate restriction improves insulin sensitivity, blood pressure, microvascular function, and cellular adhesion markers in individuals taking statins. *Nutr Res.* 33: 905–912.

Hyde, P.N., Sapper, T.N., Crabtree, C.D., LaFountain, R.A., Bowling, M.L., Buga, A., Fell, B., McSwiney, F.T., Dickerson, R.M., Miller, V.J., Scandling, D., Simonetti, O.P., Phinney, S.D., Kraemer, W.J., King, S.A., Krauss, R.M. and Volek, J.S. (2019) Dietary carbohydrate restriction improves metabolic syndrome independent of weight loss. *JCI Insight* 4: e128308.

Foster, G.D., Wyatt, H.R., Hill, J.O., Makris, A.P., Rosenbaum, D.L., Brill, C., Stein, R.I., Mohammed, B.S., Miller, B., Rader, D.J., Zemel, B., Wadden, T.A., Tenhave, T., Newcomb, C.W. and Klein, S. (2010) Weight and metabolic outcomes after 2 years on a low-carbohydrate versus low-fat diet: a randomized trial. *Ann Intern Med* 153: 147–157.

Samaha, F.F., Iqbal, N., Seshadri, P., Chicano, K.L., Daily, D.A., McGrory, J., Williams, T., Williams, M., Gracely, E.J. and Stern, L. (2003) A low-carbohydrate as compared with a low-fat diet in severe obesity. *N Engl J Med* 348: 2074–2081.

Mellberg, C., Sandberg, S., Ryberg, M., Eriksson, M., Brage, S., Larsson, C., Olsson, T. and Lindahl, B. (2014) Long-term effects of a Palaeolithic-type diet in obese postmenopausal women:
a 2-year randomized trial. *Eur J Clin Nutr* 68: 350–357.

Sacks, F.M., Bray, G.A., Carey, V.J., Smith, S.R., Ryan, D.H., Anton, S.D., McManus, K.,

Champagne, C.M., Bishop, L.M., Laranjo, N., Leboff, M.S., Rood, J.C., de Jonge, L., Greenway, F.L., Loria, C.M., Obarzanek, E. and Williamson, D.A. (2009) Comparison of weight-loss diets with different compositions of fat, protein, and carbohydrates. *N Engl J Med* 360: 859–873.

Trichopoulou, A., Costacou, T., Bamia, C. and Trichopoulos, D. (2003) Adherence to a Mediterranean diet and survival in a Greek population. *N Engl J Med* 348: 2599–2608.

Mazidi, M., Katsiki, N., Mikhailidis, D.P., Sattar, N. and Banach, M. (2019) Lower carbohydrate diets and all-cause and cause-specific mortality: a population-based cohort study and pooling of prospective studies. *Eur Heart J* 40: 2870–2879.

Jospe, M.R., Roy, M., Brown, R.C., Haszard, J.J., Meredith-Jones, K., Fangupo, L.J., Osborne, H., Fleming, E.A. and Taylor, R.W. (2020) Intermittent fasting, Paleolithic, or Mediterranean diets in the real world: exploratory secondary analyses of a weight-loss trial that included choice of diet and exercise. *Am J Clin Nutr* 111: 503–514.

Volek, J.S., Phinney, S.D., Krauss, R.M., Johnson, R.J., Saslow, L.R., Gower, B., Yandy, W.W., King, J., Hecht, F.M., Teicholz, N., Bistrian, B.R., Hamdy, O. (2021) Alternative dietary patterns for Americans: Low-carbohydrate diet. *Nutrients* 13: 3299.

Schlaf

Chaput, J.P., Tremblay, M.S., Katzmarzyk, P.T., Fogelholm, M., Hu, G., Maher, C., Maia, J., Olds, T., Onywera, V., Sarmiento, O.L., Standage, M., Tudor-Locke, C., Sampasa-Kanyinga, H. and Group, I.R. (2018) Sleep patterns and sugar-sweetened beverage consumption among children from

around the world. *Public Health Nutr* 21: 2385–2393.
Markwald, R.R., Melanson, E.L., Smith, M.R., Higgins, J., Perreault, L., Eckel, R.H. and Wright, K.P., Jr. (2013) Impact of insufficient sleep on total daily energy expenditure, food intake, and weight gain. *Proc Natl Acad Sci U S A* 110: 5695–5700.
Chen, X., Beydoun, M.A. and Wang, Y. (2008) Is sleep duration associated with childhood obesity? A systematic review and meta-analysis. *Obesity (Silver Spring)* 16: 265–274.

Mögliche Vorteile eines permanenten Glukose-Monitoring

Zeevi, D., Korem, T., Zmora, N., Israeli, D., Rothschild, D., Weinberger, A., Ben-Yacov, O., Lador, D., Avnit-Sagi, T., Lotan-Pompan, M., Suez, J., Mahdi, J.A., Matot, E., Malka, G., Kosower, N., Rein, M., Zilberman-Schapira, G., Dohnalová, L., Pevsner-Fischer,
M., Bikovsky, R., Halpern, Z., Elinav, E. and Segal, E. (2015) Personalized nutrition by prediction of glycemic responses. *Cell* 163: 1079–1094.
Hall, H., Perelman, D., Breschi, A., Limcaoco, P., Kellogg, R., McLaughlin, T. and Snyder, M. (2018) Glucotypes reveal new patterns of glucose dysregulation. *PLoS Biol.* 16: e2005143.

Hydrierung

Stookey, J.J. (2016) Negative, null and beneficial effects of drinking water on energy intake, energy expenditure, fat oxidation and weight change in randomized trials: a qualitative review. *Nutrients* 8: 19.
Stookey, J.D., Kavouras, S., Suh, H. and Lang, F. (2020) Underhydration is associated with obesity, chronic diseases, and death within 3 to 6 years in the U.S. population aged 51–70 years. *Nutrients* 12(4): 905.
Stookey, J.D. (2017) Under what conditions do water-intervention studies significantly improve child body weight? *Ann Nutr Metab* 70 Suppl 1: 62–67.

Den Harnsäure-Wert senken

Ejaz, A.A., Nakagawa, T., Kanbay, M., Kuwabara, M., Kumar, A., Garcia Arroyo, F.E., Roncal-Jimenez, C., Sasai, F., Kang, D.H., Jensen, T., Hernando, A.A., Rodriguez-Iturbe, B., Garcia, G., Tolan, D.R., Sanchez-Lozada, L.G., Lanaspa, M.A. and Johnson, R.J. (2020) Hyperuricemia in kidney disease: a major risk factor for cardiovascular events, vascular calcification, and renal damage. *Semin Nephrol* 40: 574–585.
Piani, F., Sasai F, Bjornstad, P., Borghi, C., Yoshimura, A., Sanchez-Lozada, L.G., Roncal-Jimenez, C., Garcia, G.E., Hernando, A.A., Fuentes, G.C., Rodriguez-Iturbe, B., Lanaspa, M.A., Johnson, R.J. (2021) Hyperuricemia and chronic kidney disease: to treat or not to treat. *J Bras Nefrol* S0101-28002021005026301.
Johnson, R.J., Bakris, G.L., Borghi, C., Chonchol, M.B., Feldman, D., Lanaspa, M.A., Merriman, T.R., Moe, O.W., Mount, D.B., Sanchez Lozada, L.G., Stahl, E., Weiner, D.E. and Chertow, G.M. (2018) Hyperuricemia, acute and chronic kidney disease, hypertension, and cardiovascular disease: report of a scientific workshop organized by the National Kidney Foundation. *Am J Kidney Dis* 71: 851–865.

Kapitel 10: Ihr ursprüngliches Gewicht wiederherstellen und Ihre Lebensspanne an gesunden Jahren verlängern

Gehtest

Hills, A.P. and Parker, A.W. (1991) Gait characteristics of obese children. *Arch Phys Med Rehabil*
72: 403–407.

Santanasto, A.J., Coen, P.M., Glynn, N.W., Conley, K.E., Jubrias, S.A., Amati, F., Strotmeyer, E.S., Boudreau, R.M., Goodpaster, B.H. and Newman, A.B. (2016) The relationship between mitochondrial function and walking performance in older adults with a wide range of physical function. *Exp Gerontol* 81: 1–7.

Luk, T.H., Dai, Y.L., Siu, C.W., Yiu, K.H., Li, S.W., Fong, B., Wong, W.K., Tam, S. and Tse,
H.F. (2012) Association of lower habitual physical activity level with mitochondrial and endothelial dysfunction in patients with stable coronary artery disease. *Circ J* 76: 2572–2578.

Apabhai, S., Gorman, G.S., Sutton, L., Elson, J.L., Plotz, T., Turnbull, D.M. and Trenell, M.I. (2011) Habitual physical activity in mitochondrial disease. *PLoS One* 6: e22294.

Coen, P.M., Jubrias, S.A., Distefano, G., et al. (2013) Skeletal muscle mitochondrial energetics are associated with maximal aerobic capacity and walking speed in older adults. *J Gerontol A Biol Sci Med Sci* 68: 447–455.

Jerome, G.J., Ko, S.U., Chiles Shaffer, N.S., Studenski, S.A., Ferrucci, L. and Simonsick, E.M. (2016) Cross-sectional and longitudinal associations between adiposity and walking endurance in adults age 60–79. *J Gerontol A Biol Sci Med Sci* 71: 1661–1666.

Studenski, S., Perera, S., Patel, K., et al. (2011) Gait speed and survival in older adults. *JAMA* 305: 50–58.

Die Verbesserung der Mitochondrienfunktion

San Millán, I. and Brooks, G.A. (2018) Assessment of metabolic flexibility by means of measuring blood lactate, fat, and carbohydrate oxidation responses to exercise in professional endurance athletes and less-fit individuals. *Sports Med* 48: 467–479.

Achten, J. and Jeukendrup, A.E. (2004) Optimizing fat oxidation through exercise and diet.
Nutrition 20: 716–727.

de Cabo, R. and Mattson, M.P. (2019) Effects of intermittent fasting on health, aging, and disease. *N Engl J Med* 381: 2541–2551.

Bourguignon, A., Rameau, A., Toullec, G., Romestaing, C. and Roussel, D. (2017) Increased mitochondrial energy efficiency in skeletal muscle after long-term fasting: its relevance to animal performance. *J Exp Biol* 220: 2445–2451.

Miller, B., Hamilton, K., Boushel, R., Williamson, K., Laner, V., Gnaiger, E. and Davis, M. (2017) Mitochondrial respiration in highly aerobic canines in the non-raced state and after a 1600-km sled dog race. *PLoS One* 12: e0174874.

Sies, H., Hollman, P.C., Grune, T., Stahl, W., Biesalski, H.K. and Williamson, G. (2012) Protection by flavanol-rich foods against vascular dysfunction and oxidative damage: 27th Hohenheim Consensus Conference. *Adv Nutr* 3: 217–221.

Altern

van Dam, E., van Leeuwen, L.A.G., Dos Santos, E., James, J., Best, L., Lennicke, C., Vincent, A.J., Marinos, G., Foley, A., Buricova, M., Mokochinski, J.B., Kramer, H.B., Lieb, W., Laudes, M., Franke, A., Kaleta, C. and Cocheme, H.M. (2020) Sugar-induced obesity and insulin resistance are uncoupled from shortened survival in drosophila. *Cell Metab* 31: 710–725 e717.

Roncal-Jimenez, C.A., Ishimoto, T., Lanaspa, M.A., Milagres, T., Hernando, A.A., Jensen, T., Miyazaki, M., Doke, T., Hayasaki, T., Nakagawa, T., Marumaya, S., Long, D.A., Garcia, G.E., Kuwabara, M., Sánchez-Lozada, L.G., Kang, D.H., Johnson, R.J. (2016)

Aging-associated renal disease in mice is fructokinase dependent. *Am J Physiol Renal Physiol* 311(4): F722–F730.

Lai, J.Y., Atzmon, G., Melamed, M.L., Hostetter, T.H., Crandall, J.P., Barzilai, N. and Bitzer,

M. (2012) Family history of exceptional longevity is associated with lower serum uric acid levels in Ashkenazi Jews. *J Am Geriatr Soc* 60: 745–750.

Nahrungsergänzungsmittel und Vitamine

Le, M.T., Lanaspa, M.A., Cicerchi, C.M., et al. (2016) Bioactivity-guided identification of botanical inhibitors of ketohexokinase. *PLoS One* 11: e0157458.

Gutiérrez-Salmeán, G., Meaney, E., Lanaspa, M.A., Cicerchi, C., Johnson, R.J., Dugar, S., Taub, P., Ramírez-Sánchez, I., Villarreal, F., Schreiner, G. and Ceballos, G. (2016) A randomized, placebo-controlled, double-blind study on the effects of (-)-epicatechin on the triglyceride/HDLc ratio and cardiometabolic profile of subjects with hypertriglyceridemia: Unique in vitro effects. *Int J Cardiol* 223: 500–506.

Gomez-Cabrera, M.C., Domenech, E., Romagnoli, M., et al. (2008) Oral administration of vitamin C decreases muscle mitochondrial biogenesis and hampers training-induced adaptations in endurance performance. *American Journal of Clinical Nutrition* 87: 142–149. García-Arroyo, F.E., Gonzaga-Sánchez, G., Tapia, E., Muñoz-Jiménez, I., Manterola-Romero, L., Osorio-Alonso, H., Arellano-Buendía, A.S., Pedraza-Chaverri, J., Roncal-Jiménez, C.A.,

Lanaspa, M.A., Johnson, R.J. and Sánchez-Lozada, L.G. (2021) Osthol ameliorates kidney damage and metabolic syndrome induced by a high-fat/high-sugar diet. *Int J Mol Sci* 22: 2431.

Ein paar Worte zum Schluss

Benner, S. (2017) Uniting natural history with the molecular sciences. The ultimate multidisciplinarity. *Acc Chem Res* 50: 498–502.

Benner, S.A., Caraco, M.D., Thomson, J.M. and Gaucher, E.A. (2002) Planetary biology—paleontological, geological, and molecular histories of life. *Science* 296: 864–868.

Francey, C., Cros, J., Rosset, R., Crézé, C., Rey, V., Stefanoni, N., Schneiter, P., Tappy, L. and Seyssel, K. (2019) The extra-splanchnic fructose escape after ingestion of a fructose-glucose drink: An exploratory study in healthy humans using a dual fructose isotope method. *Clin Nutr ESPEN* 29: 125–132.

Sherlock Holmes quote from Arthur Conan Doyle. (1890) *The Sign of the Four.* London, Spencer Blackett.

Sachwortregister

STIMMEN ZU DIESEM BUCH

„Eine Kalorie ist nicht eine Kalorie. Dr. Richard Johnson erklärt, wie eine simple Mutation aus einem Einfachzucker, der Fruktose – vordergründig eine Energiequelle-–, ein Stoffwechselgift machte, das die chronischen Krankheiten schürt, von denen Amerika, ja sogar die ganze Welt heimgesucht wird."

Dr. med. Robert Lustig, UCSF, Neuroendokrinologe und Autor von *Wie unser Essen uns krank macht*

„Ein faszinierender Blick auf die Wissenschaft von der Adipositas mit vielen praktischen Tipps. Dr. Johnson verweist darauf, dass (Zitat) ‚es nicht unsere Kultur [ist], die uns dick macht. Es ist unsere Biologie' (Zitat Ende) und fährt fort, diese Biologie von einem evolutionären Blickwinkel aus zu erklären. Ein wichtiges Buch."

Dr. med. Jason Fung, *Autor von Obesity Code*

„Rick widmete seine berufliche Laufbahn der Aufgabe, die ungewöhnlichen Stoffwechseleigenschaften der Fruktose aufzuklären auf eine Weise, die für enorme Transparenz auf diesem Gebiet gesorgt hat. Ich habe von seiner Forschung eine Menge gelernt, sie hat mein Denken über die Ernährungswissenschaft, die Insulinresistenz, die nichtalkoholische Fettleber (Non-Alkoholic Fatty Liver Disease = NAFLD), den Diabetes-Typ 2 und die Gruppe von Stoffwechselkrankheiten, die mit dem metabolischen Syndrom zusammenhängen, geprägt. Dadurch, dass er die ungewöhnliche Rolle der Fruktose im Stoffwechsel mithilfe der Evolution erklärt, nimmt er die Emotion aus einem hoch aufgeladenen Thema und lässt die Biologie für sich selbst sprechen."

Dr. med. Peter Attia, Gründer von Early Medical und Moderator des Podcasts *The Drive*

„Dieses faszinierende und provozierende Buch liefert Argumente dafür, dass der Fruktose eine einzigartige Rolle bei der Entwicklung von Diabetes, Adipositas und anderen chronischen Krankheiten zukommt. Gibt es einen ‚Fettaktivator' und können wir ihn rückgängig machen? Dr. Johnson nimmt uns mit auf eine unterhaltsame und weitreichende Reise durch Studien an Tieren und an Menschen sowie zu Begebenheiten der Menschheitsgeschichte und liefert einige konkrete Antworten."

Nina Teicholz, Wissenschaftsjournalistin und Autorin des Bestsellers *The Big Fat Surprise*

„Was, wenn Fruktose der wichtigste gemeinsame Nenner dafür ist, dass wir dick werden und dick bleiben? Dr. Johnson präsentiert überzeugend und akribisch erforscht, warum die Natur unseren Körper eigens so konzipiert hat, dass er als Reaktion auf übermäßig viel Fruktose Fett speichern kann – und wie uns dieses Wissen aus der gewaltigen Epidemie von Stoffwechselkrankheiten herausholen kann, in der wir uns befinden. Sie erfahren nicht nur, wie die Fruktose unseren Überlebensmechanismus (den ‚Überlebensaktivator') dazu antreibt, Fett zu speichern, sondern auch, wie überraschende Faktoren wie die Dehydrierung, die Umami-Aromen und sogar ein niedriges Vitamin C auch unmittelbar dazu beitragen. Stoffwechselstörungen wüten gerade auf dem Globus und fordern einen nicht kalkulierbaren Tribut an Leben, menschlichem Leiden sowie medizinischen Kosten. Dieses Buch ist ein evidenzbasierter Rettungsanker und ein praktikabler Weg nach vorn für jeden Menschen, der Gewicht verlieren, seine Gesundheit selbst in die Hand nehmen und den Einfluss von Nahrungsmitteln auf den Körper verstehen möchte."

Dr. med. Casey Means, Fachärztin für Stoffwechselmedizin und Mitbegründerin von *Levels*

„Dr. Johnson ist ein erfolgreicher Wissenschaftler, der erstaunliche Entdeckungen auf dem Gebiet des Fruktosestoffwechsels und dessen Zusammenhang mit der Gesundheit gemacht hat. In seinem neuen Buch präsentiert er eine glaubwürdige neue Theorie, um zu erklären, warum immer mehr Menschen immer dicker und kränker werden und was man dagegen tun kann. Das ist eines der seltenen Bücher, das eine jahrzehntelange beeindruckende wissenschaftliche Arbeit auf leichtverdauliche Kost herunterbricht. Von daher betrachte ich es als wertvollen Lesestoff für Forschende und im Gesundheitsbereich Tätige, das gleichzeitig auch für Nichtfachleute leicht lesbar ist."

Dr. phil. Jeff Volek, RD. Professor an der Ohio State University, Mitbegründer und wissenschaftlicher Leiter bei *Virta Health* und Autor von *The Art and Science of Low Carbohydrate Living und The Art and Science of Low Carbohydrate Performance*

Rick Johnson ist ein erstklassiger Wissenschaftler und ein begnadeter Autor. Er stand bei der Erforschung der menschlichen Ernährung und Physiologie an vorderster Front und hat eine ganz neue Auffassung entwickelt, um auf der Stoffwechselebene zu erklären, warum es uns bestimmt ist zuzunehmen und was man dagegen tun kann. In seinem neuen Buch schreibt Rick in sehr zugewandter und leicht verständlicher Form über die neueste Forschung zu diesem Thema und mischt dies kunstvoll mit Beispielen aus dem realen Leben und kulturellen Bezügen zu einer sehr überzeugenden, informativen Lektüre, die Spaß macht."

Dr. med. Michael Goran, Autor von *Sugarproof*

„Da ich mich für den Zusammenhang zwischen Ernährung und Gehirnfunktion interessiere, habe ich die von Richard Johnson veröffentlichten Artikel und Bücher aufmerksam verfolgt. Er war in Fragen der Ernährung und Gesundheit schon immer auf dem neuesten Stand, insbesondere was die zentrale Rolle von Fruktose betrifft. Sein neues Buch *Hüftgold und Winterspeck. Vom Evolutionsvorteil zur Fettfalle* setzt einen neuen Standard in Bezug auf das Verständnis der Pathologie von Adipositas und Stoffwechselstörungen. Er stellt eine rein wissenschaftlich fundierte Beschreibung der zugrundeliegenden Pathologie vor und nutzt diese Informationen, um uns neue revolutionäre Möglichkeiten an die Hand zu geben, wie wir Adipositas und Stoffwechselstörungen rückgängig machen können. Dieses Buch ist eine Pflichtlektüre für medizinische und wissenschaftliche Kreise sowie für die allgemeine Öffentlichkeit."

Dr. med. William L. Wilson, Hausarzt und Autor von *Brain Drain*

„Trotz aller unerträglichen Stereotypien über dicke Menschen, die faul, dumm und unfähig seien, ihr Essverhalten zu kontrollieren, sieht die Realität so aus, dass es darauf ankommt, was wir essen, wenn wir uns etliche Pfunde draufpacken. Da er der Erste war, der sich bei der Gewichtszunahme auf den Aspekt der Fruktose konzentriert hat, ist Dr. Richard Johnson seit vielen Jahren bei diesem Problem auf dem neuesten Stand. Nachdem er sich noch tiefer in dieses Thema eingearbeitet hat, stellt er nun fest, dass hinter der Adipositas-Geschichte mehr steckt als der bloße Fruktosekonsum. *Hüftgold und Winterspeck. Vom Evolutionsvorteil zur Fettfalle* geht im Detail darauf ein, wie wir genau dahin gekommen sind und was nötig ist, um die Adipositas-Epidemie ein für alle Mal zu bewältigen. Fantastische Lektüre!"

Jimmy Moore, Autor von *Ketogene Ernährung für Einsteiger*

„Kompetent und klar werden in *Hüftgold und Winterspeck. Vom Evolutionsvorteil zur Fettfalle* wichtige Erkenntnisse über die Herausforderungen der Adipositas dargestellt. Johnson, eine Autorität auf diesem Gebiet, präsentiert ein hochwirksames neues Modell, mit dem wir verstehen, warum wir zunehmen, warum es so schwierig ist, abzunehmen und welche Strategien die effektivsten sind, um das optimale Gewicht zu halten und bei guter Gesundheit zu bleiben. Dieses Buch bietet viele wichtige Erkenntnisse von höchster Priorität für Gesundheitsfachleute, Betroffene und alle, die daran interessiert sind, die Herausforderungen von Übergewicht und Adipositas in ihrem Leben zu verstehen und wirksam anzugehen."

Dr. med. Barbara N. Horowitz, Professorin in Harvard
und Co-Autorin von *Zoobiquity*

„Professor Rick Johnson, der Autor von *The Fat Switch* (zu Deutsch etwa: *Der Fettaktivator*), hat ein wunderbares Nachfolgebuch voller interessanter Informationen über die überraschende Wissenschaft hinter der Gewichtszunahme geschrieben, das man gelesen haben muss. Über das Verstehen der Genetik unserer Ahnen und anhand von Naturstudien arbeitet der Autor mit einem biomimetischen Ansatz, um zu erklären und verständlich zu machen, welche Macht Fett besitzt und warum sich Adipositas als eine Pandemie in Zeitlupe erweist. Lesen Sie dieses Buch und erfahren Sie von einem der populärsten Wissenschaftsautoren, warum uns die Natur das Hüftgold beschert hat."

Dr. med. Peter Stenvinkel, Karolinska Institutet, internationaler Experte und Befürworter des Ansatzes, wie die Natur uns Medizin lehren kann.

„*Hüftgold und Winterspeck. Vom Evolutionsvorteil zur Fettfalle* ist ein Buch, das man lesen muss. Es beschreibt den Weg eines anerkannten Wissenschaftlers, der sich hin- und herbewegt, von den Beobachtungen in der Zoologie und der Anthropologie zu den strengen Laborbeobachtungen, der zu der Schlussfolgerung führt, dass die Wurzel von Adipositas und anderen modernen Krankheiten in den Abwehrmechanismen der Natur zu finden sind. Der Weg selbst wird flüssig und fesselnd erzählt, sodass es fast unmöglich ist, das Buch aus der Hand zu legen, bevor man auf der letzten Seite angekommen ist."

Dr. med. Bernardo Rodriguez-Iturbe, Professor für Medizin und ehemaliger Präsident der Internationalen Gesellschaft für Nephrologie

„Der Professor, Kliniker, Adipositas-Forscher und Autor Dr. med. Richard Johnson wirft in seinem neuen Buch *Hüftgold und Winterspeck. Vom Evolutionsvorteil zur Fettfalle* einen einzigartigen Blick auf die der Adipositas und den chronischen Krankheiten zugrundeliegenden Ursachen. Von einem evolutionären Blickpunkt aus erklärt er, wie wir essen, um zu überleben – sogar noch in einer modernen Welt voller Überfluss gibt es eine Diskrepanz zwischen unserem Essensbedarf und unserer Umgebung, angefüllt mit raffinierten und verarbeiteten Nahrungsmitteln, die unseren Appetit fördern und dazu führen, dass wir Fett ansetzen. Er erklärt die ungewöhnliche Rolle der Fruktose und der Harnsäure als Auslöser zum Dickwerden und bei der Förderung chronischer Krankheiten und was wir tun können, um das zu verhindern und rückgängig zu machen. Ich möchte dieses gut geschriebene und leicht verständliche Buch der allgemeinen Öffentlichkeit und den anderen Gesundheitsfachleuten wärmstens empfehlen.“

Dr. med. Jeffrey N. Gerner, FAAFP, Denvers Diät-Doktor und Mitorganisator der Low Carb-Konferenzen

„Das ist ein fantastisches Buch, und man könnte es beschreiben als Johnsons Odyssee durch den Irrgarten der Möglichkeiten, warum so viele von uns Adipositas bekommen und Diabetes-Typ 2 entwickeln. Er streut in diesem Buch wunderbare Beispiele von Tieren ein, die sich absichtlich Fett anfuttern, um widrige Umstände zu überleben. Dieser sogenannte Überlebensaktivator ist laut Johnson das Geheimnis, warum wir alle dick werden. Die meisten von uns leben heute in einer Welt des Überflusses, unsere Entwicklung vollzog sich jedoch in einer Welt, in der wir bei plötzlichen Nahrungsknappheiten überleben mussten. Daher schadet uns der Überlebensaktivator heute.

Das Narrativ dieses Buches handelt davon, wie Fruktose den Aktivator einschaltet – der uns adipös werden lässt –, wenn gar keine Notwendigkeit dafür besteht. Es folgt eine Hypothese nach der anderen, mit Versuchen, die Johnson und sein Stab größtenteils selbst durchführten, um die Theorie nachzuweisen oder zu widerlegen. Ein sehr lesenswertes und unterhaltsames Buch.“

Graham MacGregor, CBE, FRCP, Professor für kardiovaskuläre Medizin, Wolfson Institute, Vorsitzender von Barts und der London Hospital Medical School UK sowie Vorsitzender Aktionsgruppe Salz und Zucker

DANKSAGUNGEN

Ich danke meiner Literaturagentin Jennifer Herrera und meinen Herausgeberinnen Leah Wilson, Nancy Hall und Mary Ann Timeus; ohne ihre Hilfe wäre das Buch nie zustande gekommen.

Die hier präsentierte Forschung ist das Ergebnis jahrelanger Leistungen vieler Mitarbeiterinnen und Mitarbeiter, die ich gar nicht alle namentlich aufzählen kann Mein spezieller Dank geht an Miguel A. Lanaspa, Gaby Sánchez-Lozada, Takahiko Nakagawa, Duk-Hee Kang, Yuri Sautin, Takuji Ishimoto, Bernardo Rodriguez-Iturbe, dem verstorbenen Jaime Herrera-Acosta, George Schreiner und Marilda Mazzali, die alle eine wichtige Rolle bei vielen der maßgeblichen Entdeckungen gespielt haben. Ich danke auch meinem Team, Ana Andres-Hernando, Wei Mu, Carlos Roncal-Jimenez, Christopher Rivard, Davind Orlicky, Gabriela Garcia, Olena Glushakova, Xiaosen Ouyang, Tamara Milagres, Katherine Gordon, Christina Cicerchi, Nanxing Li und Zhilin Song. Ebenfalls zu Dank verpflichtet bin ich unseren wissenschaftlichen Gästen und Forschungsstipendiaten, einschließlich John Kanellis, Christine und Michael Gersch, Pietro Cirillo, Marcelo Heinig, David Long, Karen Price, Uday Khosla, dem verstorbenen Waichi Sato, Wei Chen, Fumihiko Sasai, Federica Piani, Yoshifura Tamura, Wataru Kitagawa, Katsuyuki Tanabe, Tomoki Kosugi, Mohamed Shafiu, Takahiro Nakayama, Thomas Jensen, Yuka Sato und Masanari Kuwabara.

Mein Dank für klinische Forschungsstudien geht an Manal Abdelmalek, Reem Asad, A. Ahsan Ejaz, Petter Bjornstad, Claudio Borghi, Diana Jalal, Mehmet Kanbay, Ada Kumar, David Maahs, Magdalena Madero, Roberto Pontremoli, Janet Snell-Bergeon, Enrique Perez-Pozo, Jacek Manitius, Ebaa Al-Ozairi, Jillian Sullivan, Shikha Sundaram,

Guillerom Ceballos, Myphuong Le, Xueqing Yu, und den verstorbenen Chris King; und für die Zusammenarbeit in der Grundlagenforschung an Paul MacLean, Mehdi Fini, Fernando Garcia-Arroyo, Joshua Rabinowitz, David Bonthron, Leo Joostens, Thomas Finger und Susan Kinammon. Ein Dankeschön geht auch an meine Leute in Neuseeland (einschließlich Tony Merriman, Gerhard Sundborn und Simon Thornley) und in Florida (Mark Segal, Phil Scarpace, Rajesh Mohandas, Bhagwan Das und Sergei Zharikov). Für die Arbeit an der Chemie der Harnsäure danke ich Alexander Angerhofer, Christine Gersch, Witcha Imaram und dem verstorbenen George Henderson. Für die Arbeit an der Entwicklung der Fruktose-Hemmer danke ich insbesondere Dean R. Tolan, Sundeep Dugar, Paul Maffuid, William Greenlee, Kai Hahn, Vijay Kumar, Soyoung Bae, Chase Needham, Michael Wempe, Tim Van Dyke und meinem Bruder Todd Johnson. Für die Arbeit über die Alkoholabhängigkeit geht mein Dank auch an Sandra Bland, Richard Bell, Esteban Loetz und Richard Montoya.

Mein Dank gilt meinen fachkundigen Freunden in der Evolutionsbiologie und Anthropologie, insbesondere Peter Andrews, Steven Benner, David Carn, John W. Fox und Eric Gaucher, sowie meinen Kollegen auf dem Gebiet der Neurologie und Verhaltensforschung, insbesondere Fernando Gomez-Pinilla, meinem Bruder David Johnson und William Wilson.

Auch meinen Mitarbeiterinnen und Mitarbeitern, die sich mit der Erforschung der Natur und der vergleichenden Physiologie beschäftigt haben, einschließlich Peter Stenvinkel, Bruce Rideout, Johanna Painer, Paul Shiels, Lise Bankir, Barbara Natterson-Horowitz, Tanja Hess, Sandra Martin und Greg Florant, bin ich zu Dank verpflichtet.

Ich möchte auch der Living Closer Foundation für ihre Bemühungen danken, Kinder über den Zucker und seine Rolle bei Adipositas und Diabetes aufzuklären. Ganz besonders danke ich Iñigo San Millán dafür, dass er mir gestattete, über seine Arbeit zur Verbesserung der Mitochondrienfunktion durch Training zu berichten.

Und schließlich möchte ich Peter Attia, Michael Goran, Robert Lustig, Joseph Mercola, David Perlmutter und Gary Taubes meine Wertschätzung für ihre wichtigen Bücher und Podcasts aussprechen, die die öffentliche Aufklärung in Bezug auf die Auswirkungen von Zucker auf die Gesundheit haben, erheblich beeinflusst haben.

ÜBER DEN AUTOR

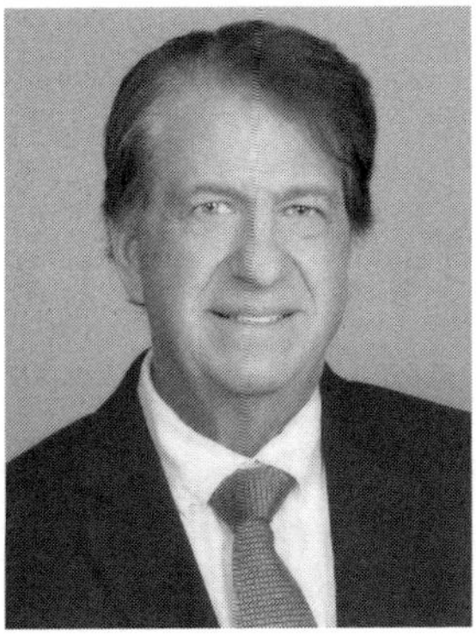

© Richard J. Johnson

Dr. med. Richard J. Johnson ist seit mehr als 25 Jahren praktizierender Arzt und klinischer Forscher. Durch seine wegweisende Arbeit über die Rolle von Zucker und seines Bestandteils Fruktose bei Adipositas und Diabetes genießt er internationale Anerkennung. Seine Arbeit weist auch darauf hin, dass Harnsäure (die während des Fruktosestoffwechsels gebildet wird) ebenfalls eine elementare Rolle beim metabolischen Syndrom spielt. Dr. Johnson ist ein erfolgreicher Wissenschaftler auf einem Forschungsgebiet, das seit den 1980er Jahren mit Mitteln der National Health Institutes gefördert wird. Er ist Mitglied der American Society for Clinical Investigation, hat mehr als 700 Arbeiten veröffentlicht, in mehr als 45 Ländern Vorlesungen gehalten und ist ein vielzitierter Wissenschaftler. Zu seinen neueren Veröffentlichungen gehören *The Sugar Fix*, zusammen mit Timothy Gower und *The Fat Switch* (beide zurzeit nur in englischer Sprache erhältlich). Gegenwärtig ist er Professor für Medizin an der University of Colorado in Denver. Er lebt in Aurora im Bundesstaat Colorado mit seiner Frau Olga, seinen Kindern Ricky und Tracy und zwei Mini-Goldendoodles (Kreuzungen zwischen Golden Retriever und Pudel) Charlie Brown und Apollo 11.